U0243344

微创硬化治疗技术及临床应用

（下 册）

名誉主编 李兆申 景在平 程留芳 杨军营
主 编 梁 萍 令狐恩强 郑月宏 任东林 郑家伟

中国协和医科大学出版社

北 京

图书在版编目（CIP）数据

微创硬化治疗技术及临床应用：上、下册 / 梁萍等主编. -- 北京：中国协和医科大学出版社，2024. 9. -- ISBN 978-7-5679-2447-5

Ⅰ. R570.5

中国国家版本馆CIP数据核字第2024YA4782号

名誉主编	李兆申　景在平　　程留芳　杨军营
主　　编	梁　萍　令狐恩强　郑月宏　任东林　郑家伟
责任编辑	李元君　聂志扬
封面设计	邱晓俐
责任校对	张　麓
责任印制	黄艳霞
出版发行	中国协和医科大学出版社
	（北京市东城区东单三条9号　邮编100730　电话010-65260431）
网　　址	www.pumcp.com
印　　刷	北京联兴盛业印刷股份有限公司
开　　本	889mm×1194mm　　1/16
印　　张	38.5
字　　数	1080千字
版　　次	2024年9月第1版
印　　次	2024年9月第1次印刷
定　　价	380.00元（上、下册）

（版权所有，侵权必究，如有印装质量问题，由本社发行部调换）

编者名单

名誉主编　李兆申　景在平　　程留芳　杨军营

主　　编　梁　萍　令狐恩强　郑月宏　任东林　郑家伟

副 主 编（按姓氏汉语拼音排序）

　　　　　　柴宁莉　常光其　蒋天安　刘德良　刘　俊
　　　　　　杨柏霖　张　靖

编　　者（按姓氏汉语拼音排序）

　　　　　　白飞虎　曹　波　曹　睿　柴宁莉　常光其
　　　　　　陈　雷　陈　泉　程志刚　狄　奇　翟春宝
　　　　　　董红霖　范合璋　冯　燕　郭建琴　郭　磊
　　　　　　何光彬　华国勇　黄冬梅　黄建华　蒋天安
　　　　　　康友根　孔德润　李朝阳　李春雨　李　刚
　　　　　　李　坪　李　强　李晓红　李长政　梁　斌
　　　　　　梁　萍　林　林　林少芒　令狐恩强
　　　　　　刘　冰　刘德良　刘贵生　刘　俊　刘小平
　　　　　　刘迎娣　龙晓英　禄韶英　路　宁　马　军
　　　　　　毛细云　孟　彬　牟海军　彭军路　秦增辉
　　　　　　曲立峰　任东林　申　刚　宋　瑛　覃山羽
　　　　　　唐少波　田永刚　王淼兰　王锡斌　王玉文
　　　　　　温　泉　吴　伟　肖　梅　谢阳桂　徐雷鸣
　　　　　　薛迪强　晏　维　杨柏霖　杨　林　叶志球
　　　　　　余松远　余新林　张发明　张　靖　张明鑫
　　　　　　张倩倩　张　毅　赵东强　赵齐羽　郑家伟
　　　　　　郑月宏　朱　江　朱越锋

学术秘书　李俊峰　杨车轩

名誉主编简介

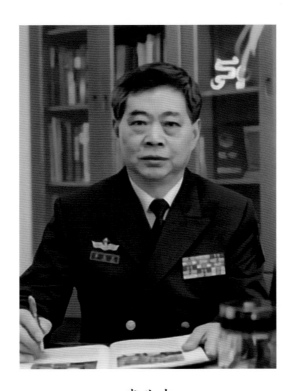

李兆申

中国工程院院士

名誉主编简介

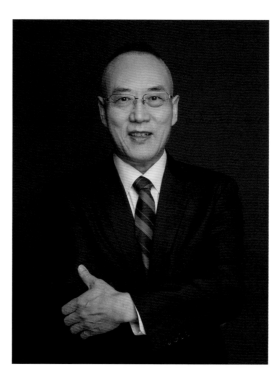

景在平

文职一级教授、主任医师、博士生导师

长海医院血管外科创始人、荣誉主任、学术带头人

上海市血管系统疾病临床医学中心主任

同济大学附属上海第四人民医院血管病中心主任

同济大学附属上海第四人民医院血管病研究所所长

同济大学医学院教授、博士生导师

全军血管外科研究所所长

全军血管外科学组组长

中国医师协会腔内血管学专业委员会主任委员

上海市领军人才

入围2019年工程院院士增选第二轮候选人

名誉主编简介

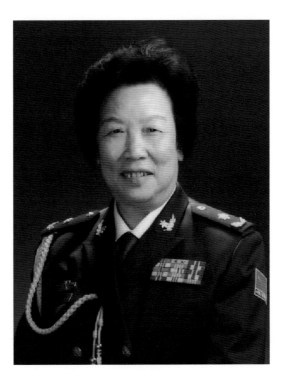

程留芳

主任医师、教授、博士生导师

1999年曾被评为全国百名优秀医生，入选中国名医大全

曾任中华医学会消化病分会常务委员、肝胆疾病协作组组长

军队消化内科专业委员会副主任委员

北京市消化病分会副主任委员、北京市肝病分会委员

现任《中华医学杂志（英文版）》《国际肝病杂志》《中华医学保健杂志》等多种杂志编委

在国内外学术期刊发表论文260余篇，主编有影响的专著12部；获国家科技进步二等奖1项

多次获军队医疗成果奖，二等奖4项，三等奖多项，获北京市科技进步三等奖1项

名誉主编简介

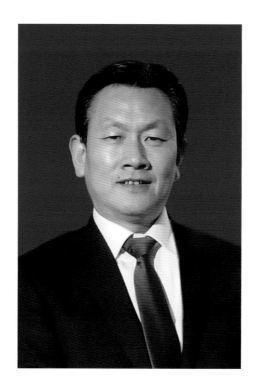

杨军营

天宇长安集团董事长兼总裁

陕西天宇制药有限公司董事长兼总经理

西北大学国际商学院德国富特旺根应用科学大学管理学硕士、经济师

"西安市市长特别奖提名奖"获得者

西安市高陵区第十届政协委员

陕西省科技创新创业人才

西安市富平商会副监事长

"一种聚桂醇的制备方法"发明人

"聚桂醇注射液及其制备方法"发明人

主编简介

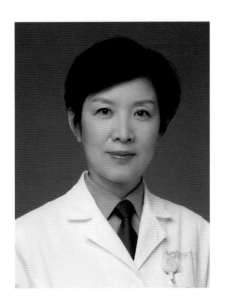

梁　萍

主任医师、教授、博士生导师

解放军总医院第五医学中心超声医学科主任

国家自然科学杰出青年基金获得者

亚洲超声联合会理事、亚洲消融学会理事

中华医学会超声医学分会主任委员

中国研究型医院肿瘤介入委员会主任委员

开创了微波消融治疗多脏器肿瘤的新方法，确立了微波消融的国际领跑地位

系列成果获国家技术发明二等奖、国家科技进步二等奖等省部级奖励8项

承担国家科技部十三五重点项目、十二五科技支撑项目、国家自然科学基金等国家级课题20余项

以第一通讯作者身份发表SCI收录论文158篇，获国内外发明专利9项，主编中英文专著5部，制定国内外指南10部，培养硕博研究生50余名

主编简介

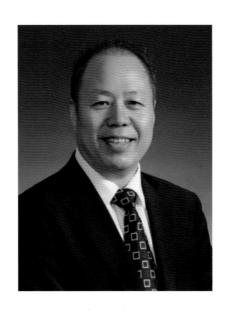

令狐恩强

解放军总医院消化内科医学部主任

专业技术少将

中华医学会消化内镜学分会主任委员

国家卫健委能力建设与教育消化病专家委员会主任委员

中国医师协会内镜医师分会副会长

北京医学会消化内镜分会主任委员

《中华胃肠内镜电子杂志》总编

《中华消化内镜杂志》副总编

吴阶平医药创新奖获得者

三次获得ACG奖

主编简介

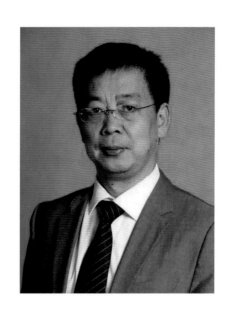

郑月宏

主任医师，博士生导师

北京协和医学院临床科研博士后导师，药学博士生导师，临床博士后导师

北京协和医院血管外科主任

中国微循环学会周围血管疾病专业委员会主任委员

亚太血管学术联盟（APA）会员大会主席

白求恩公益基金会血管分会主任委员

欧美同学会血管医师分会主任委员

澳门医学专科学院培训教授

北京医学会血栓与止血分会候任主任委员

北京医师学会血管分会副会长

中国医师协会内脏动脉学组副组长

《血管与腔内血管杂志》主编

主编简介

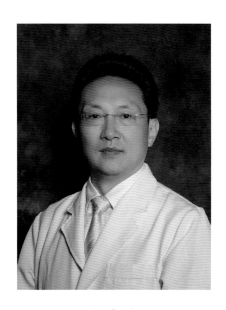

任东林

主任医师、教授、博士生导师

中山大学附属第六医院大外科主任、肛肠外科主任、盆底中心主任

第三届"国之名医"、广东省医学领军人才、岭南名医

中国中西医结合学会大肠肛门病专业委员会主任委员

中国医师协会结直肠肿瘤专业委员会中西医结合诊疗专业委员会主任委员

中国医师协会结直肠肿瘤专委会器官功能保护专业委员会副主任委员

世界中医联合会肛肠专业委员会副主任委员

海峡两岸医药卫生交流协会消化道外科专业委员会副主任委员

世界中联盆底医学专业委员会第一届理事会顾问

中医药高等教育学会临床教育研究会肛肠分会副会长

广东省中西医结合学会大肠肛门病专业委员会主任委员

广东省中医药学会肛肠专业委员会副主任委员

《中华结直肠疾病电子杂志》副总编

《中华胃肠外科杂志》编委

主编简介

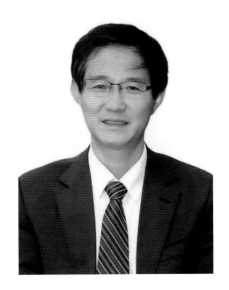

郑家伟

医学博士、教授、博士（后）研究生导师

上海交通大学口腔医学院党委副书记

国际脉管异常研究学会（ISSVA）委员

中华口腔医学会口腔颌面外科专业委员会常委

国家医学考试中心口腔颌面外科学命题专家组副组长

《中国口腔颌面外科杂志》主编

《上海口腔医学》常务副主编

全国统编教材《口腔颌面外科学》编委

荣获国家科学技术进步奖二等奖2项，国家级教学成果奖二等奖1项

副主编简介

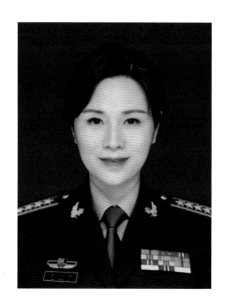

柴宁莉

主任医师、教授、博士研究生导师

解放军总医院消化内科医学部副主任

中华医学会消化内镜学分会秘书长，北京医学会消化内镜学分会常委兼秘书

国家卫健委能力建设和继续教育中心消化病学上消化道学组组长

消化内镜微创诊治领域知名专家，受邀在国际会议演示、讲座百余次

获军队学科拔尖人才（2020）、国家万人计划（2019）、科技部中青年创新领军人才（2019）、百千万人才工程国家级人选（2019）、国家级有突出贡献中青年专家（2019）、国家卫健委"吴杨奖"、军队科技进步一等奖（2016）等荣誉称号和奖励

主持国家重点研发计划分课题1项（2020）、国家自然科学基金5项（含重点课题1项）等课题

近5年以第一作者及通讯作者身份发表SCI收录论文50余篇，总影响因子＞240

授权专利8项，执笔制定专业领域规范及标准、发表中英文"共识意见"8篇

被评为首届"北京医学会优秀中青年医师"

2017年获个人及集体三等功各1次

副主编简介

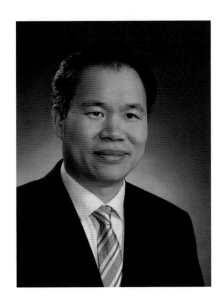

常光其

中山大学附属第一医院血管外科主任，中山大学血管外科研究中心主任

广东省医学会血管外科分会主任委员

粤港澳大湾区血管外科联盟主席

中国医师协会血管外科医师分会副会长

《中华现代外科学》等5种杂志常务编委或编委

从事血管外科临床工作18年，擅长大动脉疾病（包括胸腹主动脉夹层动脉瘤、胸腹主动脉真性动脉瘤及假性动脉瘤）、颈动脉疾病及周围血管疾病的微创介入治疗。

副主编简介

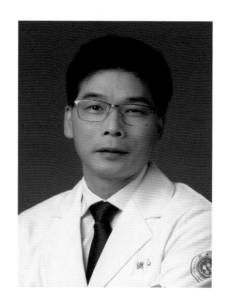

蒋天安

主任医师、教授、博士研究生导师

浙江大学医学院附属第一医院超声医学科主任兼肝胆胰诊治中心副主任

中华医学会超声医学分会副主任委员，中华医学会超声医学分会介入诊疗学组组长

海峡两岸医药卫生交流协会超声专家委员会介入超声学组组长

中国超声医学工程学会介入超声专业委员会副主任委员

CSIMIT纳米刀肿瘤消融学会副主任委员

浙江省医学会超声分会主任委员

浙江省超声医学住培质控中心主任

《中华超声影像学杂志》副总编

《中国超声医学杂志》常务编委

副主编简介

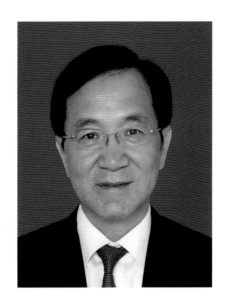

刘德良

主任医师、博士研究生导师

中南大学湘雅二医院消化内科主任，内镜诊疗中心主任

中华医学会消化内镜学分会委员，中华医学会消化内镜学分会食管－胃底静脉曲张学组组长

中国医师协会介入医师分会常委

湖南省消化内镜学专业委员会主任委员

湖南省消化病专业委员会副主任委员

Gastrointestinal Endoscopy 等 10 余种 SCI 收录杂志编委或审稿人

副主编简介

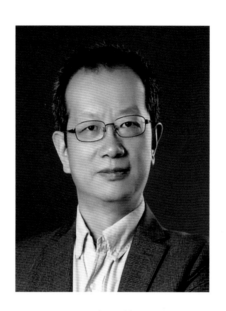

刘 俊

华中科技大学同济医学院附属协和医院消化内镜中心主任医师

中华医学会消化内镜分会常委，中华医学会消化内镜分会内痔协作组组长

中国医师协会内镜专业委员会常委，中国医师协会消化内镜分会常委

海峡两岸医药卫生交流协会消化内镜分会常委

湖北省消化内镜学会主任委员

副主编简介

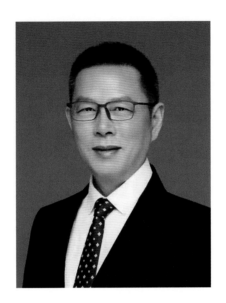

杨柏霖

主任医师、博士研究生导师

南京中医药大学附属医院肛肠科主任

美国结直肠医师学会（FASCRS）国际委员

中国中西医结合大肠肛门病专业委员会委员，中国中西医结合大肠肛门病专业委员会IBD学组副组长

中国医师协会外科分会肛肠学专业委员会委员

世界中医联合会盆底医学专业委员会常务理事，世界中医联合会肛肠病专业委员会理事

江苏省中西医结合大肠肛门病专业委员会副主任委员

美国明尼苏达大学、克利夫兰医学中心和英国St.Mark医院访问学者

主持国家自然科学基金项目4项，发表学术论文90余篇

副主编简介

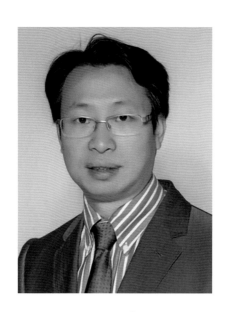

张　靖

广东省人民医院肿瘤中心介入治疗科学科带头人，医学博士、主任医师、博士（后）研究生导师

美国南加州大学博士后，广州市医学重点人才、广东省杰出青年医学人才

中国医师协会介入医师分会妇儿介入专业委员会主任委员

中华医学会放射学分会儿科学组副组长、介入学组生殖泌尿专业委员会主任委员

中国抗癌协会肿瘤介入分会妇儿介入专业委员会主任委员

中国医师协会神经介入分会周围神经介入专业委员会副主任委员

中国妇儿介入联盟主席、中国妇儿介入创新中心主任

广东省医学教育协会介入专业委员会主任委员

广州市医学会放射学分会主任委员

北美放射学会会员、北美儿科放射协会会员

国际眼肿瘤协会会员

中国儿科肿瘤与血管微创介入治疗奠基人与开拓者

获国家科学技术进步二等奖，发表论文100余篇

《中华介入放射学电子杂志》编辑部主任

《当代介入医学电子杂志》编委

序一

近几年，在消化内镜诊疗技术飞速发展、不断革新的基础上，消化内镜治疗学已逐渐成为集诊断和治疗于一体的完整学科体系，进入了发展最为迅速的时期。消化内镜在消化道静脉曲张治疗、早期癌症诊断以及黏膜下肿瘤的诊疗等方面扮演着至关重要的角色。

消化道静脉曲张是消化科与消化内镜的常见病症。曲张静脉破裂出血来势凶猛、危及患者生命，如不能得到及时、正确的诊断和治疗，死亡率极高，是门脉高压急诊救治的难题之一，也是内镜微创治疗推广应用的关键技术领域。

本书相应篇章从门静脉系统解剖、侧支循环、消化道静脉曲张LDRf分型、静脉曲张的治疗方法、急诊出血的处置以及内镜治疗术中、术后的护理与随访等方面，简明扼要地介绍了食管－胃底静脉曲张内镜下硬化剂注射治疗、套扎治疗、组织胶注射治疗等临床诊疗技术，并配有翔实的临床病例和内镜图片供读者参考，增加了本书的可读性和实用性。

开卷有益，该书消化内镜篇章内容丰富，图文并茂，是一本不可多得的消化内镜诊疗技术的参考用书，值得广大读者学习。

中国工程院院士

序二

食管-胃底静脉曲张是肝硬化门静脉高压的并发症之一，食管-胃底静脉曲张破裂出血（esophago-gastric variceal bleeding，EGVB）是导致肝硬化患者死亡的重要原因之一。该病起病急、病情凶险，短时间内即出现周围循环衰竭，对患者生命安全造成严重威胁。目前，内镜下治疗是临床干预EGVB的常用方法。在内镜直视下操作，具有创伤小、恢复快等优点。随着内镜技术的发展，内镜下硬化剂注射疗法（endoscopic injection sclerotherapy，EIS）成为治疗EGVB的首选方法之一，其止血效率高、并发症少，规范而精准的EIS再出血风险低。

硬化剂的注入可有效阻断血流，使得血管内皮损伤，促进血栓形成，加快血管闭塞，引起组织纤维化，使静脉曲张消失，并能预防再出血的发生。同时急性出血患者多数肝功能差，不能耐受外科手术治疗，内镜下硬化剂注射治疗可作为EGVB急诊止血的首选手段，延长了患者的生存期甚至使其重新走上工作岗位。

硬化剂是一类可引起局部明显血栓形成，继而产生炎症、溃疡及纤维化，有效闭塞曲张静脉的药物。国产硬化剂——聚桂醇自2008年上市以来，以其并发症少、疗效确切的优势填补了国产高端硬化剂的缺失，成为国内唯一获批的硬化剂。聚桂醇作为临床必备的急救用硬化剂，在门静脉高压食管-胃底静脉曲张相关诊疗指南中被推荐使用。大量临床研究显示，聚桂醇已在国内成为EGVB急诊止血以及曲张静脉破裂出血一、二级预防的主要药物，该产品是食管-胃底静脉曲张EIS唯一获批的硬化剂。

内镜下聚桂醇硬化治疗技术在EGVB临床应用中的安全性和有效性已得到循证医学的验证，EIS已经成为目前临床上常用的安全性高、疗效确切的治疗方法之一。

我非常荣幸能为本书作序并将此书籍推荐给消化内镜同仁，以供大家学习与参考。

我相信随着医学进步、技术发展、药物创新，将会有更多的治疗方法问世，为患者造福。

程留芳

曾任中华医学会消化病分会常务委员
肝胆疾病协作组组长

序三

痔为肛肠常见病，如何提高治疗效果、减轻患者痛苦仍然是临床亟待解决的问题。随着痔概念的发展和治疗理念的改变，治疗目的已转变为消除症状而不是消除痔本身，因此微创治疗凸显出了优势。

痔注射疗法在西方国家已有100多年历史，是临床上有效的治疗方法之一，具有安全、有效、并发症少等优点，近年来发展迅速。

2008年10月，聚桂醇作为国家专利新药问世。聚桂醇是一种清洁型硬化剂，是目前国内公认的、临床应用最为广泛的硬化剂之一。内痔硬化剂注射疗法操作简单、安全性好、费用较少，止血效果确切，可选择日间门诊治疗模式，不需要较长的术后恢复时间，更符合现代人们治疗疾病和追求健康的理念，已成为Ⅰ～Ⅲ度内痔临床治疗的主要方法之一。内痔硬化疗法不仅具有疗效确切、安全、并发症少的优点，还具有一定的局麻镇痛作用，可以有效减轻患者注射后的疼痛感。

临床应用内痔微创硬化疗法可采用肛门镜或内镜引导下注射两种方式，该方法与套扎术、痔上黏膜环切吻合术（procedure for prolapseand hemorrhoid，PPH）、选择性痔上黏膜吻合术（tissue-selecting therapy stapler，TST）、超声多普勒引导下痔动脉结扎术（dopple guided hemorrhoid artery ligatoion，DG-HAL）等联合应用，在降低术后出血率、复发率和减轻术后疼痛方面也可起到一定的互补、协同作用。

为了让更多的临床医师全面了解内痔硬化疗法的临床技术优势、适应证、禁忌证、术前准备、不良反应、并发症及其预防措施，编写组老师结合自己的临床实践经验，并参考相关专家共识与指南等，编写了"肛门镜下内痔聚桂醇硬化治疗"篇章。该篇内容丰富实用、图文并茂，体现了我国肛肠科一线专家的经验和智慧。该篇是他们多年来经验、教训的总结，值得肛肠科医师认真阅读和用心体会。

中国中西医结合学会大肠肛门病专业委员会主任委员

序四

血管外科是一门年轻而有活力的学科。1952年，Voorhees首次成功制造了维纶人造血管，这是血管外科发展的一个重要里程碑，也是现代血管外科发展的开端。我国的血管外科是从骨科和普通外科分离出来的新兴学科，进入21世纪以后我国的血管外科得到了迅速的发展，特别是血管腔内技术的发展，加快了我国的血管外科赶超世界先进水平的步伐。

血管外科的治疗方式从最早期单纯依靠药物治疗，到可以应用开放手术进行干预，之后腔内技术出现，开放手术与腔内治疗并行。近年来腔内技术不断进步，腔内治疗的技术应用已逐渐超过开放手术，甚至占据了血管外科治疗将近90%的比例。

静脉疾病是常见的多发性疾病，包括静脉功能不全、深静脉血栓形成、先天性静脉疾病等，是各级医院主要面对的血管外科疾病。其中原发性下肢静脉曲张（primary lower extremity varicose veins，PLEVV）最为常见，居血管疾病的首位。

近年来下肢静脉曲张的腔内微创治疗方式逐渐涌现，包括血管内硬化治疗、腔镜交通支手术、静脉腔内射频消融术等，其中泡沫硬化剂腔内注射，属于静脉栓塞无创治疗技术，临床上使用聚桂醇泡沫硬化剂治疗静脉曲张取得了较为显著的疗效。

聚桂醇泡沫硬化疗法以其高效、无创、安全、平价的特点成为静脉疾病微创治疗领域具有里程碑意义的技术创新，且由于泡沫硬化治疗的美容优势突出，愈加受到患者青睐。

为了更好体现"腔内治疗学"这一主旨，同时进一步推广静脉腔内微创治疗技术在广大基层医院的应用。编者组织了国内血管外科、血管介入科数位活跃在临床一线的中青年专家；根据各家医院的特色和优势，结合各自丰富的临床治疗经验及对静脉硬化微创治疗进展的总结分析，分章节共同撰写。本书相应篇章是他们多年来临床实践经验的总结，值得广大有志于静脉疾病诊疗事业的医生仔细阅读和体会。

血管疾病的微创手术及腔内治疗源于临床、实用性强，又融汇前沿、面向未来的理论和技术，需要不断的总结及创新。本书具有实用性、创新性、前瞻性，能够从临床技能、教学、治疗应用等方面满足血管外科、血管介入科等临床医师的阅读需求。

相信本书的出版对全面提升静脉疾病的诊断和治疗具有重大学术价值和社会效益，必将对从事血管外科、血管介入外科和其他临床介入科的中青年医生及相关学者有所裨益，也将会对我国血管外科事业的发展起到积极的推动作用。

全军血管外科研究所所长

中国医师协会腔内血管学专业委员会主任委员

前言一

　　伴随着全球科技进步的步伐，现代医学科技日新月异，进入21世纪后，微创医学已成为当今临床医学的主流。在微创医学的核心技术中，以现代内镜技术的发展最为全面和成熟，尤其是消化内镜（digestive endoscopy）的发展对消化系统疾病的诊断和治疗起到了革命性推动作用，消化内镜已从单纯的诊断工具发展成最重要的治疗措施之一，使消化系统疾病的诊治进入了一个"超级微创"的新时代。

　　消化内镜及其手术器械、药品、技术的更新，促进了消化内镜技术的不断发展完善，诊断内镜"多样化"、治疗适应证"扩大化"是当前消化内镜的发展趋势。

　　食管-胃底静脉曲张内镜下硬化剂注射治疗技术（endoscopic injection sclerotherapy，EIS）已经成为目前临床上最为常用的安全性高、疗效确切的治疗方法之一。随着内镜诊疗技术的发展，内镜下聚桂醇硬化治疗在胰腺囊性肿瘤、急性非静脉曲张性上消化道出血（acute non-variceal upper gastrointestinal bleeding，ANVUGIB）、胰岛素瘤、食管静脉瘤、内痔等疾病中的应用也越来越广泛。本书从临床角度出发，简明扼要地介绍了聚桂醇硬化治疗在以上疾病当中的操作方法、应用技巧等内容，并配有大量临床病例和内镜图片供读者参考。我浏览了本书的原稿，深感本书内容丰富、图文并茂、直观实用、简单明了、可读性强，是数位奋战在消化内镜治疗工作一线的专家教授的经验总结和智慧结晶。他们将自己的经验毫无保留地贡献给广大消化内镜同仁，相信一定能够给基层医师带来很大的帮助。

专业技术少将
中华医学会消化内镜学分会主任委员

前言二

近年来，血管外科在国内外的发展远超出了人们的想象。血管外科微创新技术如雨后春笋般涌现，新生力量不断地投入到血管外科事业中来。血管外科作为一门相对新兴的"朝阳"学科，需要更多的医学基础知识和临床实践技能的支持。

下肢静脉曲张是血管外科的常见疾病，虽然不会威胁生命，但是如果治疗不及时，可能会引起小腿溃疡、静脉血栓等后果。我国人口基数大，下肢静脉曲张的患者众多，血管外科医生对于下肢静脉曲张的治疗应予以重视。临床针对下肢静脉曲张的主要治疗手段包括药物、压力、硬化剂和手术治疗。本书相应篇章主要讲了下肢静脉曲张的泡沫硬化治疗，此方法有微创美观、复发率低、治疗成本低的特点，该治疗方法已逐渐成为该疾病的临床主流诊疗方案之一。

本书相应篇章以简洁的文字介绍疾病的定义、病理生理、超声诊断依据、泡沫硬化治疗的临床技巧和经验，配以大量的典型病例照片加以说明。希望本书能为血管外科微创治疗技术的发展与普及发挥积极的作用，能为更多患者解决因为下肢静脉曲张所带来的问题。

静脉曲张的治疗方法有很多种，泡沫硬化治疗仅是其中一种，所谓仁者见仁智者见智，本书所写内容仅供读者参考。最后，感谢各位编者所付出的心血和汗水！

中国微循环学会周围血管疾病专业委员会主任委员
亚太血管学术联盟（APA）会员大会主席

前言三

介入超声作为超声医学和微创诊疗学的一个重要分支，是通过超声影像引导实时监测进针和诊疗操作全过程的一门技术，具有穿刺准确性高、创伤小、操作便捷且无辐射、费用相对低、可在床旁操作、可重复进行、诊疗效果可靠等特点，因而近30年来发展迅速，并在临床得到广泛应用。

聚桂醇作为临床常用的硬化剂，近年来得到临床的普遍认可和应用。超声引导下的聚桂醇硬化治疗技术已经广泛地应用于各种囊肿性疾病的治疗，具有适应证广、疗效可靠、微创无痛、美观无瘢痕、复发率低、不良反应少等优点，成为各种囊肿或囊性占位性病变最常用的技术。由于技术成熟和可靠的疗效，超声引导下的硬化剂注射治疗已部分替代了传统的外科手术。

为了让更多的医师掌握和规范化地应用这项微创治疗技术，更好地为广大患者服务，我们组织了超声影像领域的专家教授参与编写了本书相应篇章。本书的出版旨在促进微创治疗技术在临床的推广应用，使临床医师能够详细了解各种囊肿性疾病聚桂醇硬化治疗的技术优势、适应证、禁忌证、术前准备、术中注意事项、不良反应和并发症及其防治措施。本书突出实用性、系统性，内容丰富、图文并茂，文后还附有大量国内外参考文献可供大家阅读参考，相信本书对于我国开展介入超声的单位和临床医师来说，是一本十分有价值的参考书。

本书相应篇章的编者均为长期从事超声诊疗的一线同道，具有丰富的临床实践经验，编写内容也是他们多年临床经验的积累，在此对各位编者的辛勤付出表示感谢！

衷心希望与各位同道分享这本值得信赖并能常备案头的专业书籍，希望能够对各位临床医师在该专业疾病的诊疗提供有益的帮助。

中华医学会超声医学分会主任委员
亚洲超声联合会理事、亚洲消融学会理事

前言四

　　血管瘤和脉管畸形是一组复杂的来源于脉管系统的疾病。婴幼儿血管瘤以内皮细胞增殖为特征，是最常见的婴幼儿良性肿瘤。静脉畸形是胚胎发育时期脉管系统发育异常所致。血管瘤和静脉畸形可能引起严重的面部畸形和功能障碍，治疗方法较多，但硬化治疗（sclerotherapy）是其主要的治疗方法。过去常用的硬化剂有平阳霉素、博莱霉素、无水乙醇、十四烷基硫酸钠、鱼肝油酸钠等。

　　近年来，国产硬化剂聚桂醇被广泛用于血管瘤和静脉畸形的治疗，泡沫化硬化治疗技术的发展推动了其临床应用，其治疗有效性和安全性已被大量基础和临床研究所证实。作为清洁剂类硬化剂的代表之一，聚桂醇硬化治疗血管瘤及静脉畸形具有安全、有效、美观等特点，治疗后无明显瘢痕，硬化剂对机体无免疫抑制作用，不抑制骨髓造血功能，安全性高，已逐步取代其他硬化剂，成为治疗血管瘤及静脉畸形的主流药物。

　　为了进一步推广该技术的临床应用，我们组织国内口腔颌面外科、介入科、整形外科、血管瘤科、皮肤科等领域的知名专家，就聚桂醇硬化治疗血管瘤及静脉畸形疾病的术前诊断、操作规范、并发症的预防和处理等临床实用技术进行阐述，旨在对这一微创治疗技术的规范化应用提供指导。

　　本书相应篇章的编者均为长期在临床第一线从事血管瘤、静脉畸形诊断与治疗的专家，具有丰富的临床实践经验，编写内容也是他们多年临床经验的积累，相信对广大读者会有所裨益。在此对各位编者的辛勤付出表示感谢！

　　本书突出实用性、系统性，内容丰富、图文并茂，文后还附有大量国内外参考文献，可为读者深入学习提供参考。

　　由于编写时间有限，编者专业领域不同，认识和学术观点不尽一致，书中难免有遗漏或不妥之处，恳请读者批评指正。

郑家伟

国际脉管异常研究学会（ISSVA）委员
中华口腔医学会口腔颌面外科专业委员会常委

目 录

上 册

第一篇 消化道静脉曲张及其伴发疾病硬化治疗 ··· 1

第一章 肝门静脉系统解剖及消化道静脉曲张概述 ·················· 刘迎娣 3

    第一节 肝门静脉系统解剖结构及概要 ································· 3

    第二节 门静脉高压症的病理生理学 ·································· 7

    第三节 内镜下消化道静脉曲张 LDRf 分型法 ························· 9

    第四节 食管-胃底静脉曲张破裂出血的治疗方法 ···················· 15

    第五节 食管-胃底静脉曲张的内镜治疗 ······························ 18

第二章 食管静脉曲张内镜下硬化剂注射疗法 ···················· 李长政 32

第三章 食管-胃底静脉曲张逆行硬化剂注射疗法技术详解 ············ 吴 伟 41

第四章 胃底静脉曲张的内镜治疗 ····························· 宋 瑛 46

第五章 食管-胃底静脉曲张内镜下精准断流术 ··················· 李 坪 57

第六章 食管-胃底静脉曲张内镜下硬化剂注射疗法的护理配合 ····· 曹 睿 冯 燕 63

    第一节 EGVB 的疾病介绍 ·· 63

    第二节 内镜下硬化治疗技术 ·· 64

    第三节 内镜下硬化治疗的全程护理配合 ······························ 64

第七章 聚桂醇联合组织胶注射治疗食管-胃底静脉曲张出血的护理

    配合 ·· 牟海军 龙晓英 69

第八章 食管静脉瘤的内镜下聚桂醇硬化治疗 ·············· 田永刚 白飞虎 74

第九章 聚桂醇在经颈静脉肝内门-体分流术中的应用 ··········· 赵东强 陈 雷 78

    第一节 食管-胃底静脉曲张治疗进展 ································· 78

    第二节 TIPS 在食管-胃底静脉曲张破裂出血中的应用 ················· 78

    第三节 聚桂醇在 TIPS 中的应用 ····································· 80

第十章 异位静脉曲张内镜下硬化剂注射疗法的应用 ················ 范合璋 83

第十一章 急性非静脉曲张性上消化道出血内镜硬化剂注射疗法技术详解 ··· 薛迪强 93

    第一节 上消化道出血性疾病概述 ···································· 93

    第二节 Dieulafoy 病的内镜下硬化止血治疗 ·························· 96

    第三节 食管胃溃疡大出血的内镜下急诊止血 ·························· 99

    第四节 蓝色橡皮疱痣综合征合并上消化道出血的聚桂醇硬化治疗 ········ 101

第十二章 食管静脉曲张球囊辅助下硬化剂注射治疗技术详解 ······· 孔德润 张倩倩 108

第十三章 食管-胃底静脉曲张破裂出血的内镜下急诊硬化治疗 ······· 张明鑫 路 宁 112

  第一节 EGVB 的治疗选择及优劣 ································· 112

  第二节 食管－胃底静脉曲张破裂出血的内镜下急诊硬化治疗 ········· 113

  第三节 EGVB 急诊硬化治疗失败后的补救措施 ··················· 115

  第四节 展望 ··························· 116

 第十四章 肝硬化门静脉高压食管－胃底静脉曲张出血诊治 ·········· 梁 斌 119

第二篇 消化内镜新领域——内镜下内痔的微创治疗 ··················· **131**

 第一章 消化内镜新领域——内镜下内痔的微创治疗 ············· 刘 俊 133

 第二章 内镜下内痔硬化治疗术 ····················· 晏 维 137

 第三章 内镜下内痔聚桂醇泡沫硬化治疗的临床应用 ········ 徐雷鸣 张 毅 147

 第四章 内镜下内痔聚桂醇泡沫硬化治疗详解 ·············· 唐少波 153

 第五章 透明帽辅助内镜下硬化术及肛内 LPRA 定位方法 ······ 张发明 温 泉 159

 第六章 肛直肠疾病的内镜下聚桂醇硬化治疗 ·············· 肖 梅 166

 第七章 内镜下内痔聚桂醇硬化治疗的护理配合 ············ 黄冬梅 181

第三篇 肛门镜下内痔聚桂醇硬化治疗 ······················· **189**

 第一章 内痔聚桂醇硬化疗法综述 ···················· 杨柏霖 191

  第一节 结、直肠与肛管解剖 ····················· 191

  第二节 结肠、直肠和肛管的生理功能 ················· 196

  第三节 内痔的结构及发病机制 ···················· 196

  第四节 内痔硬化剂注射疗法的发展历程 ················ 201

  第五节 内痔聚桂醇硬化治疗的作用机制 ················ 203

  第六节 内痔聚桂醇硬化注射治疗的基本原则 ·············· 205

 第二章 内痔肛门镜下硬化剂注射疗法详解 ·············· 李朝阳 208

 第三章 聚桂醇硬化疗法联合 PPH 治疗内痔 ·············· 李春雨 214

 第四章 内痔的聚桂醇硬化注射联合 TST 疗法 ·············· 曹 波 220

 第五章 聚桂醇硬化联合套扎治疗内痔 ················· 毛细云 226

 第六章 聚桂醇硬化治疗痔病的临床应用 ··············· 林 林 229

 第七章 聚桂醇硬化联合外剥内扎术治疗混合痔 ············ 翟春宝 233

 第八章 内痔硬化剂注射疗法的护理配合 ··············· 王淼兰 239

  第一节 痔病的概述 ························· 239

  第二节 护理配合详解 ························· 239

  第三节 技术总结 ························· 242

下 册

第四篇 下肢静脉曲张微创硬化治疗 ························· **245**

 第一章 下肢静脉曲张的病理、生理 ················· 常光其 247

第一节　下肢静脉的解剖结构与血流动力学 ………………………………… 247

第二节　下肢静脉系统疾病的病理生理学变化 ………………………………… 250

第三节　下肢静脉曲张概论 ……………………………………………………… 250

第二章　下肢静脉曲张聚桂醇硬化治疗概述 ……………………… 禄韶英 259

第三章　下肢静脉曲张超声引导下硬化剂注射疗法 ……………… 郭建琴 266

第四章　下肢静脉曲张的聚桂醇硬化治疗 ………………………… 彭军路 276

第五章　聚桂醇泡沫硬化剂疗法联合大、小隐静脉剥脱治疗下肢静脉曲张 … 陈　泉 281

第六章　聚桂醇泡沫硬化剂注射治疗下肢静脉曲张的常见并发症及处理 … 刘　冰 288

第七章　聚桂醇泡沫硬化剂注射联合射频消融治疗下肢静脉曲张 … 董红霖　王玉文 292

第八章　聚桂醇硬化剂在下肢静脉慢性疾病中的应用 …………… 马　军 299

第九章　下肢静脉曲张DSA引导下硬化剂注射治疗 ……………… 康友根 307

第一节　概述 ……………………………………………………………………… 307

第二节　病因及病理 ……………………………………………………………… 307

第三节　临床表现 ………………………………………………………………… 307

第四节　临床诊断 ………………………………………………………………… 308

第五节　临床治疗 ………………………………………………………………… 309

第十章　聚桂醇联合激光治疗下肢静脉曲张 ……………………… 李　刚 313

第十一章　聚桂醇泡沫硬化剂注射联合旋切刨吸术 ……………… 林少芒　李　强 321

第十二章　下肢静脉曲张聚桂醇硬化治疗日间手术模式 ………… 朱越锋 326

第十三章　聚桂醇泡沫硬化剂联合高位结扎术治疗下肢静脉曲张 … 杨　林 333

第十四章　下肢静脉溃疡性疾病聚桂醇栓塞技术详解 …………… 秦增辉 339

第十五章　聚桂醇泡沫硬化剂治疗下肢静脉曲张的护理配合 …… 曲立峰 352

第五篇　囊肿性疾病硬化治疗 ……………………………………………………… 355

第一章　囊肿性疾病的聚桂醇硬化治疗技术概述 ………………… 程志刚 357

第一节　囊肿性疾病概述 ………………………………………………………… 357

第二节　硬化剂注射治疗囊肿性疾病概述 ……………………………………… 358

第二章　肝、肾囊肿的硬化剂注射治疗 …………………………… 郭建琴 364

第三章　超声内镜引导下胰腺囊性肿瘤聚桂醇消融治疗 ………… 柴宁莉 377

第四章　卵巢囊肿硬化剂注射治疗 ………………………………… 余松远 384

第五章　超声引导下甲状腺囊性或囊实性良性结节硬化剂注射治疗 … 朱　江 393

第一节　疾病概念 ………………………………………………………………… 393

第二节　聚桂醇硬化治疗甲状腺囊性或囊实性良性结节技术综述 …………… 397

第六章　体表囊肿的聚桂醇硬化治疗 ……………………………… 秦增辉 402

第一节　腱鞘及滑膜囊肿 ………………………………………………………… 402

第二节　甲状舌管囊肿 …………………………………………………………… 406

第三节　鳃裂囊肿 ………………………………………………………………… 408

第四节　乳腺囊肿 ………………………………………………………………… 409

第七章　超声引导下子宫肌瘤的聚桂醇硬化治疗 ………………… 谢阳桂 412

第八章　妇科恶性肿瘤盆腔淋巴结切除术后盆腔淋巴囊肿聚桂醇硬化治疗 …………… 叶志球　418

第九章　聚桂醇联合抗生素治疗肝脓肿 …………………………………………… 王锡斌　423

第十章　脾囊肿的硬化剂注射治疗 ………………………………………………… 赵齐羽　437

第十一章　微创聚桂醇硬化治疗剖宫产切口部妊娠 ……………………………… 李晓红　442

第六篇　血管瘤、静脉畸形硬化治疗 ……………………………………………………… **451**

第一章　血管瘤的聚桂醇硬化治疗 ………………………………………………… 张　靖　453

第二章　静脉畸形聚桂醇硬化治疗 ………………………………………………… 郭　磊　465

第三章　Klippel-Trenaunay综合征的硬化治疗 ………………………… 申　刚　狄　奇　480

第七篇　聚桂醇硬化治疗新领域的临床应用 ………………………………………………… **485**

第一章　生殖静脉曲张的介入引导下聚桂醇硬化疗法 …………………………… 刘小平　487

第二章　胰岛素瘤超声内镜引导下聚桂醇硬化治疗技术详解 …………………… 覃山羽　507

第三章　超声引导下肝血管瘤硬化治疗 …………………………………………… 孟　彬　512

第四章　超声引导下小肝癌聚桂醇消融术 ………………………………………… 何光彬　520

第五章　介入引导下肝棘球蚴病聚桂醇硬化治疗 ………………………………… 华国勇　526

第六章　生殖静脉曲张的聚桂醇硬化治疗 ………………………………………… 余新林　532

第四篇
下肢静脉曲张微创硬化治疗

第一章
下肢静脉曲张的病理、生理

常光其

工作单位：中山大学附属第一医院

第一节　下肢静脉的解剖结构与血流动力学

一、下肢静脉解剖概述

下肢静脉由深静脉、浅静脉、交通静脉和肌肉静脉组成（图4-1-1）。

1. **深静脉**　下肢深静脉由胫前、胫后和腓静脉组成。胫后静脉与腓静脉汇合成一短段的胫腓干，后者与胫前静脉组成腘静脉，经腘窝进入内收肌管裂孔上行为股浅静脉，至小粗隆平面，与股深静脉汇合为股总静脉。股深静脉主要位于大腿外侧，是股浅静脉闭塞后的重要侧支。股总静脉于腹股沟韧带下缘移行为髂外静脉（图4-1-2），再向上形成髂总静脉和下腔静脉。

2. **浅静脉**　有大、小隐静脉两条主干。大隐静脉是人体最长的静脉，起自足背静脉网的内侧，经内踝前方沿小腿和大腿内侧上行，在腹股沟韧带下穿过卵圆窝注入股总静脉。注入股总静脉前主要有5个分支：阴部外静脉、腹壁浅静脉、旋髂浅静脉、股外侧静脉和股内侧静脉（图4-1-3）。小隐静脉起自足背静脉网的外侧，自外踝后方上行，逐渐转至小腿屈侧中线并穿入深筋膜，注入腘静脉，也可通过隐间静脉与大隐静脉沟通。

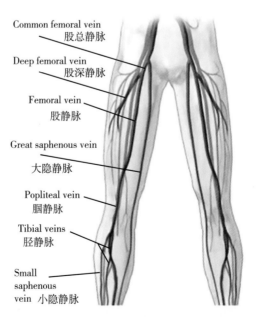

图4-1-1　下肢静脉解剖

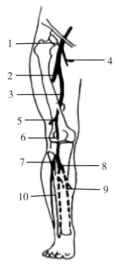

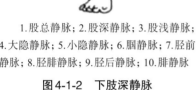

1.股总静脉；2.股深静脉；3.股浅静脉；
4.大隐静脉；5.小隐静脉；6.腘静脉；7.胫前
静脉；8.胫腓静脉；9.胫后静脉；10.腓静脉

图4-1-2　下肢深静脉

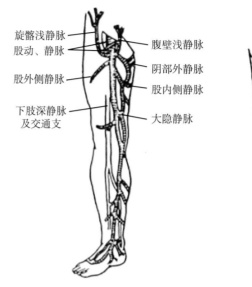

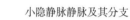

大隐静脉及其分支　　　　　　小隐静脉静脉及其分支

图4-1-3　下肢浅静脉

3. **肌肉静脉**　有腓肠肌静脉和比目鱼肌静脉，直接汇入深静脉。

4. **交通静脉**　穿过深筋膜连接深、浅静脉，又称穿通支静脉，指的是下肢深、浅静脉之间存在的一些交通静脉。从解剖学上看，下肢的交通静脉数量可多达150多条，大多数都有瓣膜，但是只有少数交通静脉有重要的临床意义（图4-1-4）。

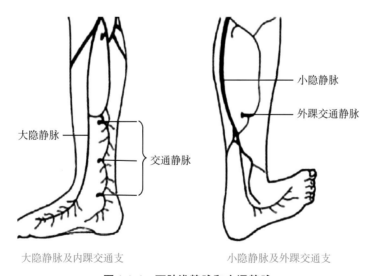

大隐静脉及内踝交通支　　　　　小隐静脉及外踝交通支

图4-1-4　下肢浅静脉和交通静脉

二、静脉壁结构

静脉壁结构包括内膜、中膜和外膜。内膜由内皮细胞与内膜下层组成；中膜含有平滑肌细胞及结缔组织网，与静脉壁的强弱及收缩功能相关；外膜主要为结缔组织，内含供应静脉壁的血管、淋巴管与交感神经终端。与动脉相比，静脉壁薄，肌细胞及弹性纤维较少，但富含胶原纤维，对维持静脉壁强度起重要作用。静脉壁结构异常主要是胶原纤维减少、断裂、扭曲，使静脉壁失去应有的强度而扩张。静脉瓣膜由两层内皮细胞折叠而成，内有弹性纤维。正常瓣膜为双叶瓣，每一瓣膜包括瓣叶、游离缘、附着缘和交会点，与静脉壁构成的间隙称瓣窦（图4-1-5）。瓣窦部位的静脉壁较非瓣膜附着部位薄且明显膨出，使静脉外形如竹节状。越是周围，静脉瓣膜数量越多、排列越密集。静脉瓣膜具有向心单向开放功能，关闭时可耐受200mmHg以上的反流压力，足以阻止血流反流。瓣膜结构异常可有：先天性，如小瓣膜、裂孔、缺如等；继发性，如血栓形成使瓣膜遭到破坏；原发性，长期血流反流冲击，使瓣膜逐渐变薄、伸长、撕裂，最后发生增厚、萎缩。

下肢静脉瓣膜及解剖结构

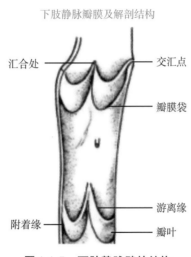

图4-1-5 下肢静脉壁的结构

三、下肢静脉血流动力学

静脉系统占全身血量的64%，因此又称为容量血管，起着血液向心回流的通路、贮存血量、调节心脏的流出及皮肤温度等重要生理功能。浅静脉占下肢回心血量的10%～15%，深静脉占85%～90%。下肢静脉血流能对抗重力向心回流，主要依赖于静脉瓣膜向心单向开放功能，起向心导引血流并阻止血液反流的作用。

1. 肌关节泵（muscle and articular pump）的动力功能，驱使下肢静脉血流向心回流并降低静脉压，因此又称"周围心脏"（peripheral heart）。

2. 胸腔吸气期与心脏舒张期产生的负压作用，对周围静脉有向心吸引作用；腹压升高及动脉搏动压力向邻近静脉传递，具有促使静脉回流和瓣膜关闭的作用。

第二节 下肢静脉系统疾病的病理生理学变化

下肢静脉系统疾病的血流动力学变化主要是主干静脉及毛细血管压力增高。前者引起浅静脉扩张，后者造成皮肤微循环障碍，引起毛细血管扩张、炎症及通透性增加；纤维蛋白原、红细胞等渗入组织间隙及毛细血管内，导致微血栓形成；由于纤溶活性降低，渗出的纤维蛋白积聚并沉积于毛细血管周围，形成阻碍皮肤和皮下组织摄取氧气和其他营养物质的屏障，造成局部代谢障碍，导致皮肤色素沉着、纤维化、皮下脂质硬化和皮肤萎缩，最后形成静脉性溃疡。由于血清蛋白渗出及毛细血管周围纤维组织沉积，引起再吸收障碍和淋巴超负荷，导致下肢水肿。小腿下内侧的皮肤、皮下组织的静脉血流，除了部分经隐静脉回流外，主要经交通静脉直接向深静脉回流。这一区域的深静脉血柱重力最大；交通静脉又在肌泵下方，当肌泵收缩时所承受的反向压力最高，容易发生瓣膜关闭不全。因此静脉性溃疡常特征性地出现于该区。当静脉压力增高、浅静脉开始扩张时，外膜内感觉神经末梢受刺激，可有酸胀不适和疼痛感觉。

第三节 下肢静脉曲张概论

下肢静脉系统疾病是血管外科疾病的主要构成部分，静脉系统疾病的总体发病率和疾病复杂程度均要高于动脉系统疾病。静脉曲张作为下肢静脉系统疾病的最常见表现，发生率更高，世界卫生组织的最新统计显示，国内存在1亿以上下肢静脉曲张患者，发病率为15%左右，每年新发病率为0.5%～3.0%。

下肢浅静脉曲张是指由于下肢浅静脉瓣膜功能不全等原因，引起血液反流所致下肢浅静脉进行性扩张、迂曲。下肢浅静脉曲张可以无显著症状，也可伴有不同程度下肢酸胀、乏力等不适，但因其起病隐匿，进展缓慢，较少危及肢体或生命，多年来一直被认为是"正常老化的必然趋势"而被忽略。

根据下肢静脉曲张的临床表现，诊断并不困难，下肢浅静脉曲张以大隐静脉（great saphenous vein，GSV）曲张最为多见。国外文献报道大隐静脉曲张患病率高达25%，国内文献报道其成年男、女性患病率分别为10%～15%、20%～25%。

一、发病机制

下肢静脉血管壁软弱、静脉瓣膜关闭不全、静脉压力增高等被认为是下肢静脉曲张发生、发展的主要危险因素。以血管壁增厚，纤维组织增多，平滑肌增厚、萎缩、弹性纤维消失为主要病理学改变。弹性纤维是静脉壁细胞基质的主要成分，各种因素导致静脉壁中弹性纤维的含量降低，都会导致下肢静脉曲张的形成。

1. **静脉瓣膜功能不全** 由静脉瓣膜功能不全引起的反流是导致下肢静脉高压的主要原因（占77%～80%），可由于瓣膜本身的病变，如伸长、撕裂、变薄及瓣叶黏附等，以及静脉壁结构改变、静脉管壁扩张所致（图4-1-6）。

2. **静脉回流障碍** 因先天性或后天性因素（原发性深静脉瓣膜功能不全）导致近端静脉阻塞造成的回流障碍引起静脉高压，包括深静脉血栓形成后综合征（post-thrombotic syndrome，PTS）、巴德-基亚里综合征（Budd-Chiari syndrome，BCS）、下腔静脉阻塞综合征（inferior vena caval obstruc-

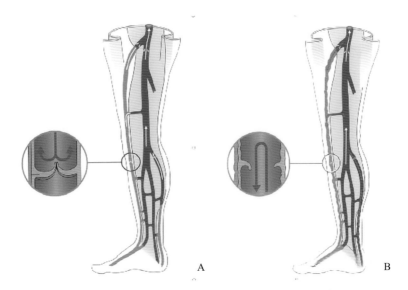

图 4-1-6　下肢静脉瓣膜功能不全导致静脉曲张示意图

注：A.正常的下肢静脉瓣膜，可以阻挡血液反流；B.下肢静脉瓣膜关闭不全，不能有效地阻挡血液反流，导致静脉曲张。

tive syndrome）、髂静脉压迫综合征（也称Cockett综合征或May-Thuner综合征）；血管骨肥大综合征（Klippel-Trenaunay syndrome，KTS）等。

3. 腓肠肌泵功能不全　肌泵是下肢静脉回流的动力来源，腓肠肌的收缩可排出超过小腿总容量60%的静脉血，使静脉压下降。腓肠肌的收缩能力、前负荷、后负荷的变化都会对肌泵的效能产生影响。如静脉瓣膜功能不全，肌泵活动降低静脉压的作用被削弱。如果合并交通静脉瓣膜功能不全，腓肠肌收缩产生的高压静脉血可反流至浅静脉系统及皮肤微循环系统。此外，如踝关节活动受限也会影响肌泵的功能。

4. 静脉微循环受损　静脉高压传递至微循环导致毛细血管床变形以及内皮间隙增宽、通透性增高，组织间隙液体、代谢产物等聚积引起皮肤病理性损害；腓肠肌的毛细血管床损害，则使小腿肌泵功能减退。

二、临床表现（图4-1-7）

1. 表层血管像蚯蚓一样曲张，明显凸出皮肤，曲张呈团状或结节状。

2. 酸胀、疼痛和沉重感；皮肤色素沉着，颜色发暗，脱屑，瘙痒；足踝水肿。这组症状是静脉高压的特征性表现，由于静脉压增高，浅静脉扩张，静脉外膜感受器受到刺激，下肢出现乏力、酸胀、胀痛，疼痛、酸胀和沉重感多见于站立或行走后，休息或抬高肢体后可以缓解或消失。

3. 肢体有异样的感觉。肢体发冷、潮热，皮肤有针刺感，奇痒感。

4. 表皮温度升高，有疼痛和压痛感。

5. 趾（指）甲增厚，变形，生长缓慢或停止。

6. 坏疽和溃疡产生。

7. 下肢皮肤营养性病变。由于患肢静脉压力的持续增高，一段时间后小腿出现皮肤色素沉着、皮炎、湿疹、溃疡等皮肤营养性病变，由于足靴区静脉网丰富、静脉管壁薄弱、皮下组织少等解剖学特征，皮肤营养性病变更多见于足靴区。

8. 血栓性浅静脉炎。曲张的静脉内血流相对缓慢，轻微外伤后就容易激发血栓形成，继发感染性静脉炎及静脉周围炎。最典型的症状是患肢突然疼痛，严重者不能行走，曲张的浅静脉突然出现红、肿、热、痛的表现，局部可以触及硬结甚至肿块，严重的可伴发热等全身症状。

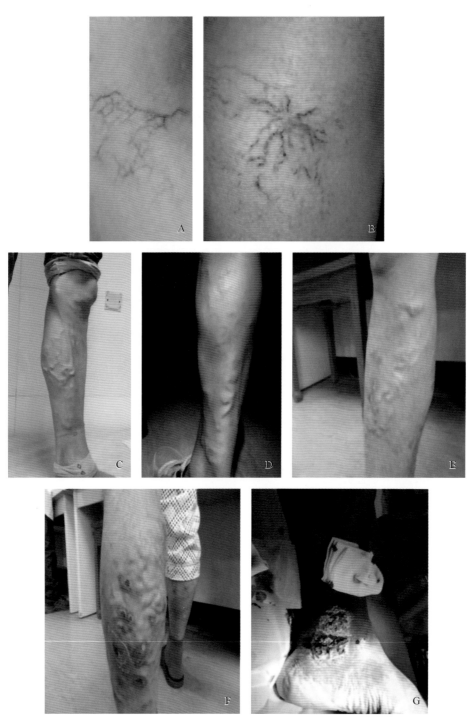

图4-1-7　下肢静脉曲张的临床表现

注：A、B.毛细血管扩张/蜘蛛网状静脉临床表现为腿部的丝状、点状、星芒状或片状红斑；C、D、E.表层血管像蚯蚓一样曲张，明显凸出皮肤，曲张呈团状或结节状；F、G坏疽和溃疡产生。引自郑月宏，汪涛.下肢静脉曲张治疗精要.东南大学出版社，2010.

三、诊断与评估

（一）病史询问和体检

通过详细的病史询问和体检，了解疾病的临床症状和体征。

（二）功能试验

主要包括大隐静脉瓣膜功能试验（Brodie-Trendelenburg试验）和深静脉通畅试验（Perthes试验）、交通支瓣膜功能试验（Pratt试验）。大隐静脉瓣膜功能试验用来判定隐股静脉瓣膜和大隐静脉瓣膜功能是否完善，对推断交通静脉有无功能不全有一定意义，但不能说明大隐静脉曲张是原发性还是继发性，因此无法明确病因。深静脉通畅试验用来判断深静脉是否通畅，但即使证明深静脉回流受限，也不能确定病变部位、范围和程度。交通支瓣膜功能试验可依次检查下肢任何节段是否存在反流的交通静脉，但无法准确定位反流交通支。因此，这三种传统的物理检查方法只能作为门诊初步筛选检查，而不能作为诊断和指导治疗的依据。

（三）影像学检查

为了对下肢静脉曲张进行有效治疗和减少并发症，对整个下肢静脉系统进行术前评估非常重要，尤其是在隐静脉高位结扎抽剥术中。目前评估的方法主要包括下肢顺行静脉造影、计算机体层静脉造影（computed tomography venography，CTV）和磁共振静脉造影（magnetic resonance venography，MRV）、彩色多普勒超声（color Doppler ultrasonography，CDUS）。

1. **静脉造影** 是最古老的血管造影技术之一，主要包括下肢顺行静脉造影、下肢逆行静脉造影、腘静脉插管造影、曲张浅静脉造影。1923年，Berberich等将5～10ml的10%～20%溴化锶溶液注入到一名患者手臂的静脉中，这被认为是第1例人体静脉造影。1950年，Felder提出了一种新的静脉造影方法，患者被置于与水平线成50°的倾斜检查床上施行检查。通过这种方式他成功评估了静脉系统的瓣膜功能及其解剖、病理状况。1951年，Scott等报告了注射对比剂的经验，穿刺足背静脉，在踝关节和膝关节下方分别扎1条止血带，并且将患者放置在与水平方向呈75°的倾斜检查床上（头高足低位）。由于受当时应用的技术所限，结果不准确，特别是假阳性率高，加上其他多种原因，人们对静脉造影的兴趣随之减弱。1960年，DeWeese等强调应用长胶片技术，检查时倾斜体位，注射体积更大、含有有机结合碘的对比剂，使静脉造影重新受到人们的关注。随着人们对静脉造影的研究逐渐深入，静脉造影的方法得到了很大的发展，Thomas等做出了极大的贡献，目前施行的下肢顺行静脉造影主要是在其基础上进一步发展的成果。所有患者术前常规行碘过敏试验，应用婴儿头皮针置入到足背浅静脉中，首先注射5mg地塞米松，然后持续注射非离子型对比剂50ml（经0.9%NaCl溶液1∶1稀释）。将检查床倾斜30°～60°（头高足低位），脚踝上方扎1条止血带，连续注射对比剂的同时在荧光屏监视下进行图像摄影。获得小腿静脉的前后位和侧位图像，然后用手挤压小腿腓肠肌以改善对比剂在腘静脉、股静脉和髂静脉的填充，并且连续摄取前后位图像，每侧下肢获得7～8张图像。

2. **CTV** 小腿静脉在深处有很多属支。由于静脉的位置较深、直径较小、数量庞大，因此应用下肢顺行静脉造影进行小腿深部静脉成像不容易。下肢顺行静脉造影可以显示小腿的浅静脉和深静脉系统，但是在二维平面上的投影成像会出现重叠，特别是在严重的静脉功能不全的情况下，难以区分血管并检测曲张浅静脉团中的异常静脉。由于计算机体层摄影技术和计算机辅助图像处理技术的进步，三维计算机体层静脉造影（three-dimensional computed tomography venography，3D-CTV）可以用于术前静脉功能不全的评估。整个下肢静脉系统的CT和体积渲染重建使较为复杂的静脉系统的术前评估变得可行，如复发性静脉功能不全、腘静脉功能不全或盆腔静脉功能不全。通过体积渲染图像可以很容易地检测到穿越深筋膜的静脉，并且图像可以显示静脉功能不全与同一平面中的穿通静脉的关系，将临床上较为明显的穿通静脉与曲张浅静脉群区分开，几乎不会疏漏明显的穿通静脉。CTV对骨盆和下肢血管系统进行综合评估，可以揭示与静脉功能不全相关的异常解剖变异，如Giacomini静脉、Maye-Thurner综合征、副大隐静脉、双大隐静脉。CTV还可以用于评估腘窝的复杂解剖结构。CTV可以显示静脉的角度变化、静脉瘤或者连接到曲张浅静脉的大分支的存在，这些图像可以有效避免在隐静脉高位结扎抽剥过程中可能导致的静脉损伤意外的发生。3D-CTV也可以用作静脉功能不全术前映射的补充路线图，如CTV图像显示明显扩张的小隐静脉和中度扩张的大隐静脉，意味着小腿静脉功能不全的主要原因是小隐静脉反流，其通过曲张浅静脉延伸至中度扩张的大隐静脉；可以选择小隐静脉的高位结扎和抽剥，保留大隐静脉。CTV还可以为年轻医生和医学生提供客观直接的教学资料。

3. MRV　在CTV检查期间，整个下肢的辐射暴露剂量为1.6～3.9mSv，在辐射剂量方面，MRV可以被认为是CTV的替代技术。20世纪90年代，人们才开始进行MRV的相关研究，与CTV一样，大多数MRV研究都集中在深静脉血栓形成（deep venous thrombosis，DVT）上，在静脉功能不全评估中的研究较少，主要是关于慢性静脉系统疾病（chronic venous disease，CVD），如May-Thurner综合征和盆腔淤血综合征（pelvic congestion syndrome，PCS）。MRV和CTV通过计算机重建描绘静脉及其周围的结构，均可以产生分辨率较高的骨盆、腹部和下肢静脉系统的图像。Ruehm等的研究表明，应用MRV技术可以获得从小腿到下腔静脉的下肢静脉系统的高质量成像，并且不需要应用对比剂。有研究表明，MRV在评估下肢静脉解剖的准确性和可视化方面，与下肢顺行静脉造影相当。Asciuto认为在注射钆对比剂后行增强MRV检查，盆腔静脉功能不全显影比下肢顺行静脉造影更加准确。此外，三维MRV（three-dimensional magnetic resonance venography，3D-MRV）优于MRV，经过3D图像重建后静脉周围的软组织影像也清晰可见，可以识别盆腔血管狭窄或者闭塞的原因，如是否存在外在肿瘤压迫等，还可以评估髂静脉受压的情况。

4. 超声　彩色多普勒超声在下肢血管疾病的诊断中具有重要的作用。它可以查看深浅静脉有否狭窄和反流、动脉供血有否不足等。

1982年，美国的Bomme和日本的Namekawa分别设计出不同型号的CDUS，它是继连续波和脉冲波式多普勒超声之后的第3代D型超声技术，可以直观地显示血管、心脏的解剖信息和血管内血流动力学数据。一经引入，立即成为静脉反流无创检查的"金标准"。CDUS的出现不仅减少了下肢静脉血管检查所需的时间，还提高了检查的可靠性。虽然CDUS可以提供下肢静脉系统的解剖和血流动力学数据，但是耗时较长，即使经验丰富的超声医师也需要至少15分钟才能完成对一侧肢体的静脉检查；超声检查与操作者的经验水平有很大的关联，检查时也不能为血管外科医师留存实时客观的影像学资料，并且不能有效地检测小腿位置较深的静脉壁的扩张和瓣膜功能不全的穿通静脉。

CDUS技术的发展已经使其在评估下肢静脉系统中的应用率增加。CDUS可以完成对下肢静脉系统的评估，因为它可以评估静脉系统的解剖结构和血流动力学变化。CDUS是评估原发性和复发性隐静脉瓣膜功能不全的准确方法，但是在评估瓣膜功能不全的穿通静脉方面的价值有限，也无法准确检测髂静脉情况。下肢顺行静脉造影对于瓣膜功能不全的隐静脉反流的检出率为91%～92%，CDUS为92%～95%。下肢顺行静脉造影对瓣膜功能不全的穿通静脉的检出率为83%～90%，而

CDUS仅为40%～63%；在大腿和小腿穿通静脉检测方面，下肢顺行静脉造影也优于CDUS，检出率分别为80%～90%、60%。在评估腓肠肌静脉功能不全方面，下肢顺行静脉造影也被认为优于CDUS，其中下肢顺行静脉造影检出率为90%，CDUS为40%。

（1）术前由手术医师亲自进行多普勒超声检查（图4-1-8）。让患者取站立位，手术医师要测量大、小隐静脉与深静脉汇合处，以及中段和远段的血管直径，并检测有否血液反流及反流时间，以此来评估大小隐静脉有否功能不全。

（2）如果有病理性交通静脉，要进行寻找和标记，以免遗漏，造成复发。

（3）对曲张静脉的走行要进行标记，并做到心中有数，这样才能做到手术中有针对性地进行处理，以免不必要的切口和损伤。

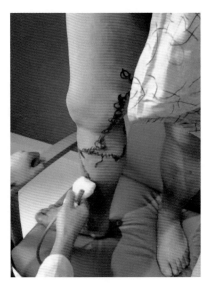

图4-1-8　手术医师进行超声检查

四、CEAP分级

CEAP分级是国际公认的用作描述慢性静脉系统疾病（CVD）患者的分级系统，并且用以描述血管外科CVD的临床研究结果，能作为下肢静脉系统疾病的相关证据。CEAP分级系统主要依据临床表现（clinical picture，C）、病因（etiology，E）、解剖（anatomy，A）及病理生理（pathophysiology，P）进行评估与分级。

2020年，一个由美国静脉论坛（American Venous Forum）于2017年5月创建的CEAP任务小组，在四项基本原则的指导下，对当前的分类系统进行批判性分析，并提出了修订建议，即2020年的新版CEAP分类系统，提出静脉曲张的分级标准（表4-1-1～表4-1-4）。

表4-1-1　CEAP分类系统的临床分级（2020版）

临床分级（C）	描述
C_0	无可见或明显的静脉疾病征象
C_1	毛细血管扩张或网状静脉
C_2	静脉曲张
C_{2r}	反复静脉曲张
C_3	水肿
C_4	继发于慢性静脉系统疾病的皮肤和皮下组织的改变
C_{4a}	色素沉着或湿疹
C_{4b}	脂皮硬化症或白色萎缩症
C_{4c}	环状静脉扩张
c_5	愈合的静脉性溃疡
C_6	活动性静脉性溃疡
C_{6r}	复发性活动性静脉性溃疡

表4-1-2　CEAP分类系统的病因分级（2020版）

病因分级（E）	描述
E_p	原发性
E_s	继发性
E_{si}	继发性－静脉内病因
E_{se}	继发性－静脉外病因
E_c	先天性
E_n	病因未知

表4-1-3　CEAP分类系统的解剖分级（2020版）

解剖分级		描述	
A_s	浅静脉		
	旧	新	描述
	1.	Tel	毛细血管扩张
	1.	Ret	网状静脉
	2.	GSVa	膝上大隐静脉
	3.	GSVb	膝下大隐静脉
	4.	SSV	小隐静脉
		AASV	前副隐静脉
	5.	NSV	非隐静脉的其他浅静脉
A_d	深静脉		
	旧	新	描述
	6.	IVC	下腔静脉
	7.	CIV	髂总静脉
	8.	IIV	髂内静脉
	9.	EIV	髂外静脉
	10.	PELV	盆腔静脉
	11.	CFV	股总静脉
	12.	DFV	股深静脉
	13.	FV	股静脉
	14.	POPV	腘静脉
	15.	TIBV	小腿（胫）静脉
	15.	PRV	腓静脉
	15.	ATV	胫前静脉
	15.	PTV	胫后静脉
	16.	MUSV	肌肉静脉
	16.	GAV	腓肠肌静脉
	16.	SOV	比目鱼肌静脉
A_p	穿通支		
	旧	新	描述
	17.	TPV	大腿穿通静脉
	18.	CPV	小腿穿通静脉
A_a	未确认静脉解剖位置		

表4-1-4 CEAP分类系统的病理生理分级（2020版）

病理生理分级（P）	描述
P_r	反流
P_o	阻塞
$P_{r,o}$	反流和阻塞
P_n	未查明病理生理情况

参 考 文 献

［1］李坚，卓涛，王海，等. 彩色超声引导下聚桂醇泡沫硬化剂注射治疗下肢静脉曲张［J］. 影像研究与医学应用，2019，3（4）：215-216.

［2］仲海燕，王芳，邵为，等. 次高位结扎联合浅静脉环形缝扎加聚桂醇注射治疗大隐静脉曲张的临床研究J. 东南国防医药，2022，24（3）：267-270.

［3］李克雷，邰茂众，葛春晓，等. 聚桂醇注射治疗龟头静脉畸形15例临床分析［J］. 组织工程与重建外科杂志，2014，10（4）：199-200，206.

［4］徐如彬，李方跃，杨中华. 高位结扎术联合聚桂醇注射治疗对大隐静脉曲张患者的疗效［J］. 血管与腔内血管外科杂志，2021，7（4）：430-433，451.

［5］叶波，陈伟清，蒙斌，等. 超声定位及肿胀麻醉下腔内激光闭合术联合泡沫硬化剂注射治疗下肢浅静脉曲张25例报告［J］. 赣南医学院学报，2020，40（10）：1015-1017.

［6］赵磊，杨铮，周辰光. 超声引导下聚桂醇硬化剂注射治疗大隐静脉曲张的疗效观察［J］. 血管与腔内血管外科杂志，2021，7（5）：595-599.

［7］许明召，景凯，崔贵. 超声引导泡沫硬化联合腔内射频闭合术治疗CEAP 4级下肢静脉曲张的效果及对疼痛应激反应、血流动力学的影响［J］. 中国医学创新，2022，19（8）：59-62.

［8］李奎，邓宏平，王志维. 大隐静脉高位结扎和点式剥脱联合硬化剂注射与传统手术治疗下肢静脉曲张的疗效比较［J］. 当代医学，2022，28（11）：94-96.

［9］董妮，刘丹. 超声引导下聚桂醇泡沫硬化治疗大隐静脉曲张疗效观察［J］. 陕西医学杂志，2022，51（2）：212-214.

［10］夏玉萍，黄勇，郭伟昌. 下肢静脉曲张采用腔内激光、泡沫硬化剂联合治疗的临床效果观察［J］. 吉林医学，2021，42（3）：758-759.

［11］赵彬，胡勇，陈楚，等. 局部麻醉下泡沫硬化剂注射术在下肢静脉曲张中的临床应用［J］. 医师在线，2022，12（2）：11-12.

［12］王仲超，赵晓冲，崔金鸽，等. 腔内射频消融术联合泡沫硬化剂注射治疗下肢静脉曲张的效果观察［J］. 临床医学工程，2021，28（11）：1457-1458.

［13］黄国荣，徐忠友，张官聪，等. 激光闭合联合泡沫硬化剂注射术与大隐静脉剥脱术治疗下肢静脉曲张的疗效对比［J］. 基层医学论坛，2021，25（34）：4894-4896.

［14］姜国忠，李雪岩，崔凤奎，等. 射频消融及点式剥脱与硬化剂治疗术联合应用治疗C2至C4级下肢静脉曲张的临床疗效［J］. 心肺血管病杂志，2021，40（12）：1230-1233.

［15］梁小敏，陆巧霞，张培珍，等. 综合干预在下肢静脉曲张腔内射频消融术联合注射泡沫硬化剂中的应用［J］. 中国医药科学，2021，11（8）：99-102.

［16］丁建. 下肢静脉曲张患者聚桂醇泡沫硬化剂治疗的有效性及对患者血清TNF-α、IL-6水平的影响［J］. 全科医学临床与教育，2021，19（8）：711-714.

［17］何锦来，毛天敏，严红军，等. 聚桂醇局部注射联合剥脱术治疗大隐静脉曲张患者的疗效分析［J］. 医药论坛杂志，2021，42（14）：75-78.

［18］唐育斌，张俊驰，杨连付，等. DSA引导下聚桂醇泡沫硬化剂治疗下肢静脉曲张的疗效观察［J］. 影像研究

与医学应用，2019，3（5）：227-228.

[19] 张明星，周祖邦，杜自忠，等. 超声及DSA引导硬化治疗下肢静脉曲张的疗效对比分析［J］. 现代生物医学进展，2021，21（17）：3272-3275，3367.

[20] 董国伟. 泡沫硬化剂联合大隐静脉高位结扎术治疗下肢静脉曲张效果观察［J］. 现代养生，2021，21（24）：49-50.

[21] 吴先志，马中原，李记华，等. GSV曲张改良剥脱术治疗下肢静脉曲张效果［J］. 中国城乡企业卫生，2021，36（12）：145-147.

[22] 张矛，刘洪，王寒琛，等. 聚桂醇硬化治疗下肢静脉曲张相关毛细血管扩张［J］. 世界最新医学信息文摘，2019，19（25）：87-88.

[23] 刘光辉，张琪润，邱福轩. 超声引导下腔内射频消融术联合聚桂醇治疗下肢静脉曲张的效果［J］. 河南医学研究，2021，30（30）：5660-5663.

[24] 周博，王松. EMA联合聚桂醇泡沫硬化剂治疗单下肢静脉曲张的临床疗效观察［J］. 检验医学与临床，2021，18（19）：2897-2900.

[25] 韩勇桥，张宇龙，帕尔哈提·阿布都热衣木. 大隐静脉剥脱术与泡沫硬化剂注射术治疗大隐静脉曲张的效果对比［J］. 当代医药论丛，2020，18（23）：61-62.

[26] 姜法盛. 泡沫硬化剂注射治疗下肢静脉曲张的临床分析［J］. 中国保健营养，2021，31（22）：230.

[27] 王晓涛，孟彬，刘剑峰，等. 超声引导泡沫硬化联合手术对下肢静脉曲张疗效及患者血流动力学VCSS评分炎症状态的改善作用观察［J］. 中国药物与临床，2020，20（1）：15-19.

[28] 马亮亮，陈娟，罗玉贤. 大隐静脉高位结扎、微波消融、泡沫硬化剂联用对下肢静脉曲张临床治疗研究［J］. 健康忠告，2021，15（9）：186-187.

[29] 段飞，张有卓，王斌，等. 腔内激光闭合术联合超声引导下泡沫硬化剂注射治疗下肢静脉性溃疡的疗效观察［J］. 血管与腔内血管外科杂志，2021，7（2）：169-173.

[30] 陈海瑞，张剑平，王孝高，等. 激光闭合联合硬化剂注射用于大隐静脉曲张治疗的疗效及安全性研究［J］. 重庆医学，2021，50（16）：2744-2747，2752.

[31] 王深明. 血管外科手术图谱［M］. 人民卫生出版社，2010.

[32] 张培华，蒋米尔. 临床血管外科学（第2版）［M］. 北京：科学出版社，2007.

[33] 陈孝平，汪建平. 外科学. 第9版［M］. 人民卫生出版社，2018.

第二章
下肢静脉曲张聚桂醇硬化治疗概述

禄韶英

工作单位：西安交通大学第一附属医院

一、定义

硬化剂注射疗法是通过硬化剂的直接化学刺激作用导致蛋白质变性，引起明显的血管内皮损伤，继而发生血管内皮剥脱和胶原纤维收缩，血管最终转化为纤维条索而永久地闭塞，从而达到祛除病变血管的目的。

硬化剂注射疗法的目的不仅是使血管内形成血栓（血栓本身可能再通），而是使血管最终转化为纤维条索。这种纤维条索不能再通，其功能效果相当于外科切除术。

二、硬化剂的种类和选择

从硬化技术开始用于临床医疗，根据不同专科疾病的需求，医师选择不同的药物作为硬化剂，虽然临床上硬化剂的种类及品种繁多，但是至少在2008年之前，国内并没有药用专用硬化剂。以往临床上曾经被视为硬化剂的"药物"，如苯酚、十四烷基硫酸钠、平阳霉素、5%鱼肝油酸钠、环磷酰胺、氮芥、无水乙醇等，都被用作硬化剂，但是它们的适应证说明中，几乎都没有说明其可以作为专门的药用硬化剂，它们或是肿瘤治疗药物，或是化学试剂，医师几乎是利用他们的"不良反应"来实现"硬化剂注射疗法"目的。

由于临床所使用的硬化剂均是非药用和非专用的，因此临床医师或因使用"不踏实"而有顾虑，或"担心"治疗后出现如剧痛、穿孔等较为严重并发症时出现"医疗纠纷"。硬化剂是影响硬化技术发展的核心因素。

1. **鱼肝油酸钠** 由从鳕鱼肝油（cod liver oil）中提取出的饱和和不饱和脂肪酸的混合物组成，从20世纪20年代被发现后一直沿用至今。由于应用非常广泛，具备所有安全性和有效性的必备条件，美国食品药品监督管理局（Food and Drug Administration，FDA）免除其申报申请而批准在美国销售。但是，因为以下几个原因，鱼肝油酸钠并不是太理想的硬化剂：它是一种生物提取物而不是化学合成剂，成分变化很大；对其分子结构的认识不完全，其长链上的一个重要的脂肪酸和脂肪醇可能与硬化作用无关；溶液不稳定；溢出血管外可发生广泛的皮肤坏死，并可出现变态反应。

2. **十四烷基硫酸钠** 1946年，Reiner首次描述的一种化学合成的表面活性剂。自20世纪50年代以来被广泛使用，许多作者描述了它的安全性和效力。它是具有肥皂性质的一种碱金属（alkali metal）的长链脂肪酸。由1-异丁基-4-乙基硫酸钠组成，加入2%苯甲醇（作为麻醉剂）和磷酸盐缓冲液使之pH为7.6。十四烷基硫酸钠是一种无黏性的低表面张力的清澈溶液，极易溶于血液中，注入血液后分布均匀。其作用机制为分解内皮细胞之间的细胞间黏合质（intercellular cement），导致细胞呈斑片状脱落。内皮的破坏引起内皮下胶原纤维暴露。对损伤的应答包括血管痉挛和血小板聚集，随之发生使静脉消融的纤维化。过多的十四烷基硫酸钠迅速被血流稀释而失效，其后吸附于红细胞可导致溶血。美国FDA以前批准的十四烷基硫酸钠的版本是由Elkins Sinn制造和分销的。但是，2000年这种产品停止了生产。2005年，Bioniche Pharma Group Ltd.（Inverin，Co.Galway，Ireland）获得美国FDA的批准以统一的名称"Sotradecol"进行十四烷基硫酸钠的销售和经营。也可使用Trombovein TM（Omega Pharmaceuticals Ltd，Montreal，Canada）和Fibro-VeinT（STD Pharmaceutical Products Ltd.Hereford，United Kingdom）提供的十四烷基硫酸钠。Fibro-Vein可供使用的剂型包括浓度为0.5%、1%和3%的2ml安瓿以及0.2%和3%的5ml安瓿瓶。

3. 无水乙醇 虽然硬化效果好，但其不良反应亦很大，未能以药品的名义进入临床，医师操作往往要承担法律风险。目前，由于没有专用的介入用无水乙醇药品批号，其临床应用受限。

4. 平阳霉素 是从平阳链球菌中提取的抗肿瘤药物，注射入囊腔后，通过抑制细胞脱氧核糖核酸（deoxyribonucleic acid，DNA）的合成，在局部积聚高浓度药物致囊腔内的内皮细胞萎缩变性，达到破坏内皮细胞，使囊腔纤维化闭合的目的。平阳霉素注射的主要不良反应包括发热、胃肠道反应、肺部纤维化等。注射量过大易导致组织损伤范围过大、局部组织肿胀及感染等，最严重的并发症是过敏性休克。

5. 冰醋酸 是一种有机一元酸，具有腐蚀性的化学制剂，具有类脂溶性，对细胞的渗透性比无机酸强，可直接引起蛋白质凝固，破坏内皮细胞膜，造成凝固性坏死。临床应用中具有较强的刺激性，术中患者疼痛明显，并且对肝肾功能有潜在损害，目前临床已经基本放弃该技术。

6. 苯酚 又称为石炭酸。具有强烈的腐蚀性，易造成化脓性感染及异位血栓形成，使该技术推广受到限制。

7. 聚桂醇（lauromacrogol） 是一种清洁型硬化剂，化学名称为聚氧乙烯月桂醇醚（药物规格：10ml∶100mg，浓度为1%）。

2008年10月，聚桂醇作为国家专利新药开始临床应用（图4-2-1），是目前国内获原国家食品药品监督管理总局（China Food and Drug Administration）批准的专业硬化剂（国药准字H20080445号），疗效确切，具有硬化和止血的双重功效，对血管、组织刺激轻微，无醉酒样反应，国内外应用中罕有不良反应报道。

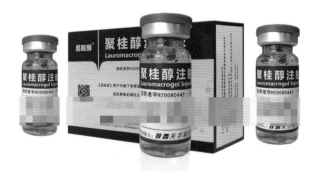

图4-2-1 聚桂醇注射液

三、泡沫硬化剂

泡沫硬化剂是指将液体的聚桂醇与一定比例的气体（一般指空气，有条件的中心也可使用二氧化碳）进行充分混匀后形成的气液平衡制剂。泡沫硬化剂注射疗法通过将泡沫硬化剂注射入曲张静脉或畸形静脉团，使之闭塞而达到治疗静脉系统疾病的目的。

（一）泡沫硬化剂的优势

泡沫硬化剂具有以下特点和优势：泡沫表面张力可产生"驱赶血流"效应，具有抗稀释作用，并能够保持药物浓度在血管内的相对恒定，从而提高疗效；最大限度地增加与血管内皮的接触面积和时间；有效地减少硬化剂的用量，减轻不良反应；为静脉血管留下足够的收缩空间，硬化闭塞后更为美观。

（二）泡沫硬化剂的历史

使用硬化剂注射疗法治疗下肢静脉曲张最早记录见于1835年，来自美国马萨诸塞州总医院（Massachusetts General Hospital）的Chassaignac于1851年报道了注射氯化锌（zinc chloride）治疗1853例下肢静脉曲张患者的资料。

使用液化硬化剂治疗静脉系统疾病的首次报道见于1840年，当时使用无水乙醇作为硬化剂。鱼肝油酸钠是最古老的典型清洁剂类硬化剂（detergent-type sclerosant agent），1930年被Higgins和Kittel首次应用于下肢静脉曲张的治疗。1937年，Biegeleisen在纽约描述了乙醇胺油酸酯（ethanolamineoleate）的应用。1946年，Reiner将十四烷基硫酸钠引入到静脉系统疾病的治疗中，1966年后，Henschel首次报道了聚多卡醇（polidocanol）在下肢静脉曲张硬化剂注射疗法中的效果。只有具有表面活性的清洁剂类硬化剂才可以产生泡沫。因此，1930年之前，当第一种清洁剂类硬化剂被引入时，没有人考虑过将普通液体硬化剂转变为泡沫注射。在鱼肝油酸钠开始使用后差不多十年，1939年，McAusland描述了在毛细血管扩张的注射治疗中泡沫硬化剂的新用法。他使用了鱼肝油酸钠的"泡沫"（froth）形式，通过摇动橡皮帽密封瓶获得泡沫，并将泡沫抽吸入注射器中进行注射。

1944年，Orbach在注射十四烷基硫酸钠液体之前将少许空气注入被治疗的静脉节段以取代血管内的血液，目的在于防止注射入静脉的液体硬化剂被血液稀释，以确保硬化剂与静脉内膜的紧密接触。他将这种方法称为"空气阻滞技术"（air-block technique）。在临床上，这种技术仅用于治疗小或中等程度大小的静脉曲张。3ml最大注射空气量成为大多数医师使用空气阻滞技术的限量。在较粗大的血管中，注入的气体漂浮于血柱中，阻碍了硬化剂与血管壁的接触，因此不能很好地发挥作用。目前，空气阻滞技术已经不再被使用。1944年，Foote R R在伦敦出版了一本书，他在关于蜘蛛型静脉曲张（spider vein）的治疗中写道："最好的注射液体是通过摇动2ml注射器内的1ml乙醇胺油酸酯获得的肥皂泡（soapy froth）"。Foote描述的1∶1的液气比非常接近液态，因此于粗大的静脉内不能起到置换血液的作用。

1986年，Grigg展示了一种新的泡沫制作方法，通过抽动与1根塑料输液管（plastic infusion tube）连接的两个注射器产生的湍流，使液体和空气被前后来回的抽动从而混合产生泡沫。

1994年6月，Juan Cabrera提交了制备泡沫硬化剂的方法以及"微泡沫"（micro-foam）在静脉学中一般应用的专利申请。1年后，他第一次发表了自制的泡沫硬化剂对隐静脉进行超声引导下治疗的病例系列研究。从历史上看，是他第一次把泡沫硬化剂注射疗法与实时超声引导和监测的优点结合起来。Cabrera的专利申请直到1999年才公开，大家才知道他以高速旋转的毛刷（一种改良的牙钻）通过搅拌获得泡沫，类似于食品搅拌器制作奶油，特别添加了二氧化碳和/或氧气作为载气。

2000年，Tessari以视频形式第一次介绍了他著名的"涡流技术"（tourbillon technique），仅仅是使用普通的医疗器材（普通注射器和三通开关）和几个抽吸动作，无需使用特殊器材即可制备出稠如奶油的泡沫。2001年，Tessar发表了有关提高泡沫标准化的抽吸过程的更为详细的说明。

2001年，文献中提及一种"双注射器技术"（double syringe system）或称为"Tessari-DSS"技

术，用1个0.2μm过滤器（用于空气消毒）抽取空气后，以Tessari法制作泡沫。

2002年以后，Wollmann等发表了关于不同变量及其对泡沫稳定性和血液置换作用的因果关系的实验数据，结果表明液气比为1:4的泡沫稳定性最好，对血液的置换能力最佳。

2003年4月，欧洲专家在德国泰根塞（Tegernsee，Germany）召开了"泡沫硬化疗法欧洲共识会议"（European Consensus Meeting on Foam Sclerotherapy）。与会专家一致认为泡沫硬化剂注射疗法是静脉曲张治疗的有效方法之一。会议发表的共同声明（general statement）确定了泡沫硬化剂（sclerosing foam）的定义，规范了临时制备泡沫的方法，建议有液体硬化剂注射疗法经验的医师应用泡沫硬化剂治疗包括隐静脉主干的粗大曲张静脉。会议发表的共识声明（consensus statement）对下肢静脉曲张泡沫硬化剂注射疗法的操作方法、疗效判定进行了详细阐述。会后，德国静脉学会根据会议的内容制定了《德国静脉学会硬化疗法指南》。

2006年1月，来自11个国家的29名专家再次聚集德国泰根塞，召开了"第二届泡沫硬化疗法欧洲共识会议"（2nd European Consensus Meetingon Foam Sclerotherapy）。为了保证泡沫硬化剂注射疗法的安全性和效果，对第一届会议提出的建议和声明进行了修订和扩展，重点集中在泡沫硬化剂注射疗法的适应证、液体硬化剂的浓度和泡沫硬化剂的用量、穿刺部位和方法、治疗效果的临床和超声评价等。德国静脉学会随即修订了《德国静脉学会静脉曲张硬化疗法指南》。

（三）泡沫硬化剂的制备

Tessari法也称为涡流技术，是使用两个一次性塑料注射器产生泡沫。一个注射器内盛有液体硬化剂溶液，另一个注射器内盛有空气或CO_2，两个注射器的端口与一个三通阀连接呈90°，快速来回推送两个注射器的内容物20次，在完成前10次推注后将通道口尽可能关小，通过由此形成的湍流产生泡沫（图4-2-2）。

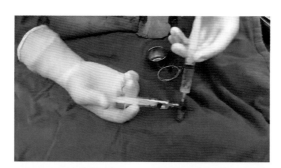

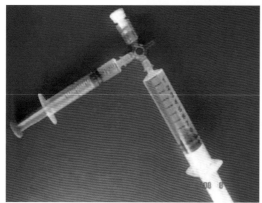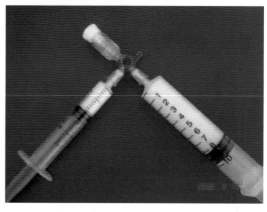

图4-2-2

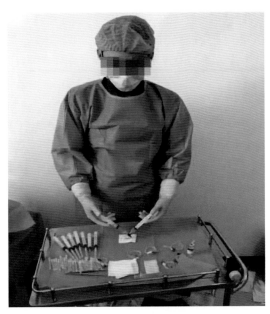

图4-2-2 Tessari法制备泡沫硬化剂（续）

（四）泡沫硬化剂的安全性

泡沫硬化剂是由液体硬化剂和气体（常用空气）按一定的体积比（常用1:4）组成的混合物。理论上，气体注射入血流中预示着发生气体栓塞的可能性，而这正是人们对泡沫硬化剂注射疗法的主要安全性顾虑。

空气进入静脉后，对人体的影响依其量与速度及机体状态而不同。正常时，血液仅能溶解很少量空气而不致引起严重后果。如果大量空气短时间内迅速进入循环，血液中则形成气泡阻塞血管，即空气栓塞。静脉空气栓塞的发病率和病死率取决于气体进入量、进入速度、气体类型和气体进入时患者的体位。在动物实验中，静脉空气注射的致死剂量为1.8ml/（kg·min）；人体所能耐受的实际空气量还不清楚，但静脉空气注射的致死量为100～300ml（2ml/kg·min）。

早在1944年，Orbach应用空气阻滞技术治疗较大的曲张静脉和大隐静脉主干时，强调注射空气的总量不应超过3ml。1957年，Meyer和Briicke注入过40ml的空气，未出现栓塞或脑卒中等问题。大约在同一时期，除空气之外其他气体被用于放射诊断学，学者发表了关于血管内注射CO_2的安全性以及用X线显示心腔内结构和血管的研究，静脉注射量为50～100ml。Bendib等将200ml的CO_2注入10 000名患者的右心并未观察到并发症。Fermand等以30ml/s的速率注射CO_2作为主动脉造影的对比剂，未观察到不良反应，甚至单次检查注入450ml亦如此。

尽管有在使用泡沫硬化剂后发生了较严重神经并发症的个案报道，但多数文献报道的不良反应可以接受。

2005年，Guss等在一项前瞻性多中心注册观察研究中，使用液体硬化剂者5434次，使用泡沫硬化剂者6395次，同时使用同等剂者344次。49次（0.4%）治疗中出现各种并发症，其中使用液体硬化剂者12次、泡沫硬化剂者37次。20次治疗后出现短暂的视觉障碍，其中19次为使用泡沫硬化剂者。轻微静脉血栓形成的发生率为0.1%，血栓性静脉炎的发生率为0.05%。

2007年，匈牙利的Bihari等报道使用硬化剂注射疗法对3107例患者的4025条肢体进行了115 000次治疗，早期主要使用液体硬化剂，后来主要使用泡沫硬化剂。主要的不良反应是局部注射点周围的弥漫性静脉炎、皮肤充血或色素沉。严重并发症的发生率为1.5%，包括注射部位水疱和深静脉血栓形成，并未提及气体栓塞或神经并发症。

2007年，英国阿伯丁大学健康服务研究小组的Jia等对69项关于下肢静脉曲张泡沫硬化剂注射疗法安全性和效果的研究进行了系统评价与荟萃分析。结果显示，严重不良事件的发生率小于1%。其中5项英语病例系列研究包括的1316例患者中，仅见1例发生肺栓塞，静脉血栓形成的发生率中位数为0.6%（范围0～5.7%）；在2篇会议摘要包括的253例患者中，动脉不良事件的发生率中位数为2.1%（范围1.4%～2.8%）；在5项英语病例系列研究包括的781例患者中，皮肤坏死的发生率中位数为1.3%（范围0.3%～2.6%）；在5篇会议摘要包括的766例患者中，皮肤坏死的发生率中位数为0（范围0～0.2%）。在发生脑卒中事件的2例个案报道均存在右向左分流的卵圆孔未闭或房间隔缺损。在泡沫硬化剂注射疗法相关不良事件中，视觉障碍的发生率中位数为1.4%（范围0～6%），所有报道的视觉障碍持续时间均不超过2小时；短暂意识模糊的发生率中位数为0.5%（范围0～1.2%），头痛为14%（范围5.4%～23.0%），血栓性静脉炎为4.7%（范围0～25.0%）。后期（超过30天后）皮肤色素沉着的发生率中位数为17.8%（范围0～66.7%）。在所有研究中，神经损伤的发生率不到1%，注射部位疼痛的发生率中位数为25.6%（范围0.6%～41.0%）。其他不良事件包括变态反应、血肿、血管外注射和腰背痛。在一项随机对照试验中，血肿的发生率为11.2%，在7项其他研究中报道其他不良事件的发生率范围为0～6.2%。以上证据表明，泡沫硬化剂注射疗法相关严重不良事件罕见。

第二届泡沫硬化疗法欧洲共识会议对泡沫硬化剂的安全性进行了重点讨论，建议泡沫硬化剂的用量应控制在40ml以下。应用40ml以内的泡沫硬化剂都未见严重并发症，但超过这个剂量可见干咳、胸闷。

（五）聚桂醇泡沫硬化剂的临床优势和特点

聚桂醇泡沫硬化剂显示出一些优越的特性，如黏附性（adhesiveness）和致密性（compactness）。这些性质使得泡沫在注射后易于控制，以排开血液降低其稀释效应。可注射性（syringeability）是泡沫的另一特性，使得泡沫可经细小穿刺针注射而不改变其性质。以同等量的液体制作较大剂量的泡沫是可能的，使之可治疗长段静脉。只要泡沫具有较长的持续时间即可保证其治疗作用。另外，泡沫可促进血管痉挛的发生，使之较少被受累静脉内的血液稀释。泡沫的其他特性包括超声可视性（echo-visibility），以及对硬化能力的增强作用，从而减少了药物的用量，降低了药物浓度。泡沫对内皮的选择性作用使之溢出血管外时对组织损伤的风险减小。

（六）聚桂醇泡沫硬化剂的用量

硬化剂与气体混合的推荐比例为1:3或1:4，对于不同部位浓度推荐如下。

1. 大隐静脉主干硬化剂注射疗法推荐使用1:3。

2. 大隐静脉属支及小隐静脉曲张硬化剂注射疗法可使用1:4。

3. 网状和蜘蛛形静脉曲张建议使用1%聚桂醇原液（也可将1%的聚桂醇原液与0.9%生理盐水按照1:1的比例稀释成0.5%浓度的聚桂醇进行使用）。

单次治疗使用剂量：通常单次治疗单侧肢体的推荐使用量为聚桂醇原液8～10ml，即泡沫总量20～40ml。治疗直径大于8mm的曲张静脉时，应尽可能增加泡沫硬化剂浓度。如果范围广泛，建议分期治疗。

四、硬化剂注射疗法的目标及原则

硬化剂注射疗法的治疗目标是改善病理性血流动力学状态、缓解静脉高压，将曲张的静脉转化为纤维条索状组织或消除静脉曲张，以减轻或消除现有症状，同时达到美容的良好效果。

治疗原则：①改善和促进静脉回流，解除或改善静脉反流的临床症状。②多点位、小剂量曲张静脉内注射。③大隐静脉反流其主干直径＞8mm者，应在阻断大隐静脉主干及交通支反流后，再行属支静脉的硬化治疗。④双侧下肢均有静脉曲张的，建议分期治疗，间隔1个月。

五、硬化剂注射疗法的适应证和禁忌证

1. **适应证**　原则上，所有类型的静脉曲张均适合硬化剂注射疗法，特别是主干静脉（大隐静脉和小隐静脉）、侧支静脉、伴穿通静脉功能不全的静脉曲张、网状静脉曲张、蜘蛛形静脉曲张、治疗后残余和复发的静脉曲张、外生殖器和外生殖器周围静脉曲张、周围静脉性溃疡和静脉畸形。

2. **禁忌证**

（1）绝对禁忌证：已知对硬化剂过敏、严重的全身疾病、急性深静脉血栓形成、硬化治疗区局部感染或严重的全身感染、持续制动和限制卧床、周围动脉闭塞性疾病晚期（Ⅲ或Ⅳ期）、甲状腺功能亢进（使用含碘硬化剂时）、妊娠（除非存在强制性医学原因）、已知症状性卵圆孔未闭。

（2）相对禁忌证：失代偿的下肢水肿、糖尿病晚期并发症（如多发性神经病变）、动脉闭塞性疾病Ⅱ期、一般健康状况不佳、支气管哮喘、明显的过敏体质、已知血栓形成倾向或高凝状态伴或不伴深静脉血栓病史、已知无症状性卵圆孔未闭、存在血栓栓塞事件的高危因素、既往泡沫硬化剂注射疗法出现视觉障碍或神经系统功能障碍。

参 考 文 献

［1］冉寅呈，刘洪，张矛，等. 超声引导下泡沫硬化疗法联合主干高位透皮缝扎治疗原发性大隐静脉曲张的初步疗效［J］. 中华血管外科杂志，2018，3（4）：228-232.

［2］孙厚坦，赵威武，陈朝旻，等. 改良法注射聚桂醇泡沫硬化剂治疗大隐静脉曲张的疗效观察［J］. 西北国防医学杂志，2020，41（11）：677-681.

［3］DEVEREUX N，RECKE A L，WESTERMANN L，et al. Catheter-directed foam sclerotherapy of great saphenous veins in combination with pre-treatment reduction of the diameter employing the principals of perivenous tumescent local anesthesia［J］. Eur J Vasc Endovasc Surg，2014，47（2）：187-195.

［4］ATASOYM M. Fill and aspirate foam sclerotherapy（FAFS）：a new approach for sclerotherapy of large superficial varicosities concomitant to endovenous laser ablation of truncal vein［J］. Clin Radiol，2015，70（1）：48-53.

［5］FATTAHIK. Foam Washout Sclerotherapy：A New Technique Geared Toward Reducing Short-and Long-term Complications of Regular Foam Sclerotherapy and Comparison with Existing Foam Sclerotherapy Method［J］. J Vasc Surg Venous Lymphat Disord，2013，1（1）：111-112.

［6］LAWAETZ M，SERUP J，LAWAETZ B. Comparison of endovenous ablation techniques，foam sclerotherapy and surgical stripping for great saphenous varicose veins. Extended 5-year follow-up of a RCT［J］. Int Angiol，2017，36（3）：281-288.

［7］LAM Y L，LAWSON J A，TOONDER I M，et al. Eight-year follow-up of a randomized clinical trial comparing ultrasound-guided foam sclerotherapy with surgical stripping of the great saphenous vein［J］. Br J Surg，2018，105（6）：692-698.

第三章
下肢静脉曲张超声引导下硬化剂注射疗法

郭建琴

工作单位：海南医学院第一附属医院

近年来，静脉腔内治疗大隐静脉曲张方兴未艾，已有逐渐取代传统开放手术的趋势。下肢浅静脉曲张临床上采用传统手术和微创治疗等多种治疗方式，外科手术包括高位结扎联合交通静脉剥脱、Tri-Vex经皮环形交锁缝扎；而微创治疗包括激光和射频为代表的热消融，组织黏合剂为代表的冷消融及硬化剂注射疗法。下肢静脉曲张超声引导下硬化剂注射疗法目前已成为微创治疗的重要组成部分。

超声引导下硬化剂注射疗法是指超声实时引导下，将硬化剂定向注射于皮内、皮下和/或筋膜内（穿通静脉）的曲张静脉内，使曲张静脉内皮损伤，产生无菌性炎症反应，随着炎症反应的修复，达到静脉闭合、血管不能再通的目的，最终使其转化为纤维条索状组织的技术。治疗目标是改善病理性血流动力学状态、缓解静脉高压，将曲张的静脉转化为纤维条索状组织或消除静脉曲张，以达到减轻或消除现有症状，同时实现美容的良好效果。

一、适应证

1. 适用于隐静脉（大隐静脉和小隐静脉）、穿通静脉功能不全、网状型静脉曲张、毛细血管扩张。
2. 其他外科治疗或微创治疗后残余的曲张静脉。
3. 复发、新生静脉曲张。

二、禁忌证

1. 已知硬化剂过敏。
2. 深静脉血栓形成，严重全身或局部感染。
3. 动脉闭塞性疾病晚期。
4. 甲状腺功能亢进（治疗阶段）。
5. 梗阻型慢性静脉系统疾病（CVD）（深静脉血栓形成、髂静脉压迫综合征、巴德-基亚里综合征），妊娠期、哺乳期。
6. 糖尿病晚期并发症（多发性神经病变）。
7. 有动脉闭塞性疾病（Ⅱ期）。
8. 支气管哮喘，明显的过敏体质。
9. 先天性心脏病，心内有双向分流或右向左分流。
10. 长期制动和卧床，有血栓高危因素者。
11. 糖尿病未能有效控制者。
12. 全身情况较差无法耐受手术。
13. 表浅静脉血栓形成急性期。

14. 抗凝治疗期间。

三、术前诊断及评估

（一）术前评估

首选使用超声对深、浅静脉及穿通静脉的通畅性、直径、反流程度及部位进行评价。对于明显单侧肢体水肿的患者，排除主干静脉阻塞性疾病如髂静脉受压、血栓形成后综合征，必要时进行CTV或直接血管造影，以协助确定合理的治疗方案。对怀疑因卵圆孔未闭等先天性心血管发育畸形导致的右向左分流患者，应进行心脏超声检查，必要时行发泡试验。

术前临床评估包括病史采集、体格检查及影像学检查（图4-3-1）。其中病史采集时应注意询问患者是否有静脉曲张手术史或硬化剂注射治疗史，对所有患者进行CEAP分级。

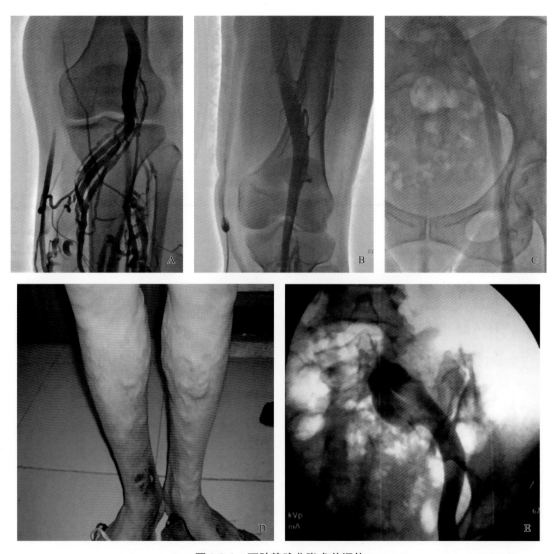

图4-3-1　下肢静脉曲张术前评估

注：A.下肢静脉造影：胫前、后静脉、腓静脉段；B.腘、股静脉段；C.股、髂静脉段轮廓及回流正常；D.左髂静脉压迫综合征，可见下肢静脉曲张；E.静脉造影示髂静脉回流受阻。

在保守治疗前提下，对于C_1级及C_2级无症状患者可以临床观察。C_3级以上有并发症患者及有症状的大隐静脉曲张患者均应手术治疗。

（二）患者知情同意

泡沫硬化剂注射疗法是一种需要患者知情同意的外科干预措施，临床数据显示总体并发症发生率低，严重并发症极为罕见，但术者仍应于术前充分告知患者各种手术并发症。术前应充分告知患者治疗相关的获益和风险、其他替代治疗、治疗步骤、可能出现的并发症（包括严重及常见并发症）及处理措施、治疗成功率和复发率、预期治疗次数和疗程、治疗后管理及定期随访计划等。

四、术前准备

1. 制定个体化治疗计划。
2. 常规体格检查，行血常规、凝血功能、心电图、下肢深静脉彩超或静脉造影排除禁忌证。
3. 术前谈话，填写知情同意书。
4. 皮肤标记治疗部位曲张静脉、备皮。
5. 治疗器械与设备准备　除超声仪及必要的急救设施外，根据术中采取技术的不同，还需准备如下器械。①经皮穿刺法器械：5G～7G静脉头皮针（包），三通阀，5～10ml注射器（包），聚桂醇硬化剂，弹力绷带/医用静脉曲张袜（图4-3-2）。②导管法器械：Seldinger穿刺包，4F～5F单腔静脉导管或多功能导管、导丝，5G～7G静脉头皮针，三通阀，5～10ml注射器，聚桂醇硬化剂，弹力绷带/医用静脉曲张袜。

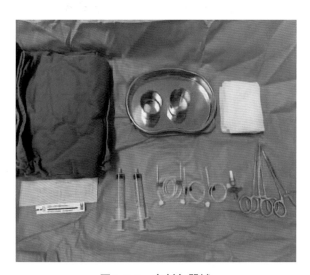

图4-3-2　穿刺包器械

五、操作步骤

1. 超声引导下经皮穿刺泡沫硬化剂注射疗法（图4-3-3、图4-3-4）

（1）患者取平卧位，二维超声测量隐静脉主干内径，标记膝关节水平大隐静脉主干经皮穿刺点。

（2）患肢腹股沟皮肤皱褶下方，扎止血带两条，压迫、阻断隐－股静脉间回流；取7G头皮针经皮在膝平面穿刺大隐静脉主干，首先完成主干和关联的交通支闭塞。抽得回血后，先推注泡沫硬化剂约1ml做静脉试验，2分钟后无不良反应，即可以手工的团注方式，推入泡沫硬化剂（液气比1:3）。治疗剂量：大隐静脉主干内径≤5mm者，10～12ml；内径6～8mm者，12～14ml。注射完毕，应保留穿刺通道，备补充治疗的需要。处理大腿段的大隐静脉主干时，可分2～3个部位注射，应在超声监测下进行，如果观察到泡沫外渗或进入深静脉，可能需立即停止注射。建议对大隐静脉近心端使用压迫、缝扎等方法，减少硬化剂通过股隐静脉瓣膜流入深静脉；彩色多普勒超声评价曲张静脉部位、交通支静脉部位，并确定相应穿刺部位；注射时即可使用彩色多普勒超声观察泡沫流向，若泡沫即将进入深静脉，用探头压迫交通支入口，以减少深静脉血栓形成风险，注射后超声检查硬化剂分布，对于硬化剂分布不均匀部位可以增加注射。

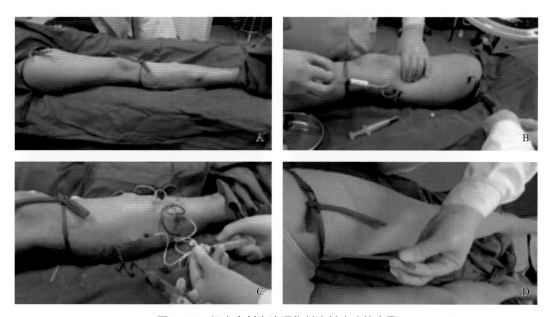

图4-3-3 经皮穿刺泡沫硬化剂注射疗法的步骤

注：A.大腿根部扎两根止血带，膝关节下方扎止血带；B.改良双针法，远端注射，近端抽至泡沫硬化剂充分硬化大隐静脉主干；C.改良双针法注射硬化剂治疗小腿段浅静脉曲张；D.术后穿弹力袜，解除1根止血带，行走1分钟后再解除另一根止血带。

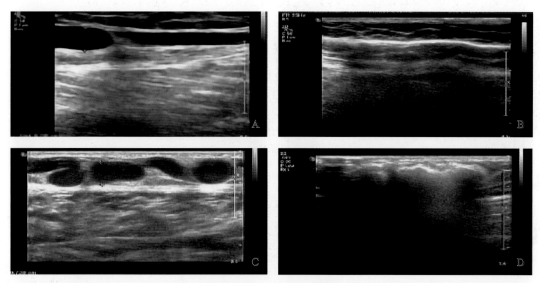

图4-3-4 术中超声影像

注：A.术前大隐静脉主干；B.注射泡沫硬化剂后收缩成一直线；C.小腿迂曲浅静脉；D.泡沫硬化剂注射填充并收缩。

（3）取5G头皮针沿小腿曲张静脉皮肤标记，由远心端向近心侧，逐级、多点穿刺，每点团注4～6ml泡沫硬化剂（液气比1∶4）；对浅表曲张静脉注射泡沫硬化剂后，可以使用超声探头或手对局部静脉进行按摩，以帮助泡沫硬化剂向附近的曲张静脉血管弥散，增加治疗效果。

（4）泡沫硬化剂注射＞5分钟以后，超声探查大隐静脉主干泡沫硬化剂的腔内弥散、管径收缩等改变情况。如果尚有局限性泡沫硬化剂弥散不足的血管声像，可取2～4ml泡沫硬化剂补充治疗。超声影像栓塞满意者，应行保留的穿刺通道回抽实验，无回血，穿刺针即可退出。观察小腿曲张静脉收缩改变，皮肤标记区触诊有捻发感为有效弥散指征，肉眼观察曲张静脉收缩、消退等均为治疗有效的指征。

（5）超声探查下肢靶血管声像的改变，强回声、无血流信号，为有效治疗的影像学指标。

（6）大腿止血带压迫，需在硬化剂注射完毕＞5分钟以后，结合主干穿刺通道未能抽得回血时方可解除。

（7）治疗结束后，立即穿医用弹力袜或弹力绷带，立即行走不少于30分钟，同时建议患者增加足背屈运动，以帮助清除进入深静脉的少量泡沫。

（8）弹力袜的穿戴：术后72小时全天候穿戴，以减轻术后局部症状。后期可以采取昼穿夜脱的模式。持续穿戴时间应＞4周。弹力袜循序减压参数：C2级患者，低压型15～30mmHg；C3～4级患者，中压型30～40mmHg；C5～6级患者，高压型40～50mmHg。

2. 超声引导下导管法泡沫硬化剂注射疗法

（1）消毒、铺单和穿刺点局部麻醉，膝关节水平大隐静脉穿刺点做皮肤小切口。

（2）采用Seldinger技术完成大隐静脉置管，超声下导管进入及近股-隐交汇约10cm位置处。

（3）边回撤导管边释放泡沫硬化剂（1∶3）8ml/组团注（图4-3-5）。针对超声所显示的隐静脉快速回流的穿通支，事先做好皮肤标记，泡沫硬化剂注射时，在其深静脉的入口侧，用手指按压2分钟后松开，防止泡沫硬化剂向深静脉侧弥散。术后10分钟再次超声检查，确认隐静脉、穿通支的闭塞情况，对于小腿段曲张静脉可以联合经皮穿刺法补充治疗。

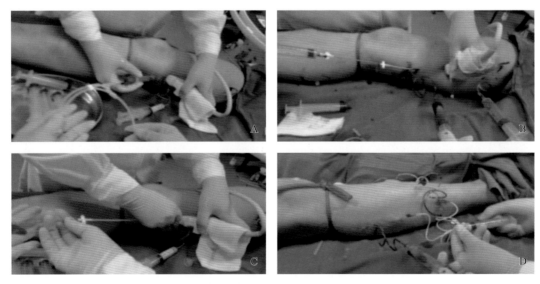

图4-3-5 超声引导下导管法泡沫硬化剂注射疗法步骤

注：A.大腿根部扎两根止血带，膝关节下方扎止血带；B.近膝关节处采用Seldinger技术完成大隐静脉置管，超声引导下导管进入及近股-隐交汇约10cm位置处；C.超声引导下边退边注射泡沫硬化剂硬化治疗大隐静脉主干；D.改良双针法注射硬化剂治疗小腿段曲张浅静脉。

（4）将导管撤至膝关节水平穿刺的位置，超声检查疗效满意则拔管结束治疗。

（5）穿戴弹力袜，治疗床上抬高患肢挤压小腿或做足的伸、屈运动，促进深静脉回流，即可转运患者回到病区。

（6）嘱患者病床上抬高患肢、卧床5小时。

3. 超声引导下泡沫硬化剂的联合治疗术　以现代治疗学的观念，制订个体化治疗方案，应用泡沫硬化剂注射疗法联合外科手术、旋切刨吸术（Trivex）、腔内激光和射频消融等术式的组合，目的是相互补充、优化，达到减轻创伤、简化操作、增强疗效、提高效率，是值得进一步探索和实践的课题。

（1）隐静脉高位结扎＋剥脱术的联合治疗：大隐静脉主干＞8mm，或有粗大穿通支者，可以采用高位结扎、大腿段主干剥脱术，达到阻断股－隐静脉入口反流和粗大穿通支。对小腿曲张静脉，联合泡沫硬化剂注射疗法，替代点式剥脱，能够规避手术剥脱引起的隐神经和淋巴管的损伤，并且能够保持小腿完整外观，缩短治疗时间。

（2）隐静脉高位结扎的联合治疗：大腿中下段大隐静脉及其属支，因曲张病变范围广泛、剥脱术有困难或损伤较大者，行大隐静脉高位、次高位结扎后，通过隐静脉远心离断端作为入径，逆行插入导管，在影像设备的引导下逐一完成主干、穿通静脉及属支团注泡沫硬化剂栓塞，可以降低手术风险及难度，达到简化手术、提高效率的目的。

（3）激光、射频腔内治疗的联合应用：以热消融术式完成大腿主干、属支闭合治疗后，对于光导纤维或电极导丝难以置入的静脉团，予以泡沫硬化剂补充治疗，能够提高疗效、降低复发率。

六、术后随访

1. 首次随访　术后3～7天，了解局部治疗反应、弹力袜穿戴是否合适。

2. 二次随访　术后4～8周，对于纤维化闭塞欠满意的曲张属支，酌情补充治疗。

3. 长期随访　术后3～6个月，随访评价下肢症状的改善程度，超声评价隐静脉干、交通支反流的改善程度，了解静脉干、穿通支的二维声学的解剖结构是否已经消失；依据CEAP分级，做出临床治疗效果的评价。

4. 硬化剂注射疗法疗效判断标准

（1）治愈：硬化剂注射治疗后，曲张静脉出现硬化，呈条索状，局部无疼痛或不适，6个月随访无复发。

（2）无效：治疗后曲张静脉较治疗前无明显变化，无条索状硬化、闭塞改变。

（3）复发：经硬化剂注射治疗后，曲张静脉部分硬化，呈条索状，8周后复查见有一段或数段被治疗的静脉呈现曲张状态。

七、典型病例分享

病例1：患者，男性，49岁。C_4级大隐静脉主干、属支曲张的硬化剂注射治疗（图4-3-6）。

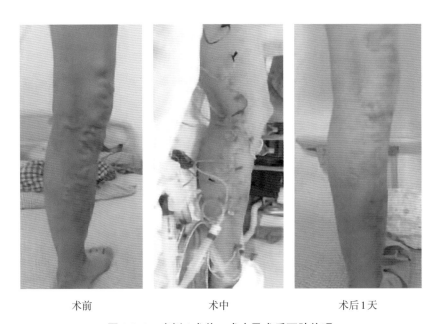

术前　　　　　　　　　术中　　　　　　　　术后1天

图4-3-6　病例1术前、术中及术后下肢外观

病例2：患者，男性，66岁。C_4级的大隐静脉主干、属支曲张硬化剂注射治疗（图4-3-7）。

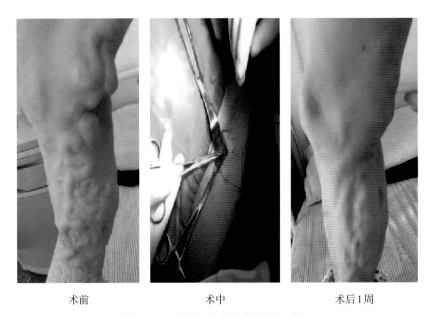

术前　　　　　　　　　术中　　　　　　　　术后1周

图4-3-7　病例2术前及术后患肢外观

病例3：患者，男性，52岁。C_4级，大隐静脉主干直径＞12mm，隐静脉高位结扎联合大隐静脉主干、属支硬化剂注射治疗（图4-3-8）。

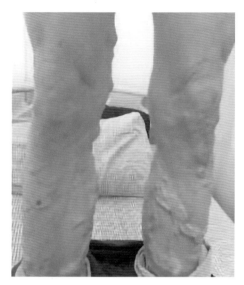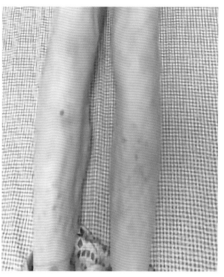

图4-3-8 病例3术前、术中及术后患肢外观

病例4：患者，男性，51岁。C_5级，静脉性溃疡，大隐静脉主干、属支、交通支硬化剂注射治疗（图4-3-9）。

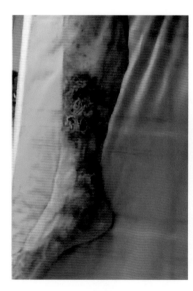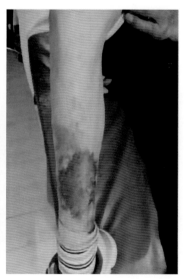

术前 术后7周

图4-3-9 病例4术前及术后7周患肢外观

病例5：患者，女性，45岁。C_6级，静脉性溃疡，大隐静脉主干、属支、交通支硬化剂注射治疗，术后溃疡面漏＋渗出物减少、溃疡逐渐干燥（静脉高压改善），溃疡开始缩小愈合（图4-3-10）。

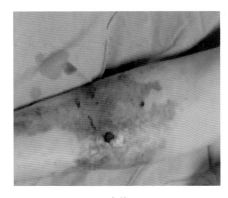 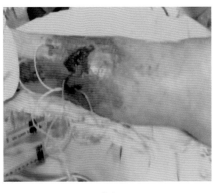 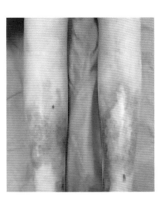

术前　　　　　　　　　　　　　　术中　　　　　　　　　　　　　术后1个月

图4-3-10　病例5术前、术中及术后1个月患肢外观

病例6：患者，男性，53岁。溃疡经久不愈3年，C_6级，大隐静脉主干、属支、溃疡区交通支全程硬化剂注射治疗。术后溃疡面漏＋渗出物减少、溃疡逐渐干燥（静脉高压改善），溃疡开始缩小愈合（图4-3-11）。

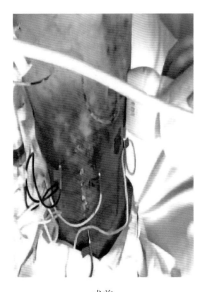 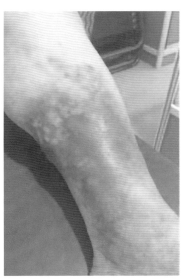

术前　　　　　　　　　　　　　　术后1个月

图4-3-11　病例6术中及术后1个月患肢外观

病例7：患者，女性，38岁。C_6级，术后2天随访（图4-3-12）。

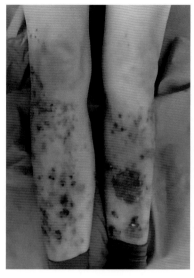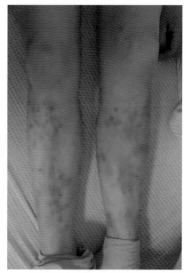

<table>
<tr><td align="center">术前</td><td align="center">术后2天</td></tr>
</table>

图4-3-12　病例7术前及术后2天患肢外观

八、技术小结

超声引导下泡沫硬化剂注射术（UGFS）治疗大隐静脉曲张已成为一种趋势，具有微创、美观、创伤小、疗效快、并发症少等优点。已发表的大量临床病例文献和控制性临床试验提供了毋庸置疑的证据支持，聚桂醇泡沫硬化剂治疗下肢静脉曲张是安全、有效的微创技术。

聚桂醇微创硬化治疗技术被认为是皮内静脉（蜘蛛形和网状形）和皮下静脉（大隐静脉、小隐静脉、交通静脉、穿通静脉、复发性静脉曲张和静脉畸形）的标准治疗方法，改善率达90％以上，值得临床广泛应用及推广。

参 考 文 献

［1］张万高，闫如虎，纵慧敏，等. 聚桂醇泡沫硬化剂治疗下肢静脉曲张中两种不同注射途径的比较研究［J］. 介入放射学杂志，2014，23（5）：392-396.

［2］中国微循环学会周围血管疾病专业委员会. 聚桂醇注射液治疗下肢静脉曲张微循环专家共识［J］. 血管与腔内血管外科杂志，2020，6（5）：377-381。

［3］李龙，张迪，曾欣巧，等. 制作1%聚桂醇泡沫硬化剂的最佳液-气比［J］. 介入放射学杂志，2015，24（5）：418-421.

［4］胡锡祥，师天雄，缪健航. 泡沫硬化剂在大隐静脉曲张以及毛细血管扩张症中的应用［J］. 临床普外科电子杂志，2015，3（3）：22-24.

［5］唐育斌，张俊驰，杨连付，等. DSA引导下聚桂醇泡沫硬化剂治疗下肢静脉曲张的疗效观察［J］. 影像研究与医学应用，2019，3（5）：227-228.

［6］FRULLINI A，DA POZZO E，FELICE F，et al. Prevention of excessive endothelin-1 release in sclerotherapy：in vitro and in vivo studies［J］. Dermatol Surg，2014，40（7）：769-775.

［7］ROBERTSON L A，EVANS C J，LEE A J，et al. Incidence and risk factors for venous reflux in the general population：edinburgh vein study［J］. Eur J Vasc Endovasc Surg，2014，48（2）：208-214.

［8］RABE E，BREU F X，CAVEZZI A，et al. European guidelines for sclerotherapy in chronic venous disorders［J］. Phlebology，2014，29（6）：338-354.

第四章
下肢静脉曲张的聚桂醇硬化治疗

彭军路

工作单位：河北医科大学第一医院血管外科

　　毛细血管扩张（图4-4-1）和网状静脉（图4-4-2）是皮肤内真皮乳头下层的静脉丛扩张，在下肢静脉系统疾病CEAP分级中被列为C_1，可为单个或者呈树枝状改变，分布大多对称。通常，毛细血管扩张指直径为0.1～1mm的小静脉，呈凸起、蓝色，不包括红色的动脉端毛细血管扩张；网状静脉直径1～3mm，不包括皮肤较薄、透明的正常可见静脉。若直径超过3mm，通常认为是静脉曲张。毛细血管扩张和网状静脉影响80%的人群，国内《2021静脉曲张互联网健康洞察报告》提到就

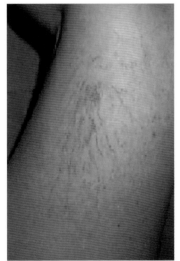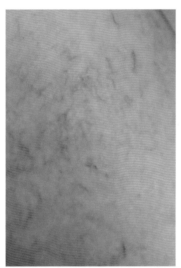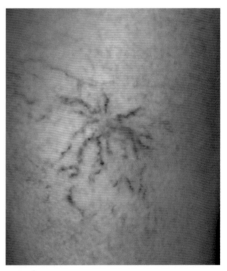

图4-4-1　毛细血管扩张（蜘蛛网状静脉）

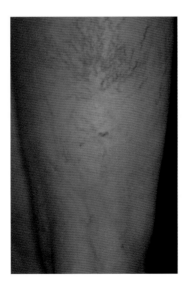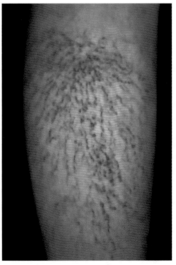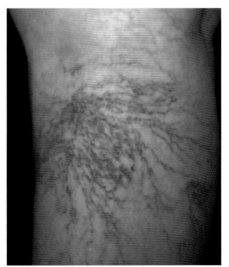

图4-4-2　网状静脉

诊患者中19%是因毛细血管扩张和网状静脉而寻求治疗。

　　硬化剂注射疗法下肢毛细血管扩张和网状静脉已成为代表性方法，其5年以上的临床有效率达80%以上。2011年，美国血管外科学会（Society for Vascular Surgery，SVS）和美国静脉论坛（American Venous Forum，AVF）推荐硬化剂注射疗法治疗下肢毛细血管扩张、网状静脉和静脉曲张（推荐等级为1B）。2015年，《欧洲血管外科学会临床实践指南：下肢慢性静脉病的管理》指出治疗毛细血管扩张及网状静脉曲张，应考虑液性硬化剂注射疗法（Ⅱa，B）；治疗毛细血管扩张，只有硬化剂注射疗法不适用时，才考虑经皮激光治疗（Ⅱb，C）。经皮激光治疗的效果不如硬化剂注射疗法，往往要接受多次治疗，费用更高，但特别适用于下列情况：①对硬化剂过敏。②晕针（needle phobia）。③硬化剂注射疗法后毛细血管斑。④硬化剂注射疗法失败。⑤血管直径不足0.5mm。

　　聚桂醇硬化治疗之前需要掌握硬化剂注射疗法的适应证及禁忌证，并且能够处理硬化后的不良反应，即使大部分的不良反应是自限性的。这部分内容在前面已经有过详细介绍，这里不再赘述。

　　对患者详细的病史及体格检查是成功治疗的第一步，包括照片留存、下肢静脉超声检查，术者亲自检查深静脉通畅性，最好站立位检查静脉反流情况，这对下一步确定硬化治疗次序很关键。知情同意很重要，应该了解患者需求，毕竟毛细血管和网状静脉扩张本身常常没有任何症状或者仅表现为疼痛、瘙痒、局部发热、痉挛等，患者美容诉求往往是第一位，一般硬化剂注射治疗后4～6个月色素沉着会消失，但有报道部分患者可持续数年。急性过敏极为罕见，典型表现是荨麻疹、呼吸急促、心搏加速和胃肠道反应，轻度过敏可用抗组胺药如苯海拉明治疗，重度可能需要沙丁胺醇、肾上腺素等药物，所以需要配备急救药品及设备，如氧气面罩。告知患者一些症状，如下肢沉重、水肿，可能是其他原因如慢性静脉功能不全所致。告知患者其他治疗方法的优缺点，硬化治疗的步骤及后期随访，评估聚桂醇硬化治疗的风险和获益，避免患者不切实际的期望，让患者知晓为实现目标可能需要多次治疗，而且一生中静脉扩张会进展。以上这些是硬化剂注射疗法成功的关键。

　　具体聚桂醇用量及浓度可参考表4-4-1。

表4-4-1　聚桂醇硬化治疗的推荐体积及浓度

适应证	注射液体体积/ml	聚桂醇浓度/%	泡沫相应浓度/%
毛细血管扩张（蛛网形静脉）（C_1）	高达0.2	0.25～0.5	高达0.5
网状静脉扩张（C_1）	高达0.5	0.5～1.0	高达0.5

注：聚桂醇浓度为1%可以用生理盐水稀释至0.5%液体，直径大于3mm应用1%液体硬化剂或泡沫硬化剂注射。

（一）注意事项

　　1. 硬化治疗，静脉应从最大直径到最小直径，从近心端到远心端治疗，静脉灯能够提高穿刺成功概率，网状静脉每个部位需要0.25～0.5ml；毛细血管扩张，每个部位需要0.1～0.2ml。

　　2. 液体硬化可以应用较细的针（高达32G），注射部位周围皮肤立即变白的情况下，立即终止注射以避免皮肤损伤。

　　3. 对于所有适应证，笔者推荐采用三通阀（Tessari法）或双通连接器（Tessari-DSS法）制备泡沫硬化剂（ⅠA级）。硬化剂和气体比例为1∶4（1体积液体∶4体积空气）。

　　4. 推荐每次注射的泡沫最大体积10ml，泡沫制备和注射间相隔时间越短越好。

　　5. 对于存在神经系统症状包括既往硬化治疗后偏头痛的患者，严格应用泡沫计量，在注射治疗后早期，患者应该避免进行Valsalva动作。

（二）操作步骤

1. 患者取合适卧位，避免站立，应用乙醇或其他无色消毒剂消毒。

2. 首先处理较粗的网状静脉（多位于大腿外侧），25～27G蝶形针或头皮针针尖斜面朝下，确认血液回流，低压力缓慢注射，1%聚桂醇每点不超过0.5ml，如果使用泡沫硬化剂，Tessari法/Tessari-DSS法制备的液气比为1∶（3～4）；网状静脉扩张每点注射量泡沫硬化剂不超过0.5ml，泡沫硬化剂总量一般不超过10ml。

3. 随后处理毛细血管扩张，应用27～30G细针穿刺，针尖可弯曲45°斜面朝上，确认血液回流，选择使用0.5%液体聚桂醇缓慢注射，每次用量不超过0.2ml。

4. 注射全程可以在VeinLite或ACUVEN静脉显示仪监控下观察硬化剂在血管中的扩散（图4-4-3），由于驱走血液，血管在静脉灯照射下"消失"，发现有渗漏可能，及时拔针；注射完毕纱垫局部压迫穿刺部位，弹力绷带包扎后穿2级弹力袜，行走20分钟。

5. 1天后去除纱垫及弹力绷带，在接受硬化治疗的所有患者中，高达34%的患者发生血管内凝血或血栓形成，尽早（1～2周内）使用22G～18G针头移除血栓，首次注射4～6周后可再次注射，过早重复注射可能刺激新生毛细血管扩张。

6. 嘱患者每天穿着弹力袜（23～32mmHg）持续3周，以改善治疗效果。患者治疗后1周、3周及3个月复诊。

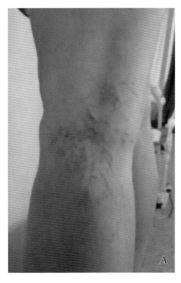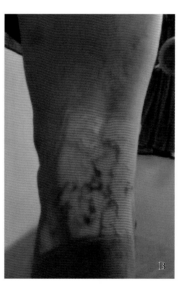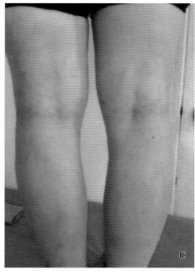

图4-4-3 毛细血管扩张聚桂醇注射治疗

注：A.毛细血管扩张；B.注射全程可以在血管探测仪监控下观察聚桂醇在血管中的扩散；C.聚桂醇硬化注射后病灶消失。

液体硬化剂注射疗法用于治疗毛细血管扩张（图4-4-4）和网状静脉扩张，治疗结束后，超过90%的患者可得到改善。泡沫硬化剂注射疗法是消融毛细血管扩张和网状静脉扩张的备选方法，其阻塞率和不良反应发生率与低浓度较大量液体硬化剂相当。治疗后注意事项：用棉球或纱布压迫注射部位，达到偏心压迫，穿弹力袜（23～32mmHg），活动10～20分钟，2周内应该做第一次随访，包括应用18G针去除残余血液，除去残余血栓，能够减少后期色素沉着及硬结发生；2周内应避免紫外线暴露、桑拿、避免及涉及下肢的剧烈有氧运动，应指导患者每小时步行或运动5～10分钟。治疗后穿弹力袜3周能明显改善手术疗效（毛细血管扩张消退），因为毛细血管静脉侧压力为12～18mmHg，但是Andreas Bayer等最新研究治疗发现，低拉伸绷带压迫24小时和一级弹力袜压迫1周效果相当。随后1、3、6、12个月随访，如需再次治疗，间隔4～6周。

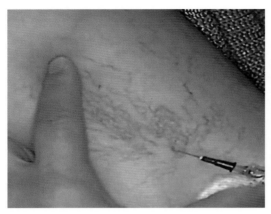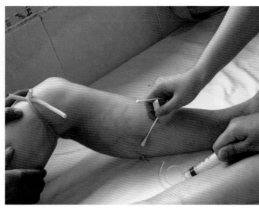

图4-4-4　毛细血管扩张（蜘蛛网状静脉）聚桂醇硬化注射治疗

参 考 文 献

［1］李龙.《慢性静脉疾病硬化疗法欧洲指南》解读［J］.介入放射学杂志，2016，25（9）：743-749.

［2］中华医学会外科学分会血管外科学组，中国医师协会血管外科医师分会，中国医疗保健国际交流促进会血管外科分会，等.中国慢性静脉疾病诊断与治疗指南［J］.中华医学杂志，2019，99（39）：3047-3061.

［3］梁晓丹，张省，赵海光.泡沫硬化治疗下肢网状静脉扩张的疗效评估［J］.医药论坛杂志，2018，39（1）：61-63，66.

［4］张矛，刘洪，王寒琛，等.聚桂醇硬化治疗下肢静脉曲张相关毛细血管扩张［J］.世界最新医学信息文摘，2019，19（25）：94-95.

［5］栾韶亮，杜昕，刘小平，等.泡沫硬化剂治疗下肢网状静脉扩张［J］.解放军医学院学报，2011，32（5）：441-442.

［6］彭军路，张峰，贺新奇，等.静脉定位仪引导下肢网状静脉与毛细血管扩张症硬化治疗效果评价［J］.中国医药导报，2016，13（20）：72-75.

［7］侯乐伟，梅志军，邓国瑜，等.1%聚桂醇硬化剂治疗下肢毛细血管扩张［J］.中国微创外科杂志，2013，13（9）：796-797.

［8］张涛，刘惠丹，沈荣基.下肢网状静脉与毛细血管扩张症的泡沫硬化剂注射治疗［J］.中国血管外科杂志（电子版），2011，3（1）：20-21.

［9］BOEKLOF B，RUTHERFORD R B，BERGAN J J，et al. Revision of the CEAP classification for chronic venous disorders：Consensus statement［J］. Journal of Vascular Surgery，2004，21（6）：1248-1252.

［10］BAYER A，KUZNIK N，LANGAN EA，et al. Clinical outcome of short-term compression after sclerotherapy for telangiectatic varicose veins［J］. J Vasc Surg Venous Lymphat Disord，2021，9（2）：435-443.

［11］GIBSON K，GUNDERSON K. Liquid and Foam Sclerotherapy for Spider and Varicose Veins［J］. Surgical Clinics of North America，2017，98（2）：415.

［12］GLOVICZKI P，COMEROTA A J，DALSING M C，et al. The care of patients with varicose veins and associated chronic venous diseases：clinical practice guidelines of theSociety for VascularSurgery and the American Venous Forum［J］. J Vasc Surg，2011，53：2S-48S.

［13］HAMMOND K，BUSH R G. Sclerotherapy of Spider Telangiectasia—Nursing Considerations［J］. Journal of Radiology Nursing，2012，31（2）：38-41.

［14］LAZARIS A M，MOULAKAKIS K，VASDEKIS S，et al．Re：Management of Chronic Venous Disease．Clinical Practice Guidelines of the European Society for Vascular Surgery ［J］．European Journal of Vascular and Endovascular Surgery，2016，51（4）：609．

［15］PARLAR B，BLAZEK C，CAZZANIGA S，et al．Treatment of lower extremity telangiectasias in women by foam sclerotherapy vs．Nd：YAG laser：a prospective，comparative，randomized，open-label trial ［J］．J Eur Acad Dermatol Venereol，2015，29（3）：549-554．

［16］RAMELET A．Sclerotherapy in Tumescent Anesthesia of Reticular Veins and Telangiectasias ［J］．Dermatologic Surgery，2012，38（5）：748-751．

［17］RABE E，PANNIER F．Sclerotherapy of varicose veins with polidocanol based on the guidelines of the German Society of phlebology ［J］．Dermatol Surg，2010，36（suppl 2）：968-975．

［18］THOMSON L．Sclerotherapy of telangiectasias or spider veins in the lower limb：A review ［J］．J Vasc Nurs，2016，34（2）：61-62．

［19］YIANNAKOPOULOU E．Safety Concerns for Sclerotherapy of Telangiectases，Reticular and Varicose Veins ［J］．Pharmacology，2016，98（1-2）：62-69．

第五章
聚桂醇泡沫硬化剂疗法联合大、小隐静脉剥脱治疗下肢静脉曲张

陈　泉

工作单位：甘肃省人民医院

目前确诊单纯性下肢静脉曲张的患者，只要有较明显的临床症状和体征，且能耐受手术，外科手术是临床治疗静脉曲张的有效方式。传统的手术方法为大隐静脉高位结扎加主干剥脱术，并切除蜿蜒、扩张的属支。做高位结扎时应同时将主干的5支分支，即旋髂浅静脉、腹壁浅静脉、阴部外浅静脉、股内侧浅静脉和股外侧浅静脉，均予以切断和结扎。虽具有明确的疗效，但该术式存在手术创伤大、出血量多、并发症多、术后恢复慢等缺点，且术后遗留的瘢痕较为明显，影响患者下肢美观效果，故不易被患者接受。近年来，随着微创技术不断发展，各种治疗下肢静脉曲张的微创术式不断涌现，不仅可减轻患者机体创伤、促使患者快速康复，还可最大限度满足患者的美观需求。其中，泡沫硬化剂注射疗法凭借安全、快捷、高效等优点成为临床主要治疗方式。

目前学者们认为，硬化剂注射虽然是治疗下肢浅静脉曲张一种可供选择的优选方法，但是也不能被滥用，更不能替代手术治疗。Bergan指出，硬化剂注射疗法对治疗下肢分支浅静脉的曲张有效，而大的曲张浅静脉团、大（小）隐静脉主干曲张伴明显反流者和膝以上的浅静脉曲张，均以手术治疗为宜；硬化剂注射疗法对手术后残留的浅静脉曲张、管径在6mm以下的浅静脉曲张以及膝以下的浅静脉曲张，有较好的疗效。临床应用发现，单独采用泡沫硬化剂注射疗法，存在大隐静脉主干闭合率低、治疗后复发率高等缺点，故临床将其与大隐静脉高位结扎、剥脱术联合使用，通过注入泡沫硬化剂闭塞小腿静脉，可避免剥脱术带来的损伤；此外，泡沫硬化剂具有良好的流动性，对管腔外组织无明显创伤，从而降低并发症发生率，利于患者预后。

一、大隐静脉的手术处理

经典的大隐静脉主干型静脉曲张手术治疗的第一步是隐－股静脉结合部切除术，通过切开皮肤，分离皮下脂肪组织即可暴露大隐静脉，再沿着静脉走行即可找到隐－股静脉结合部。

对于大隐静脉隐－股静脉结合部切除术入路，有3种经皮切口可供选择：①沿腹股沟皮纹切口（图4-5-1）。②腹股沟上切口，腹股沟皮纹上方约2横指（应用很少）。③腹股沟下切口，腹股沟皮纹下方1～2cm处（图4-5-2）。

隐－股静脉结合部切除术时患者应取平卧位，患者伸展或者髋关节外旋位轻度屈曲，这样腓骨小头部位的腓神经可更好地垫开而避免损伤。对于肥胖患者，腹股沟区的切口不要做得太深，腹股沟区的外侧皮纹可因脂肪组织向足侧方向移位，将切口选于该处不便于暴露腹股沟区。

腹股沟区股动脉搏动点应落于切口的外1/3和中1/3之间，这样股静脉和腹股沟区就可直接暴露于切口内侧1/3下方。横行切开皮肤后，皮下组织，包括皮下脂肪和筋膜组织应改为纵行切开，直至暴露血管结构，此时应尽可能紧贴血管壁进行分离，以保护淋巴管和神经免受损伤。

与腹股沟上/下切口相比，沿腹股沟皮纹切口皮下脂肪层相对较薄，也较易达到血管结构。然

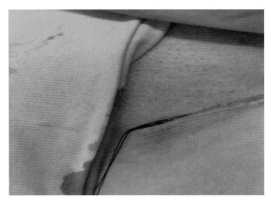

图4-5-1　腹股沟皮纹切口

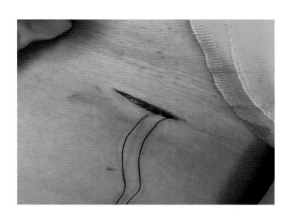

图4-5-2　腹股沟皮纹下1.5cm切口

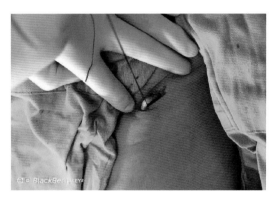

图4-5-3　分离大隐静脉主干

而，该切口位于水分较多且组织疏松区域，尤其在肥胖患者容易发生愈合障碍。

若选择腹股沟皮纹切口，则因该部位皮下脂肪组织最厚，到达腹股沟区也相对困难些，并且更应注意要避免大隐静脉残端遗留过多。

腹股沟隐-股静脉结合部，包括股总静脉头端及远端共1.0～1.5cm需完全显露（图4-5-3）。所有汇入隐-股静脉结合部的属支需加以分离、结扎并切断。有些学者还要求将二级属支也加以分离并结扎，以杜绝在隐-股静脉结合部以外因静脉网方式的沟通联结而造成复发。还需注意，除隐-股静脉结合部外，新的反流也可起始于分布在股总静脉内外侧的汇入支，故这些汇入支也应分别结扎并离断。

最为重要的是，大隐静脉应在其汇入深静脉系统的水平双重结扎（图4-5-4）。同时还要注意，一方面该处的深静脉不可因结扎而发生狭窄，另一方面不可留有"喇叭"样的大隐静脉残端，否则均可能导致深静脉血栓形成。为降低新生血管形成原因的局部复发，一些学者要求在隐-股静脉结合部应用不可吸收缝线结扎大隐静脉。大隐静脉残端的内皮细胞可能成为日后新生血管形成的根源，需加以消除。

若病变已累及大隐静脉全程（HACH Ⅳ级），则需在内踝处做一切口，在该处找到并分离出大隐静脉，向近端系一缝线而向远端结扎。再次应注意，大隐静脉需从周围结缔组织中仔细分离，伴行的隐神经需保持完整。

打开大隐静脉，并导入剥脱探子直至位于腹股沟区的大隐静脉残端，在此处结扎并固定探头，这样近端和远端的大隐静脉都被移除（图4-5-5～图4-5-7）。

根据按疾病分级行相应手术的理念，大隐静脉主干部分功能不全的患者（HACH Ⅱ、Ⅲ级），探子将由腹股沟区的静脉端送入，在远端的功能不全点取切口引出。

直达踝部的大隐静脉剥脱术可因隐神经损伤而较多出现神经所属区域的长期皮肤感觉障碍，因而多主张HACH Ⅳ级以下的大隐静脉主干功能不全也仅剥脱至膝关节稍下水平。残留的远端静脉功能不全的大隐静脉可发生代偿，但无需进一步处理。有些患者，尤其是静脉炎后改变，或曾行硬化治疗者，静脉干可变得更为蜿蜒曲折。对于这类患者行剥脱术时需多次对多个阶段的静脉进行探查。为避免做大切口，静脉干通常应用头端不强化的探子采取内陷法加以剥脱。功能不全的前副静脉可

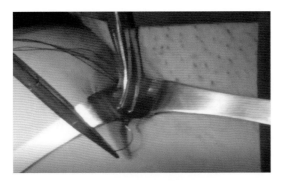

图4-5-4　缝扎大隐静脉主干

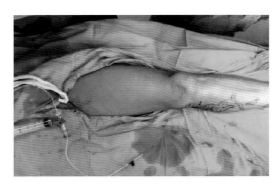

图4-5-5　准备进行剥脱

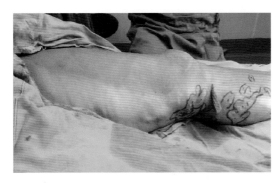

图4-5-6　静脉剥脱完成

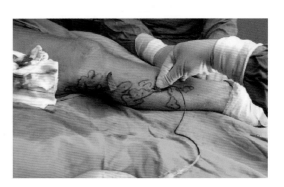

图4-5-7　硬化剂注射

根据管径选择相应大小的探子，从腹股沟区开始加以剥脱。

关闭腹股沟区通路有多种操作方法可供推荐。例如，缝闭隐静脉裂隙，将大隐静脉残端埋入其中，据报道可防止腹股沟区域的复发。未在腹股沟区形成具有垫塞作用的瘢痕，可采取皮下连续缝合。为满足美观要求，可行回针缝合或皮内缝合关闭皮肤。

二、小隐静脉的手术处理

小隐静脉功能不全的治疗也需要测定反流阶段及其分级，并去除这些发生反流的节段。仅有为数不多的关于小隐静脉手术结果的文献资料。一项在英国进行的前瞻性多中心研究，共计234个经手术处理的肢体。术后1年随访共计204个肢体，其中隐-腘静脉结合部结扎加小隐静脉剥脱术后再出现静脉曲张的发生率为18%，而单纯结扎术后再次出现静脉曲张的发生率为24%，差别具有显著性统计学意义。小隐静脉的治疗通常也是通过剥脱法进行。行小隐静脉手术时患者需取俯卧位，以充分显露隐-腘静脉结合部位。

小隐静脉汇入位置存在的较大的变异，仅仅有不到25%的患者在关节以上水平汇入腘静脉，因此小隐静脉干曲张术前必须明确汇入位置。为便于操作，手术开始前应将汇入区域通过超声定位并用记号笔标出。做好标记的意义还在于可较直接地找到暴露汇入区域的手术入路，减少不必要的分离操作，从而达到较好的美观效果。在可实现暴露汇入区域的前提下，切口应尽可能沿着腘窝区的皮纹方向进行，以保持该部位的美观。

腘窝区的筋膜组织有横向走行，也有纵向走行，按筋膜走行打开，可找到小隐静脉。在处理小隐静脉时需仔细操作，辨认出与之伴行的神经并将其牵开。该部位的神经对下肢功能有意义，操作必须仔细进行，并慎用带钩的手术器械，也尽量避免用热盐水纱布，以免损伤这些神经组织。

分辨出进入隐-腘静脉结合部的侧支，包括股-腘静脉，逐一分离、结扎并切断。小隐静脉汇入腘静脉的区域及腘静脉前壁必须加以分辨。将隐-腘静脉结合部解剖清楚后，可在靠近腘静脉的地方结扎，方法同大隐静脉的处理，包括残端游离内皮细胞去功能化。为避免因腓肠肌损伤的相关并发症，在小隐静脉剥脱探子由近向远进行。在明确有必要的情况下，才将小隐静脉从腘区到外踝范围加以剥脱。并无证据表明必须切开缝合的筋膜以关闭手术入路，故该部位的处理可以根据术者的喜好来决定。皮下组织和皮肤的处理，原则上与腹股沟区的大隐静脉相同。

三、分支浅静脉的处理

分支浅静脉处理既可单独进行，也可作为主干曲张清除术的一种补充措施。传统的静脉曲张手术要求患者取站立位，在皮肤上标出曲张静脉的走行，术中按这些标记切取0.5cm长的切口，静脉摘取器械的小钩（钩针）可进切口盲法钩取位于切口下方的静脉，接着用一刮勺将静脉与周围组织分离，并将其拉出至合适长度后，在两把小血管钳之间切断并结扎。

这种外科术式具有清除彻底的优点，缺点是切口数量多，降低了围手术期患者的生活质量，同时增加了切口感染概率，且影响美观，因此对于分支浅静脉的处理目前治疗方法趋向于微创化，甚至是无创，而使用泡沫硬化剂治疗较点式切口剥脱术更加微创化。

四、其处理技术

（一）前副静脉

前副静脉走行于大腿前侧，一般位置表浅，管腔也呈扩张状态，因此行硬化剂注射治疗后出现色素沉着的可能性较大。治疗时选用液体硬化剂（1ml、3%），尽可能在较高位给予；将低浓度泡沫硬化剂注射入痉挛以下部位，这时可观察到泡沫硬化剂自行分布于浅筋膜浅面部分的静脉腔内。

（二）表浅侧支静脉曲张和网状静脉曲张

1. 选用坚固而不易弯曲的26G穿刺针。
2. 以切线位方向穿刺，回抽见血液后再行注射以确保穿刺针位于静脉内。

（三）蜘蛛状静脉曲张

穿刺针可选用26G穿刺针或导管，对于很细小的毛细血管扩张可选用26G穿刺针或导管。一般使用低浓度（0.25% ～ 0.5%）硬化剂，用量一般为2ml。对于蜘蛛状静脉曲张，在技术上不能做到让硬化剂令人满意地分布于整个血管网，故不要苛求一次性处理大面积的病变。

（四）穿通静脉的处理

多次临床证据表明，C_2、C_3级的轻度慢性静脉功能不全患者，尤其是无深静脉系统形态学改变者，初次治疗应仅切除功能不全的浅筋膜静脉，而对功能不全的穿通静脉行切除并不会给患者带来更多的好处。较严重的C_4、C_5、C_6级慢性静脉功能不全患者，同时关闭穿通静脉可作为适应证，确定关闭哪些功能不全的穿通静脉，并可通过一次或多次操作完成。

在处理功能不全的穿通静脉上，曾出现过一系列传统手术方法，其中只有开放结扎和微静脉切除术仍具意义。①筋膜下结扎：根据术前对穿通静脉的定位和标记部位，做一2 ～ 3cm长的切口，显露皮下静脉丛及由此分出的穿通静脉，离断并结扎。②微静脉切除：根据术前的定位及标记，用尖刀片挑切一2～3mm微小切口，借助静脉钩将病变的浅筋膜丛或穿通静脉摘除。

穿通静脉硬化剂注射治疗可视为一种半保守治疗方法，一般可在超声监视下应用液体或泡沫硬化剂对功能不全的穿通静脉进行治疗。对于位置较深的穿通静脉，位于大腿内侧的Hunter管中的穿通静脉较为适合行硬化剂注射治疗。其他深部穿通静脉在肢体各个部位都可能形成吻合；如小腿内外侧、小腿肚后方，这里行走着比目鱼穿通支，还紧邻各种动脉，包括小隐静脉的有伴行动脉。正因为穿通静脉管中还穿行有大量小动脉，故在此穿刺注射很有可能进入这些动脉。即使要注射，一定要让穿刺针保持与皮肤切线方向一致，并在皮下可触及，以最大的程度避免误入动脉。硬化剂的用量、浓度和容量由拟行治疗的穿通支类型、长度和位置来决定，通常用少量（1～2ml），有效成分的浓度最多不超过3%；对于位置表浅的穿通静脉则需较少的浓度、较低的泡沫硬化剂就足够。操作要点：这些穿通支临近多条小动脉，因而穿通支硬化剂注射治疗很有挑战性，风险也大。另外，很大一部分硬化剂可流入深静脉干，真正作用于曲张静脉的部分较少，故效果不佳。

五、手术过程中常见错误

虽然静脉曲张手术算不上大手术，也被视为一种低风险手术，但仍会不时发生动脉、静脉和神经的并发症，甚至是严重并发症而需重建。静脉曲张手术中的错误和并发症的原因其实与其他血管外科手术并无本质上的区别。其原因主要体现在以下几方面。

1. 术前诊断不充分

（1）病史：仔细的病史询问对静脉曲张手术也很重要。有时静脉曲张可为其他疾病的表现，特别是系统结缔组织病，如Ehlers-Danlos综合征、马方综合征，或血管形成不良的结果或伴随现象（如Kippel-Trenauny综合征等）。

（2）术前诊断：现在认为至少超声加上一项血流动力学检查（包括Hach提出的加压静脉造影及相应的分级分类）为静脉曲张术前的必备检查，用以发现并评估深静脉功能，尤其是评估深静脉退行性改变的程度和范围，记录静脉是否保留有足够的引流功能，并在功能不全的静脉系统区分出尚未健全的静脉段，在术中尽可能保留以供日后可能的血管移植之用。$C_4 \sim C_6$级患者，因为可能存在深静脉损害或解剖学变异，为避免漏诊，应行静脉造影。

2. 手术技术欠熟练　手术医师在术前应对手术部位的解剖，包括可能存在的变异充分了解。大、小隐静脉汇入深静脉的部位及周围组织结构的解剖学关系是手术中经常发生问题的地方。

（1）腹股沟区盲目结扎可导致较严重副损伤。大血管的意外损伤可立即发生而不经意结扎动脉或深静脉则常常不易被注意。若将股静脉或股动脉意外结扎或剥脱，则会发生灾难性后果。

（2）结扎隐静脉汇入股静脉部位不正确有两种情况：若结扎部位过于远离汇入部位，遗留过长的大隐静脉残端，则可能该部位发出的构成"静脉星"的侧支能一并遗留而造成日后不同程度复发；若结扎部位过于靠近所汇入的股静脉，则可导致更为严重的后果——股静脉狭窄。股静脉管腔狭窄30%即可引起明显的血流动力学后果，造成之后水肿，并且发生血栓的危险性大大增加。腹股沟水平的大出血应考虑大管径穿通支因撕扯而断裂的可能，在静脉曲张明显、病变呈静脉瘤样扩张的患者，尤其应注意该情况的发生。偶然情况下即使分离操作进行得相当谨慎，汇入部位也可能因撕扯而破裂。一旦遇到腹股沟区出血，切记不要进行盲目结扎，必须将手术野清除，在直视下行彻底的血管重建。

（3）入路选择不好，暴露不良，手术风险增加。分离操作需始终执行无创化原则。叠套剥脱法可减少血管周围组织的损伤，并避免神经和淋巴管的损伤。

（4）切实沿着静脉管壁进行的分离操作可进一步避免淋巴管损伤。神经损伤可导致感觉丧失、感觉异常或轻瘫。而神经损伤缺乏有效的对因治疗。

六、硬化剂注射治疗不良反应及并发症

目前认为，泡沫硬化剂注射疗法治疗的并发症和不良反应多与患者选择、操作者技术、泡沫硬化剂制作方式、硬化剂的种类和剂量、起泡剂的种类等因素有关。泡沫硬化剂注射治疗的并发症发生率总体而言是比较低的。

皮肤变态反应偶可出现，包括变应性皮炎、接触性荨麻疹、红斑。过敏性休克罕见。因操作不当将硬化剂注射入动脉，虽然不多见，但可引发严重并发症需紧急处理。

血栓栓塞事件，包括深静脉血栓形成、肺栓塞和脑卒中可见于某些特殊情况。硬化剂用量过多，或者患者曾有血栓栓塞病史，或有成栓体质者，都有较高的风险。对于这类高风险患者应严格确定适应证，做好防范。皮肤坏死多为操作不当，将高浓度的硬化剂注射到血管外所致，但也有可能发生于完全按原则实施的静脉内注射、浓度也恰当的患者，但这种发生罕见。硬化剂注射治疗后大部分患者可能发生色素沉着，而不管所处理静脉管径的大小如何。静脉位置越表浅、使用浓度越大，色素沉着就越明显，随着时间的推移会逐渐减退。

更多见的是一过性表现：静脉血管内凝血、静脉炎、血肿，注射部位疼痛、肿胀、硬结，轻度心脏及循环反应，恶心等。

七、静脉曲张手术术后治疗不足的问题

正确的绷带加压治疗可有效防止术后出血，遏制血肿蔓延，并可打断术后水肿形成的环节。

大范围血肿形成不仅可给患者带来不适，积血还可蔓延入深层组织，尤其是因穿通静脉遭撕扯而断裂所形成的血肿，还有导致筋膜室综合征的可能。静脉曲张手术引发的严重感染虽然少见，一旦发生可造成严重的后果，大大延长疾病病程，而且发展成脓毒血症致死的病例也有报道。

不应因绷带加压治疗造成静脉瘀滞，也不应影响动脉血流。不恰当的绷带包扎技术可阻断动脉血循环，造成肢体坏死，严重者导致截肢。因此，在术后当天即应多次对所缠绷带进行检查。对于门诊静脉曲张手术，术前告知中必须重点列出术后自查内容，对于肢体不适，尤其是经适当活动仍无法改善者，应尽早咨询手术医师，以确保及时得到复查。绷带包扎技术使用得当，并且尽可能采用低伸缩型，这一后果完全可避免。

应尽早由弹力绷带向医用弹力袜过度，后者可长期穿戴。各中心有各自的加压治疗实施方法（绷带缠绕技术、医用弹力袜袜穿戴时间点选择、加压级别、加压治疗持续时间等），是一种殊途同归的治疗方法，重点是所施加的压力要足够。

静脉曲张术后无论是否采取系统性血栓预防措施，下肢深静脉血栓形成的发病率均很低，因此相关指南就术后应用肝素进行系统性血栓预防这一问题不做强制性推荐，但对于存在血栓形成危险因素的个体，则需进行药物预防。

浅静脉系统手术与其他操作一样，体现外科医师的应对综合风险、操作和驾驭突发事件等方面多种能力。静脉曲张外科中的过失有的也可对患者造成危害，通过对操作技能的训练和掌握，再加上术中仔细操作，多数过失是可以避免的。

参 考 文 献

［1］中国微循环学会周围血管疾病专业委员会.聚桂醇注射液治疗下肢静脉曲张微循环专家共识［J］.血管与腔内血

管外科杂志，2020，6（5）：377-381.

［2］蔡玉磊，赵鹏．聚桂醇注射治疗下肢静脉曲张的疗效［J］．深圳中西医结合杂志，2020，30（18）：160-161.

［3］刘光辉，张琪润，邱福轩．超声引导下腔内射频消融术联合聚桂醇治疗下肢静脉曲张的效果［J］．河南医学研究，2021，30（30）：5660-5663.

［4］徐涛，朱忆萍，谢懿漫，等．门诊泡沫硬化剂治疗老年下肢静脉曲张的安全性及疗效［J］．中国老年学杂志，2021，41（6）：1218-1220.

［5］何旭霞，吴庆德，郑玉劲，等．DSA引导泡沫硬化治疗下肢静脉曲张中长期效果［J］．临床内科杂志，2019，36（6）：659-662.

［6］齐永乐，庞晨光．下肢静脉曲张采用聚桂醇泡沫硬化剂治疗时的两种不同注射途径对比分析［J］．中国全科医学，2020，23（S1）：120-122.

［7］仲海燕，王芳，邵为，等．次高位结扎联合浅静脉环形缝扎加聚桂醇注射治疗大隐静脉曲张的临床研究［J］东南国防医药，2022，24（3）：267-270.

［8］何锦来，毛天敏，严红军，等．聚桂醇局部注射联合剥脱术治疗大隐静脉曲张患者的疗效分析［J］医药论坛杂志，2021，42（14）：75-78.

［9］王拥军．聚桂醇泡沫硬化剂联合高位结扎剥脱术治疗大隐静脉曲张的临床效果［J］河南医学研究，2020，29（9）：1604-1605.

［10］张济，俞慎林，包平倩．泡沫硬化剂联合高位结扎剥脱术治疗大隐静脉曲张伴溃疡的体会［J］中国社区医师，2017，33（8）：54，56.

第六章
聚桂醇泡沫硬化剂注射治疗下肢静脉曲张的
常见并发症及处理

刘 冰

工作单位：哈尔滨医科大学附属第一医院

泡沫硬化剂注射疗法（foam injection sclerotherapy）治疗大隐静脉曲张已成为一种趋势，具有创伤小、疗效快、后遗症少等优点。总体来说，泡沫硬化剂注射治疗大隐静脉曲张安全、有效，但有少部分患者在注射过程中及注射后出现一过性视觉障碍（visual disorder，VD）、头晕、头痛、血栓性浅静脉炎（superficial thrombophlebitis，STP）等，极少数患者甚至有发生脑卒中、肺栓塞的可能。为此，本章就泡沫硬化剂注射治疗下肢静脉曲张过程中可能发生的并发症及其防治策略展开综述，以供临床参考。

一、泡沫硬化剂注射治疗下肢静脉曲张过程中常见的并发症及防治

（一）咳嗽与胸闷

咳嗽与胸闷是临床比较常见的胸部不适症状。咳嗽以干咳为主，胸闷常表现为呼吸紧迫感。咳嗽与胸闷发生在治疗过程以及治疗后1周内，其发生可能与泡沫硬化剂的气体成分在肺泡内扩散、气体交换、肺空气栓塞或者肺部毛细血管损害有关。Rabe等在一项纳入332例静脉系统疾病的临床研究中发现，咳嗽的发生率约1.2%，胸闷的发生率约0.6%。Hill在比较液体硬化剂和泡沫硬化剂治疗后不良反应的差异中发现，所有发生胸部不适的患者都是泡沫硬化剂组，发生率约0.17%。Morrison等分别使用空气、CO_2作为气体介质，结果显示使用空气的患者咳嗽、胸闷的发生率高达16%～18%，而使用CO_2的患者咳嗽、胸闷的发生率为1.6%～3.1%。不管是使用空气或是CO_2，咳嗽、胸闷的发生都与药物剂量呈正相关。虽然上述临床数据来自各个单中心经验，数据存在较大差异，但可以预见的是，在保证疗效的情况下，尽量减少药物剂量，能减少咳嗽、胸闷的发生率。临床经验表明，高位结扎大隐静脉后行泡沫硬化剂注射治疗，可以使空气泡沫无法直接通过大隐静脉回流到心肺，从而减少咳嗽、胸闷的发生。对于咳嗽及胸闷症状不能缓解的患者，应密切观察其病情变化，必要时行低分子量肝素抗凝以及贝前列素钠溶栓治疗。若症状持续加重，应按照肺栓塞进行处理。

（二）一过性视觉障碍

VD是泡沫硬化剂注射过程中普遍存在的不良反应，患者多描述为眼前出现黑点、彩色影，国外学者把VD归为神经系统症状。VD发生率约2%，多为一过性，常在开始注射治疗的5分钟内发生，35%发生于单侧，65%发生于双侧。VD的发生可能与微小气泡形成的动脉栓塞、血管收缩引起的一过性缺血以及泡沫硬化剂的剂量有密切关联。Morrison等发现，当治疗量＞15ml时即可发生VD，考虑到操作者注射技术以及每次注射剂量的差异，此治疗量的准确性有待考量，但提示治疗量过大

是VD的潜在诱因。此外，卵圆孔未闭（persistent foramen ovale，PFO）的静脉曲张患者发生VD的概率明显高于正常人，推测与PFO导致泡沫气体更易进入脑循环引起动脉空气栓塞有关。

（三）血栓性浅静脉炎

STP是临床上一种常见的引起下肢不适和功能受限的疾病，典型的临床症状是患处局部红肿、疼痛，活动时加重，可触及痛性条索状硬结或串珠样结节，泡沫硬化剂诱发STP与其刺激导致的静脉内膜损伤有关。泡沫硬化剂会损伤静脉壁，使内膜下的胶原暴露，导致血小板黏附，诱发血小板聚集和释放效应，形成血小板血栓。外加凝血因子的激活，导致血液中大量纤维蛋白形成，纤维蛋白与血小板血栓相互作用，形成血栓。冉峰等在泡沫硬化剂治疗下肢静脉曲张术后随访2个月发现，约6.01%的患者发生STP，但未提及处理办法及疾病转归。张明等在泡沫硬化剂治疗下肢静脉曲张术后随访2个月发现，STP的发生率约11.1%，术后2周自行消退，未用药处理，未发生肺动脉栓塞等严重并发症。临床中，大部分STP是良性、自限性的，仅极少数患者血栓蔓延形成深静脉血栓形成（deep venous thrombosis，DVT），继而诱发肺栓塞。因此，若泡沫硬化剂治疗后发生STP，应复查凝血功能全套，评估机体凝血功能，对于处于高凝状态的STP患者应予以重视，并积极用药处理。早期的STP无需抗凝治疗，若患肢疼痛加重并水肿，应高度警惕DVT的可能，及时行抗凝治疗。STP患者应卧床休息、下肢制动，对于没有波动感的STP，可使用50%硫酸镁湿敷、多磺酸黏多糖乳膏以及双氯芬酸二乙胺乳胶剂（扶他林）外涂，可明显缓解症状；对于有波动感的STP，最佳的处理方式是以波动感最强的点为穿刺点（图4-6-1），使用10ml注射器抽吸积液，效果明显。此外，治疗后可以采用偏心压迫的方式使患者血管持续受压，使血管尽早机化闭合，能有效预防STP的发生。

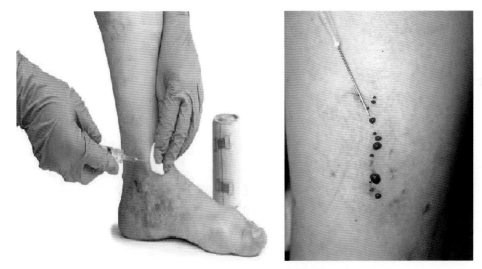

图4-6-1　硬化治疗后的微血栓切除术
注：可在超声引导下使用大号针头穿刺受累静脉，将血栓挤出，缓解症状。

（四）深静脉血栓形成

DVT是泡沫硬化剂注射治疗下肢静脉曲张过程中少见但严重的并发症之一，其发生机制主要是药物进入深静脉，损伤深静脉血管内皮，促使DVT。临床常表现为患肢突然水肿、软组织张力增高、皮肤发亮，水肿在下地行走等活动后加重，抬高患肢可减轻；同时患肢伴有疼痛，压痛位置常是血栓部位。临床经验表明，注射速度过快、剂量过多是诱发DVT的重要因素。为预防DVT的发生，临床医师应在超声引导下进行治疗，尽量避免对直径＞5mm的静脉做硬化剂注射治疗，在保证疗效的情况下减少药物剂量。术中高位结扎能减缓浅静脉血液进入深静脉的速度，术中足踝背屈活动及术后患肢微波理疗能促进深静脉血液回流，减少药物对深静脉内膜的损伤。泡沫硬化剂引起的DVT属于急性期DVT，可使用维生素K拮抗剂联合低分子量肝素或普通肝素，在国际标准化比值达标且稳定24小时后，可停用低分子量肝素或普通肝素，转而进入下一步治疗方案。对于已有DVT的静脉曲张患者，以及长期服用雌激素、妊娠、产后、血液高凝状态的患者，应尽量避免使用泡沫硬化剂注射治疗下肢静脉曲张。在拆除绷带后嘱患者穿着弹力袜，术后3～4周全天持续穿戴，后改为白天穿戴、夜间脱掉。治疗后1～2周，每天户外活动至少30～60分钟。

（五）色素沉着

泡沫硬化剂注射治疗后色素沉着的发生率高达30%，色素的产生与血管内和周围血管炎症导致红细胞外渗、血栓形成、含铁血黄素沉积有关。色素沉着一般在术后6周内即可消退，仅1%的色素沉着会持续1年以上。临床资料显示，液态硬化剂注射治疗静脉曲张发生色素沉着的概率比泡沫硬化剂高。在同等条件下，使用浓度高、剂量大的泡沫硬化剂，局部血栓和炎症更强，色素沉着的发生率更高、程度更严重。因此色素沉着的发生与药物种类、浓度、剂量有密切关系。轻微色素沉着一般无需特殊处理，早期提倡激光退斑，能实现无痛、快速退斑，但只对颜色深的色素沉着有效。现在采用较多的是将维生素E精华涂于患处渗入皮肤，可促进色素褪去。对于色素沉着严重且伴有STP的患者，使用10ml注射器局部穿刺挤出淤血及血栓，可使色素沉着较快消退。超声引导下注射泡沫硬化剂可减少药物外渗，降低色素沉着的发生率，术后穿着弹力袜也是减少色素沉着的方式之一。

（六）皮肤溃疡

皮肤溃疡发生率约0.2%，药物外渗是皮肤溃疡的直接因素，药物浓度越高，皮肤溃疡的风险越大。皮肤溃疡的另一个常见原因是泡沫硬化剂注射进入微小动脉，导致局部皮肤缺血坏死。超声引导下注射泡沫硬化剂，可以降低微小动脉内注射的概率。因此运用现代化工具，并降低用药浓度和剂量，可明显减少皮下注射及动脉内注射的概率，降低皮肤溃疡的发生率。在治疗毛细血管扩张时，推注药物以局部皮肤发白为度；如果药物推注过多，可立即回抽并挤压注射点周围，减少药物皮下残留。术后遵循伤口换药原则进行换药治疗，避免感染。

（七）毛细血管丛生

毛细血管丛生是一种不可预知的个体反应，其发生是因为泡沫硬化剂注射治疗后，治疗部位的静脉闭塞，血液只能从部分静脉旁路回流到大静脉，使得其他微小静脉扩张而成，并非已硬化的血管复发。毛细血管扩张通常在硬化剂注射治疗后3～12个月内逐渐消退；对于扩张血管未消退甚至加重的患者，可再次选择硬化剂注射治疗。Smith认为，小范围、小剂量、低浓度的泡沫硬化剂可预防毛细血管扩张的形成。

（八）变态反应

泡沫硬化剂注射过程中或者治疗后，少数患者会出现皮肤变态反应，临床以瘙痒、红斑、丘疹、荨麻疹、心悸等为主要表现。变态反应通常发生于注射后的30分钟内，但亦可发生于更晚期。大多数时候，变态反应表现为轻微的局部或全身荨麻疹。处理的关键是及早发现，对于可疑过敏的患者，应积极给予抗过敏药物或糖皮质激素治疗，如地塞米松磷酸钠注射液（建议静脉滴注，一次

2 ～ 20mg）。严重者需要积极抢救。变态反应的发生原因与泡沫硬化剂有关。

（九）其他并发症

泡沫硬化剂注射治疗静脉曲张可引发脑卒中、肺栓塞，但临床发生率都非常低，仅0.02%左右。脑卒中、肺栓塞偶见于10年前的文献报道，现阶段鲜有报道，主要得益于高位结扎等改良措施以及泡沫硬化剂注射后对DVT的重视。近年来下肢条索状硬结也比较常见，其形成是由于局部血管壁机化所致。

二、减少并发症的策略

正确认识泡沫硬化剂注射治疗的并发症，掌握泡沫硬化剂注射治疗并发症的防治策略尤为重要。结合国内外文献，减少泡沫硬化剂注射治疗过程中并发症的发生主要有以下6个策略。

1. 术前完善心脏及下肢血管彩超等检查，排除PFO及DVT等禁忌证。

2. 超声引导下进行。超声引导可减少动脉注射、皮下注射的概率，减少皮肤色素沉着、皮肤坏死、皮下组织炎症的发生。

3. 药物选择及剂量调整。泡沫硬化剂相对液体硬化剂并发症少且轻，临床中应尽量选择泡沫硬化剂作为治疗药物。同时，在保证疗效的情况下，尽量降低药物浓度，增加液 - 气比，可明显减少STP、DVT、色素沉着等的发生。

4. 起泡剂的选择。Morrison等的研究显示，使用CO_2替代空气作为起泡剂，可减少VD的发生率，因为CO_2的气溶性更好。

5. 术后护理。注射后以纱布条压迫注射点，使用弹力绷带从远端向近端压迫，术后穿弹力袜，可明显减少并发症。

6. 严格把握泡沫硬化剂注射疗法的适应证及禁忌证。尽量避免对卧床患者、严重淤滞性皮炎或有皮肤感染者、长期口服避孕药者、妊娠期女性、结缔组织病患者行泡沫硬化剂注射治疗。

参 考 文 献

［1］郑月宏，梅家才. 静脉性疾病聚桂醇硬化实用技术［J］. 北京：中国协和医科大学出版社，2021，59-65.

［2］夏红利，谭最，俞建平，等. 聚桂醇泡沫硬化治疗下肢静脉曲张562例分析［J］. 中国微创外科杂志，2012，12（9）：780-782.

［3］冉峰，刘长健，刘晨，等. 聚桂醇泡沫硬化剂治疗下肢静脉曲张的疗效［J］. 江苏医药，2012，38（7）：849-850.

［4］中国微循环学会周围血管疾病专业委员会. 聚桂醇注射液治疗下肢静脉曲张微循环专家共识［J］. 血管与腔内血管外科杂志，2020，6（5）：377-381.

［5］PLENSDORF S, LIVIERATOS M, DADA N. Pigmentation disorders: diadnosis and management［J］. Am Fam Physician, 2017, 96（12）：797-804.

第七章
聚桂醇泡沫硬化剂注射联合射频消融治疗下肢静脉曲张

董红霖　　王玉文

工作单位：山西医科大学第二医院血管外科

下肢静脉系统疾病是血管外科疾病的主要构成部分，静脉曲张作为下肢静脉系统疾病的常见表现，其发生率更高。2011年，国际静脉联盟（International Union of Phlebology，UIP）组织的迄今静脉领域最大规模的流行病学调查显示，在50岁左右的下肢不适人群中，CVD的发生率为63.9%。在中国，下肢静脉系统疾病的患病率为8.89%，即有近1亿的患者。每年新发病率为0.5%～3.0%，其中静脉性溃疡占1.5%。

下肢浅静脉曲张多数是由于轴向静脉的静脉瓣膜功能障碍所致静脉压升高、瓣膜反流和浅静脉管腔扩张，导致静脉迂曲隆起、渗出液进入周围皮下组织，进而引发一系列临床表现，国外文献报道大隐静脉曲张患病率高达25%，国内文献报道其成年人患病率为10%左右，男女性患病率接近，女性略高。

虽然静脉曲张有时被认为是一种因外观改变而发现的疾病，但最终会导致多达20%的患者出现限制生命的溃疡，并越来越多地与严重的健康风险相关。最近的研究表明，静脉曲张患者发生深静脉血栓形成（DVT）的风险增加了5倍。此外，静脉曲张与外周动脉疾病（PAD）和其他血管疾病的关联也正在被阐明。

下肢静脉曲张的治疗方法较多，本章主要介绍聚桂醇泡沫硬化联合射频消融治疗。

一、适应证

1. 聚桂醇泡沫硬化剂注射治疗适应证

（1）适用于隐静脉（大隐静脉和小隐静脉）、穿通静脉功能不全，网状静脉曲张、毛细血管扩张。

（2）其他外科治疗或微创治疗后残余的曲张静脉。

（3）复发、新生静脉曲张。

2. 射频消融治疗手术适应证

（1）大/小隐静脉主干治疗。

（2）下肢浅静脉系统穿通支处理。

二、禁忌证

1. 聚桂醇泡沫硬化剂注射治疗禁忌证

（1）绝对禁忌证：已知对硬化剂过敏，患肢急性下肢深静脉血栓形成，长期制动和卧床，已知右向左分流的先天性心血管发育畸形，拟治疗部位感染或严重全身感染。

（2）相对禁忌证：妊娠期女性，哺乳期女性，患肢合并严重外周动脉闭塞性疾病，严重过敏体质，高血栓栓塞风险，全身情况较差无法耐受手术，表浅静脉血栓形成急性期，既往行泡沫硬化剂注射治疗后出现包括偏头痛在内的神经系统并发症者。

2. 手术禁忌证

（1）绝对禁忌证：①同时合并深静脉血栓形成。②大隐静脉主干内急性血栓形成。③未纠正的凝血功能障碍。④严重肝功能异常。⑤妊娠、哺乳期。⑥全身情况不能耐受手术。

（2）相对禁忌证：①静脉直径＜2mm或者＞15mm。②有血栓性浅静脉炎病史进而导致大隐静脉部分梗阻。③超声显示罕见的大隐静脉扭曲。④静脉紧贴皮下或者隐-股结合部瘤样扩张。

三、手术过程

1. 处理大隐静脉时患者取平卧位，屈膝外展；在处理小隐静脉时，患者采取俯卧位。

2. B超定位穿刺点。大隐静脉的穿刺点通常在膝关节下方、小腿中上方；小隐静脉的穿刺点通常在两条小隐静脉属支汇合处的上方（俯卧位），穿刺前穿刺点进行利多卡因局麻。

3. B超引导下穿刺，置入微穿针，进入导丝，撤出微穿针，尖刀扩大穿刺点，置入7F鞘。

4. 在穿刺成功后置入7F短鞘（图4-7-1），导入射频导管，超声确认进入大隐静脉主干，射频导管尖端与隐-股静脉结合部的距离约为2cm；如果大隐静脉迂曲，导致射频导管上行困难，可以

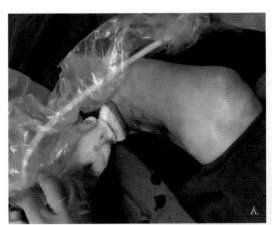
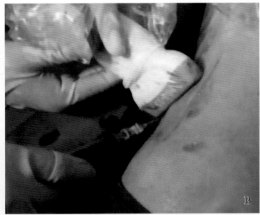
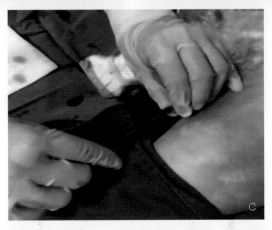

图4-7-1 B超引导下穿刺静脉曲张、置入7F导管鞘

A.术前超声检查；B、C.超声引导下的穿刺曲张静脉，置入7F短鞘

利用直径为0.025in或者0.018in的细导丝引导。

5. 在射频导管到位后，患者取头低脚高位或者平卧位。

6. 在导管上方皮肤表面每隔约10cm标记，1%利多卡因局麻，以此标记处插入连接肿胀液的长局麻针，在超声引导下沿大隐静脉走行注射肿胀液；必须在大隐静脉走行的深浅筋膜之间注射肿胀液，肿胀液量约10ml/cm。

7. 在注射肿胀液后，行超声检查以确认治疗段大隐静脉主干与皮肤的距离＞1cm；若距离不足，应该继续追加肿胀液，避免皮肤灼伤。

8. 此时导管头端的温度显示，由37℃降至25℃。再次行B超检查以确定导管头端的位置，启动能量发生器，开始射频闭合治疗，分段闭合大隐静脉。此时导管的温度从25℃开始上升；如果患者感觉疼痛，应用1%利多卡因加深隐-股静脉结合部深筋膜和肌肉交界处的麻醉。

9. 通常在大隐静脉近端邻近隐股瓣处进，2次射频治疗，每次持续20秒，然后按照射频导管上的标示向静脉远端移动射频导管，每段治疗1次（图4-7-2）。

10. 在射频治疗完毕后，行超声检查以明确大隐静脉闭合情况。

11. 聚桂醇泡沫硬化剂配比，聚桂醇原液：空气比值为1：4，直径较粗的曲张静脉可以采用1：3。

12. 建议超声引导下注射聚桂醇泡沫硬化剂（图4-7-3），单次治疗单侧肢体的推荐使用，为聚桂醇原液用量8～10ml，即泡沫硬化剂总量在20～40ml。注射后需局部采用偏心性压迫，若采用直视下穿刺时采用头高足低位，注射硬化剂时使用头低足高位增加其闭合性。

13. 全部操作完毕后，使用弹力绷带包扎或直接使用医用弹力袜。

14. 确认大隐静脉主干完全闭合，抬高患肢约45°，取1%聚桂醇泡沫硬化剂，对于部分远离主干呈囊状迂曲的曲张静脉团及属支静脉曲张需经皮穿刺多点注射。

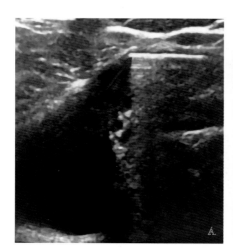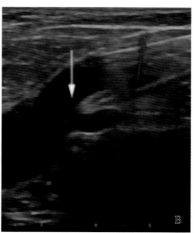

图4-7-2

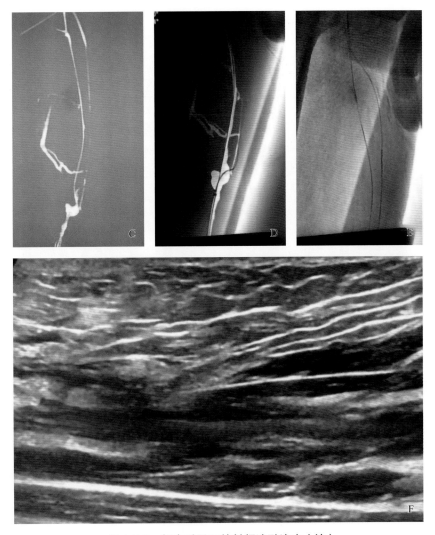

图4-7-2　超声引导下的射频消融治疗（续）

注：A、B.在超声引导下将电极针插静脉中（大隐静脉或小隐静脉），确保电极针放置位置正确，针尖在隐腘交界处前1cm的位置；C、D、E.静脉造影；F.来回抽送消融导管，闭合血管壁，当声音信号是一个较高频的信号时，说明静脉壁消融后阻抗明显升高。

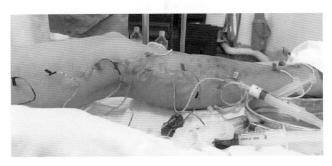

图4-7-3

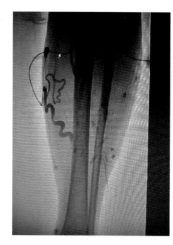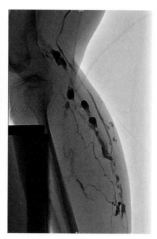

图4-7-3　确认大隐静脉主干完全闭合，经导管注入聚桂醇泡沫硬化剂栓塞大隐静脉属支（续）

四、术后处理及并发症

1. 术后处理

在局麻下行手术治疗的患者，术后即可下地活动；在手术结束后，建议患者持续应用弹力袜或者弹力绷带72小时（包括活动时间和休息时间）；应用弹力袜的时间＞14天；术后3天复查超声，建议随访时间为术后1、3、6个月。

2. 术后并发症

（1）下肢深静脉血栓形成、肺栓塞：术后鼓励患者及早活动，血栓评分高者可以给予抗凝药物预防。

（2）皮肤烧灼：预防措施为肿胀液使用后，须保证导管和皮肤距离≥1cm，过瘦的患者应该避免使用腔内热消融。

（3）热诱导静脉血栓形成（endovenous heat-induced thrombosis，EHIT）：为包括激光及射频在内的热消融治疗特有的并发症。一项共纳入274例患者的317条腿的研究报道，EHIT-2及以上的发生率为7.0%，其中EHIT-2为5.4%、EHIT-3为1.3%、EHIT-4为0.3%。另一项研究纳入512例患者，其中EHIT发生率为7.8%，在术后1个月，该并发症完全消失。研究表明其发生可能和腹壁浅静脉和隐-股静脉结合部距离有关，两者距离越长，发生EHIT的可能性就越大，该距离为预测RFA后EHIT的最灵敏的新指标。使用抗凝药物可能会降低EHIT的发生率。

（4）其他：如色素沉着、变态反应、静脉炎均为术后并发症。硬化剂注射治疗存在的特殊的神经系统并发症，包括短暂性视觉障碍、短暂性脑缺血发作或脑卒中等。短暂性视觉障碍通常表现为幻视、视物模糊乃至一过性黑矇，但多数患者持续时间不超过2小时，休息后可自愈，需要积极检查心脏彩超，排除隐匿性右向左分流。

五、技术小结

近年来，随着微创技术的不断发展，各种微创方式百花齐放、百家争鸣，不仅可以减少患者机体创伤，促进创口快速愈合，还能最大限度满足患者的美观需求。其中，聚桂醇泡沫硬化剂注射疗法及静脉射频消融治疗凭借其安全、快捷、高效等优点成为目前微创治疗方式之一。一项系统回顾表明，RFA与高位结扎的5年技术成功率没有差异，3年内复发率无差异，但RFA可能有长期获益；RFA和激光消融相比，其术后疼痛明显较少。静脉腔内消融技术治疗溃疡，越早干预愈合率越高、复发率越小。硬化剂的使用可以大大减少每年治疗静脉曲张的经济支出。既往射频消融治疗与硬化剂注射治疗多分为两步走，主要是考虑两者联合使用可能促进EHIT的发生。一项包括大直径隐静脉的前瞻性队列研究表明，门诊联合技术安全可行，在3年内，两组在所有生活质量参数、闭合率及溃疡闭合率方面均有相应的改善，令人满意。当然，联合术中需注意很多细节问题，我们通过对操作技能的训练和掌握，再加上术中仔细操作，可以为患者带来更好的治疗效果。

参 考 文 献

［1］中华医学会外科学分会血管外科学组. 慢性下肢静脉疾病诊断与治疗中国专家共识［J］. 中国血管外科杂志（电子版），2014（3）：143-151.

［2］王深明. 中国静脉外科临床研究的现状与发展［C］. 第八届全国血管外科学术会议. 2006：15-23.

［3］中华医学会外科学分会血管外科学组，中国医师协会血管外科医师分会，中国医疗保健国际交流促进会血管外科分会，等. 中国慢性静脉疾病诊断与治疗指南［J］. 中华医学杂志，2019，99（39）：3047-3061.

［4］郭伟，符伟国，陈忠. 卢瑟福血管外科学［M］. 7版. 北京：北京大学医学出版社，2012：846-880.

［5］叶志东，刘鹏，王非，等. 下肢静脉曲张微创治疗的思考与评价［J］. 中国实用外科杂志，2006，26（10）：755-756.

［6］血管与腔内血管外科杂志编辑部，静脉疾病外科治疗专家协作组. 静脉曲张微创射频治疗操作规范［J］. 血管与腔内血管外科杂志，2017，3（3）：739-741.

［7］中国微循环学会周围血管疾病专业委员会. 聚桂醇注射液治疗下肢静脉曲张微循环专家共识［J］. 血管与腔内血管外科杂志，2020，6（5）：377-381.

［8］王玉琦，叶建荣. 血管外科治疗学［M］. 上海：上海科学技术出版社，2003：202-208.

［9］ANWAR M A, GEORGIADIS K A, SHALHOUB J, et al. A review of familial, genetic, and congenital aspects of primary varicose vein disease［J］. Circ Cardiovasc Genet, 2012, 5（4）：460-466.

［10］BRAND F N, DANNENBERG A L, ABBOTT R D, et al. The epidemiology of varicose veins: the Framingham Study［J］. Am J Prev Med, 1988, 4（2）：91-101.

［11］CORCOS L, DE ANNA D, DINI M, et al. Proximal long saphenous vein valves in primary venous insufficiency［J］. J Mal Vasc, 2000, 25（1）：27-36.

［12］FUKAYA E, FLORES A M, LINDHOLM D, et al. Clinical and Genetic Determinants of Varicose Veins［J］. Circulation, 2018, 138（25）：2869-2880.

［13］GOHEL M S, HEATLEY F, LIU X, et al. EVRA Trial Investigators. A Randomized Trial of Early Endovenous Ablation in Venous Ulceration［J］. N Engl J Med, 2018, 378（22）：2105-2114.

［14］GLOWINSKI J, GLOWINSKI S. Generation of reactive oxygen metabolites by the varicose vein wall［J］. Eur J Vasc Endovasc Surg, 2002, 23（6）：550-555.

［15］HAMANN S A S, TIMMER-DE MIK L, FRITSCHY W M, et al. Randomized clinical trial of endovenous laser ablation versus direct and indirect radiofrequency ablation for the treatment of great saphenous varicose veins［J］. Br J Surg, 2019, 106（8）：998-1004.

［16］LUFT F C, BUSJAHN A, JORDAN J. Heritability of venous function in humans［J］. Arterioscler Thromb Vasc Biol, 2004, 24（1）：207-211.

［17］LIM C S, DAVIES A H. Pathogenesis of primary varicose veins［J］. Br J Surg, 2009, 96（11）：1231-1242.

［18］LOMAZZI C, GRASSI V, SEGRETI S, et al. Pre-operative Color Doppler Ultrasonography Predicts Endovenous Heat Induced Thrombosis after Endovenous Radiofrequency Ablation［J］. Eur J Vasc Endovasc Surg, 2018, 56（1）：94-100.

［19］POSCHINGER-FIGUEIREDO D, VIRGINI-MAGALHAES C E, PORTO L C, et al. Radiofrequency Ablation for Axial Reflux Associated with Foam Sclerotherapy for Varicosities in One-Step Approach: A Prospective Cohort Study Comprising Large Diameters Saphenous Veins [J]. Vasc Health Risk Manag, 2021, 17: 379-387.

[20] RAFFETTO J D, KHALIL R A. Mechanisms of varicose vein formation: valve dysfunction and wall dilation [J]. Phlebology, 2008, 23 (2): 85-98.

[21] SERMSATHANASAWADI N, PITAKSANTAYOTHIN W, PUANGPUNNGAM N, et al. Incidence, Risk Factors, Progression, and Treatment of Endovenous Heat-Induced Thrombosis Class 2 or Greater After Endovenous Radiofrequency Ablation [J]. Dermatol Surg, 2019, 45 (4): 573-580.

[22] SCOTT T E, LAMORTE W W, GORIN D R, et al. Risk factors for venous chronic insufficiency: a dual case-control study [J]. J Vasc Surg, 1995, 22 (5): 622-628.

[23] WHING J, NANDHRA S, NESBITT C, et al. Interventions for great saphenous vein incompetence [J]. Cochrane Database Syst Rev, 2021, 8 (8): CD005624.

[24] WHISTON R J, HALLETT M B, DAVIES E V, et al. Inappropriate neutrophil activation in venous disease [J]. Br J Surg, 1994, 81 (5): 695-698.

第八章
聚桂醇硬化剂在下肢静脉慢性疾病中的应用

马 军

工作单位：宁夏回族自治区人民医院

下肢静脉曲张是指下肢浅表静脉发生扩张、延长等症状，晚期可并发慢性溃疡的病变，疾病多见于中年男性，或长时间负重、站立工作者。单纯性下肢静脉曲张的发病原因有静脉瓣膜功能不全、静脉壁薄弱和静脉内压力持久增高，临床症状有站立时患侧浅静脉隆起、扩张，严重者卷曲成团，一般在小腿及足踝部明显，一般不伴有肿胀，若并发血栓性浅静脉炎，则有局部疼痛、皮肤红肿、局部压痛等症状，下肢静脉曲张患者发病早期多有下肢酸胀不适的感觉，同时伴有肢体沉重乏力、轻度水肿等症状，久站后症状加重，伴有小腿痉挛现象，部分患者不出现明显的不适症状，而病程较长的患者可出现皮肤营养性的改变（图4-8-1）。

下肢静脉曲张临床可分为大隐静脉型、小隐静脉型、节段型及网状型，疾病导致患者生活质量下降，需及时采取有效的治疗措施，避免疾病进一步发展，传统外科手术治疗方法不仅费用高，且创伤大、恢复慢，同时治疗效果还有待提高。随着医疗科技的发展，在彩超的引导下进行聚桂醇泡沫硬化剂注射治疗，效果显著。

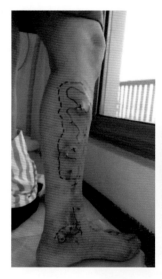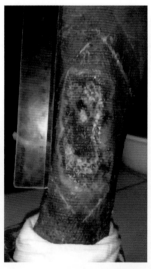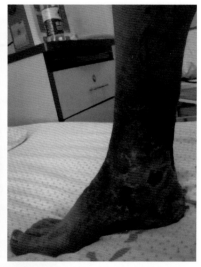

图4-8-1 下肢静脉曲张临床表现

一、下肢静脉反流动力学

原发的下肢静脉反流从隐、股静脉交汇开始，逆流于大隐静脉的血柱由穿通支汇入对应深静脉，随深静脉回流至股、隐静脉开口处再次出现反流。此反流通道的建立，使得一部分下肢静脉血始终不能回流入心脏，下肢浅、深静脉间的反流循环通路，造成下肢静脉容量负荷增加、引起对应的深静脉管径扩大，静脉瓣环的扩大可产生深静脉瓣膜相对关闭不全，引发深静脉反流。因此，有效地阻断浅静脉反流，有利改善轻、中度深静脉反流（图4-8-2）。

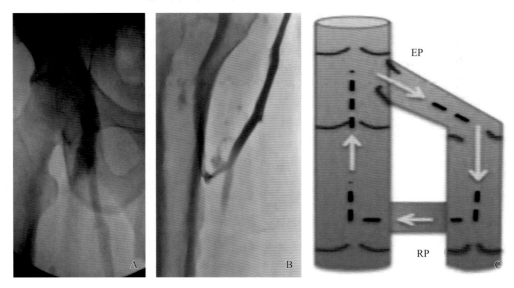

图 4-8-2　下肢浅静脉反流示意图

注：A、B.髂外静脉造影，隐、股静脉反流经交通支汇入对应深静脉；C.隐～股点反流建立反流循环通路示意图。

二、聚桂醇硬化治疗下肢静脉曲张的作用机制

将硬化剂（聚桂醇）直接注入病变血管内，通过其化学刺激作用造成局部血管内皮损伤，进而发生血栓、内皮剥脱和胶原纤维皱缩，使血管闭塞最终转化为纤维条索（硬化），从而达到祛除病变血管的治疗目的（图4-8-3）。

临床研究中发现聚桂醇硬化治疗的患者术后TNF-α、IL-6等炎症因子表达水平上升幅度小，炎症反应轻，预示着术后并发症率相对较低。

在CEAP分级高级别患者中，聚桂醇泡沫硬化剂在影像学支持下精准定位闭合交通支静脉，减少创伤及出血；可注入溃疡床下静脉，减轻溃疡部位淤血，解除静脉高压，从而促进溃疡愈合，并可通过弥散效应充盈溃疡面与皮下静脉间的交通微循环，预防溃疡复发。超声引导以及DSA引导下泡沫硬化剂的注射治疗均取得了良好的临床反馈，对于复发性及静脉性溃疡患者同样受益，尤其对于直径3mm以下的穿通静脉闭合效果理想。聚桂醇硬化剂注射治疗凭借学习曲线短，设备要求低，避免麻醉风险等优势，已成为下肢静脉曲张患者治疗的优选方式。

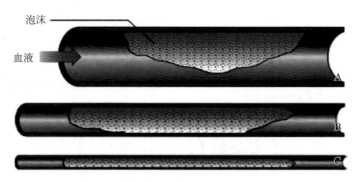

图 4-8-3　聚桂醇硬化治疗下肢静脉曲张的作用机制示意图

注：A.注射聚桂醇；B、C.化学作用使曲张静脉血管永久闭塞，改善病理性血流动力状态、缓解静脉高压。

三、经皮穿刺曲张静脉聚桂醇泡沫栓塞技术

（一）下肢静脉曲张大隐静脉主干的治疗

下肢静脉反流由隐、股静脉交汇点开始，Zamboni的反流循环机制是：隐～股静脉交汇反流，再由隐静脉交通支汇入到对应的深静脉，当血流上行回流至隐～股静脉交汇水平，再次反流进入大隐静脉形成病理性反流循环，导致下肢静脉容量负荷增加，引起深静脉管径、管壁及瓣膜功能性损害并发生形态学改变，最终引发深静脉功能不全。

与传统手术治疗方案相似，先阻断隐、股或隐、腘交汇反流，关闭大隐静脉主干，再依次用硬化剂封堵属支，交通支反流，治疗步骤如下：

1. 在大隐静脉主干近、远心端，取两点穿刺（双针技术）（图4-8-4），建立人为的流入、流出道，一端推入硬化剂时，另一端负压抽吸，有利硬化剂与血液的腔内置换，聚桂醇泡沫制备推荐取1∶3（液∶气），常规用量12～16ml泡沫硬化剂。

2. 大隐静脉干腔内治疗过程应重点关注泡沫硬化剂的有效浓度和停留时间，大腿近端止血带加压，可以预防隐、股反流血液对硬化剂的稀释，延长其停留时间。

3. 大隐主干膝上段粗大交通支的处理，有部分患者的大隐静脉反流，来自中下段交通支功能不全，非隐～股交汇处反流，硬化剂封堵应行准确定位诊断，才能保证疗效（图4-8-5）。

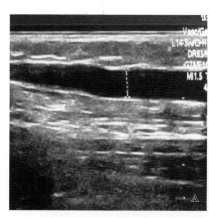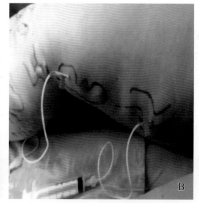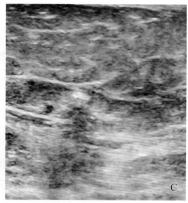

图4-8-4　超声下大隐静脉主干聚桂醇硬化"双针法"注射治疗

注：A.超声下大隐静脉主干声像；B.大隐主干两点穿刺，在近心端和远心端分别穿刺一个头皮针，从远心端开始打泡沫，从近心端抽血管内的血液；C.硬化治疗术后超声短轴声像，大隐静脉主干明显收缩。

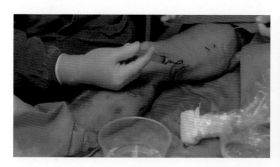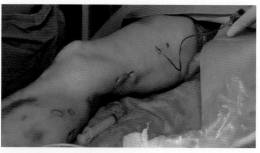

图4-8-5　大隐静脉主干聚桂醇泡沫硬化"双针法"治疗

穿刺技巧：在超声引导下穿刺隐静脉主干，一般选择主干最表浅、直径较粗的节段，如膝关节内侧附近的大隐静脉，小隐静脉的穿刺点可选小腿中段以免损伤腘动脉；在超声探头的横轴下容易找到目标静脉同时避开动脉，当针抵近血管后可换为探头的纵轴，这时可显示穿刺针全部外形及与血管的位置关系，使穿刺操作更直观容易。操作熟练者，两个轴向均能完成操作（图4-8-6）。

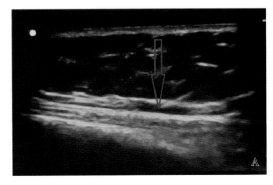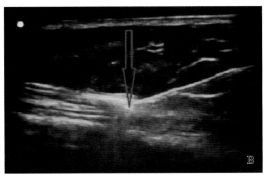

图4-8-6　超声引导下穿刺硬化治疗隐静脉主干

注：A.穿刺大隐静脉主干；B.向大隐静脉主干注射泡沫硬化剂。

术中按压交通支避免泡沫硬化剂进入深静脉：超声挤压试验准确定位交通支，穿刺曲张静脉的同时，术者的示指或者超声探头按压交通支的开口处。此加压方法能有效防止硬化剂进入深静脉，（图4-8-7）。

采取以下措施防止血管痉挛，提高穿刺注射的精准度。

1. 可提前涂抹复方利多卡因乳膏，减轻注射时疼痛和血管痉挛收缩。

2. 体位取头高脚低位（15℃左右），使血管适度充盈。

3. 保暖，减轻血管收缩。房间温度略高一点；可穿着袜子，非治疗部位尽量减少暴露。

4. 必要时可以用热水袋捂脚。

5. 用加热的碘伏或洗必泰（42℃左右）消毒。

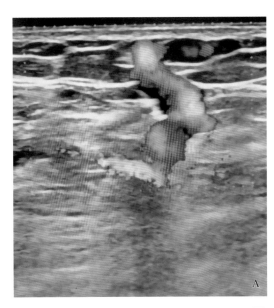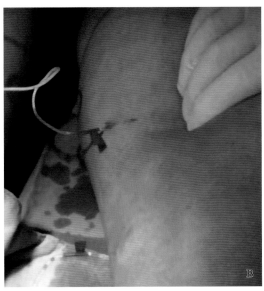

图4-8-7

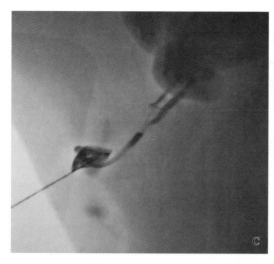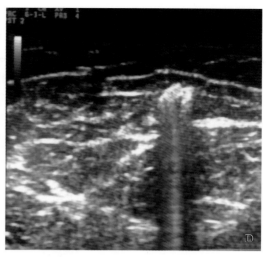

图4-8-7　超声挤压试验准确定位交通支并按压交通支的开口处，可以提高硬化治疗的安全性（续）

注：A.超声探头挤压试验见交通支反流；B.穿支静脉侧手法加压；C、D.超声影像的实时监控泡沫硬化剂在血管内的流向。

（二）下肢静脉曲张的属支治疗

对小隐静脉曲张及属支静脉曲张的泡沫硬化治疗，术前做好体表标记，术中按标记逐一穿刺注射，聚桂醇泡沫制备的液、气比例推荐1∶4，每点注射3～4ml。推荐使用逆行穿刺法：由于近心端静脉相对较粗，穿刺较容易。

正常的瓣膜可阻挡硬化剂向远处扩散，而异常瓣膜则不能阻挡向远处扩散，因此逆行注射有选择性保护正常静脉血管（图4-8-8）；注射后由于远心端静脉压力增高，使形成的血栓向近心端移动，能更快封闭穿刺点，达到迅速止血的目的；药物在曲张静脉内滞留的时间相对较长，作用更充分.在保证疗效同时，尽量减轻局部血栓静脉炎反应。

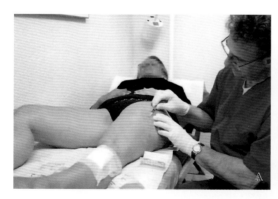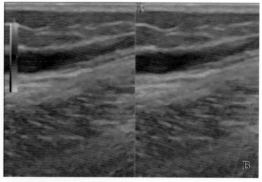

图4-8-8　逆行穿刺法穿刺治疗

（三）毛细血管扩张及网状静脉曲张的泡沫硬化治疗

网状静脉扩张（reticular veins）是指直径在1～3mm之间的不可触及的真皮下静脉扩张。毛细血管扩张（telangiectases）是指直径＜1mm的真皮内小静脉扩张。

毛细血管扩张及网状静脉曲张在直视下聚桂醇硬化疗法疗效显著，操作简单。治疗流程如下：

1. 术前准备

①穿刺和注射均于平卧位进行，膝盖扎一条止血带。②使用平滑推动的一次性注射器。③使用

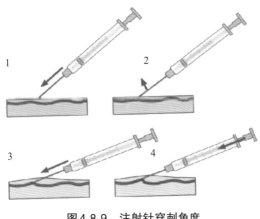

图4-8-9　注射针穿刺角度

细针（4G或5.5G）。

2. **进针角度**　进入静脉，角度很重要，针头应和皮肤平行，尽可能防止切到静脉，血液在针筒内回流可以判断它是否注射在正确的静脉内位置。

3. **恰当的注射手势技巧**　把皮肤撑开便于针头插入静脉；对于注射，医生应把一只手放在静脉曲张处，另一只手主要做注射；不做注射的那只手应把静脉曲张处的皮肤尽力向外2个方向撑开；做注射的那只手的无名指做好定位（图4-8-9、图4-8-10）。

4. **治疗流程**　静脉内注射硬化剂应缓慢，注射1～2ml泡沫后应回抽1次以确保注射针是否位于静脉内。注射中出现剧烈疼痛可能提示静脉外注射，甚至动脉内注射，必须立即停止。毛细血管扩张、网状静脉曲张可使用1%浓度进行治疗、单点注射剂量0.1～0.2ml；每次治疗，总剂量不超过3ml聚桂醇原液。

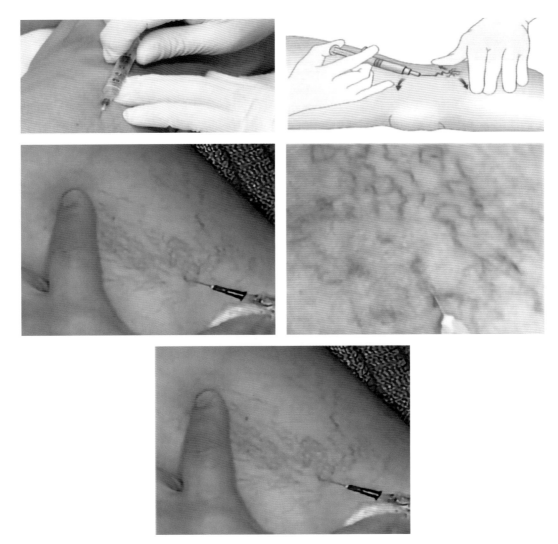

图4-8-10　毛细血管扩张直视下聚桂醇注射治疗

（四）注意事项

硬化治疗结束后，在注射部位局部压迫5～10分钟后，使用无菌纱布对注射的血管进行侧壁加压，然后用弹力绷带自远端向近端包扎下肢及穿戴相应型号的医用静脉曲张袜（图4-8-11）。

术后3天去除弹力绷带，检查皮肤穿刺点和曲张静脉的变化，改穿Ⅰ～Ⅱ级腿长型医用弹力袜。如残余少许曲张静脉可继续补充注射治疗。

术后第1周全天穿弹力袜，并嘱患者在非眠时间每小时步行5分钟，第2周开始仅白天穿即可，弹力袜术后最少坚持使用3个月以上。

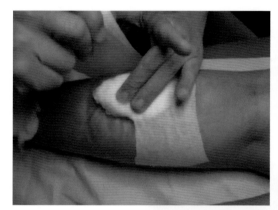
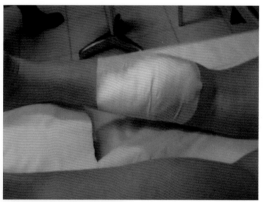
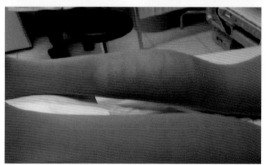

图4-8-11　硬化治疗术后加压包扎并穿戴弹力袜

四、总结

聚桂醇泡沫硬化剂应用于下肢静脉曲张的微创治疗，兼具高疗效与高安全性等优势，具有美观、疗效高、恢复快、无创伤等优势。相较于传统手术治疗，超声引导下泡沫硬化剂治疗对于患者而言，其疗效可得到保证，且可有效减少并发症，使治疗安全性提升。大量的临床研究证明，超声引导下泡沫硬化剂治疗可减少下肢静脉曲张的复发。分析其原因可能为：传统手术治疗中，对曲张静脉进行切除时，可能存在大隐静脉抽剥不完全或大隐静脉属支残留等情况，造成大隐静脉系统反流未得到完全阻断，导致后续静脉曲张的复发。另外，传统手术治疗下，可能存在部分患者大隐静脉主干或侧支未能完全闭合造成再通的情况，从而诱导了疾病复发；此外，传统手术治疗下手术创伤较大，在术后可能形成难以消除的瘢痕，且切口愈合较为缓慢，对患者造成较大的疼痛感。而聚桂醇泡沫硬化剂治疗避免了传统手术治疗以上局限，使患者获得更为舒适的治疗体验，该技术是一种治疗与美容兼备的微创治疗方法值得临床广泛应用及推广。

参 考 文 献

［1］冯琦琛，王昌明，李选，等. 超声引导下腔内射频闭合术联合局部点剥治疗下肢静脉曲张［J］. 中国微创外科杂志，2018，18（7）：577-580.

［2］陈晓玲，郑多安，郑漫漫. 下肢大隐静脉曲张的病因及改良手术治疗［J］. 解放军预防医学杂志，2019，37（11）：198.

［3］李涛，朱国献，杨红伟. 泡沫硬化剂联合静脉旋切术治疗严重下肢静脉曲张的疗效观察［J］. 中华普通外科学文献（电子版），2019，13（1）：34-37.

［4］叶志东，刘鹏. 下肢静脉曲张的外科综合治疗［J］. 中国医学科学院报，2007，29（1）：40-43.

［5］牛鹿原，张欢，罗小云，等. 射频闭合术治疗下肢静脉曲张长期效果分析［J］. 中华外科杂志，2021，59（5）：366-369.

［6］陈曦，刘丽文，赵永锋，等. 超声引导下下肢静脉曲张射频消融治疗价值的研究［C］//中国超声医学工程学会第十四届全国颅脑及颈部血管超声学术大会论文汇编，2018.

［7］赵俊来，吴巍巍，赵克强，等. 射频消融治疗下肢静脉曲张［J］. 中华普通外科杂志，2019，34（7）：598-600.

［8］BRAITHWAITE B，HNATEK L，ZIERAU U，et al. Radiofrequency-induced thermal therapy：results of a European multicentre study of resistive ablation of incompetent truncal varicose veins［J］. Phlebology，2013，28（1）：38-46.

［9］DUNN CW，KABNICK LS，MERCHANT RF，et al. Endovascular radiofrequency obliteration using 90 degrees C for treatment of great saphenous vein［J］. Ann Vasc Surg，2006，20（5）：625-629.

［10］GLOVICZKI P，COMEROTA AJ，DALSING MC，et al. The care of patients with varicose veins and associated chronic venous diseases：clinical practice guidelines of the society for vascular surgery and the American venous forum［J］. J Vasc Surg，2011，53（5 Suppl）：2S-48S.

［11］GUYATT G，GUTTERMAN G，BAUMANN MH，et al. Grading strength of report of an AmericanmCollege of Chest Physicians Task Force［J］. Chest，2006，129（1）：174-181.

［12］KAPLAN RM，CRIQUI MH，DENENBERG JO，et al. Quality of life in patients with chronic venous disease：San Diego population study［J］. J Vasc Surg，2003，37（5）：1047-1053.

［13］KORN P，PATEL ST，HELLER JA，et al. Why insurers should reimburse for compression stockings in patients with chronic venous stasis［J］. J Vasc Surg，2002，35（5）：950-957.

［14］LABROPOULOS N，GIANNOUKAS AD，DELIS K，et al. Where does venous reflux start?［J］. J Vasc Surg，1997，26（5）：736-742.

［15］PAVLOVIC MD，SCHULLER-PETROVIC S，PICHOT O，et al. Guidelinesof the First International Consensus Conference on endovenous thermal ablation for varicose vein disease-ETAV Consensus Meeting 2012［J］. Phlebology，2015，30（4）：257-273.

［16］PODER TG，FISETTE JF，BEDARD SK，et al. Is radiofrequency ablation of varicose veins a valuable option?A systematic review of the literature with a cost analysis［J］. Can J Surg，2018，61（2）：128-138.

［17］SUBRAMONIA S，LEES T. Randomized clinical trial of radiofrequency ablation or conventional high ligation and stripping for great saphenous varicose veins［J］. Br J Surg，2010，97（3）：328-336.

［18］陈孝平，汪建平，赵继宗. 外科学（第9版）［M］. 人民卫生出版社，2018.

第九章
下肢静脉曲张DSA引导下硬化剂注射治疗

康友根
工作单位：湘潭市中心医院

审阅：黄建华
工作单位：中南大学湘雅医院

第一节 概　　述

　　下肢静脉曲张指下肢浅静脉瓣膜关闭不全，使静脉内血液倒流，远端静脉淤滞，继而病变静脉壁扩张、变性，出现不规则的迂曲、伸长和扩张。下肢静脉曲张是一种常见的静脉系统疾病，年轻时即可发病，中壮年相对高发。下肢静脉曲张分为原发性和继发性两种。原发性：系指单纯股隐静脉瓣膜功能不全，病变仅局限于浅静脉，大多发生在大隐静脉，少数合并小隐静脉曲张或单独发生在小隐静脉。继发性：由下肢深静脉瓣膜功能不全、下肢深静脉血栓形成、巴德-基亚里（Budd-Chiari）综合征、Cockeet综合征所引起静脉高压继而表现为浅表静脉曲张。目前临床上主要是治疗原发性下肢静脉曲张以及同时合并有下肢深静脉瓣膜功能不全和股隐静脉瓣膜功能不全的下肢静脉曲张，由下肢深静脉血栓形成、巴德-基亚里（Budd-Chiari）综合征、Cockeet综合征所导致的继发性下肢静脉曲张必须先治疗原发疾病。

第二节　病因及病理

　　先天性浅静脉壁薄弱和静脉瓣膜结构不良是发病的主要原因。重体力劳动、长时间站立和各种原因引起的腹腔压力增高等均可使瓣膜承受过度的静脉压力，在瓣膜结构不良的情况下，可导致瓣膜关闭功能不全，产生血液倒流。由于浅静脉管壁肌层薄且周围缺少结缔组织支持，血液倒流可引起静脉增长增粗，出现静脉曲张。下肢静脉压的增高，在足靴区可出现毛细血管增生和通透性增加，产生色素沉着、水肿和脂质硬化。由于大量纤维蛋白原的堆积，阻碍毛细血管与周围组织间的物质交换，可导致皮肤和皮下组织的营养性改变。

第三节　临床表现

　　浅静脉曲张患者主要表现为下肢各种形态的静脉曲张。早期表现为下肢的小曲张静脉丛和毛细血管扩张症，随着病程延长，曲张静脉的范围和程度都会加重（图4-9-1），并有可能会进展形成下肢色素沉着和静脉性溃疡（图4-9-2）。此外，多数患者受累静脉节段达膝关节或踝关节部位常伴有不适感，主要有钝痛，沉重感、静脉区域的受压感和下肢静脉性跛行，站立后加重，平躺及抬高下肢可缓解。有些患者可伴发有血栓性静脉炎、皮肤萎缩、湿疹、脂性硬皮病和静脉性溃疡以及曲张静脉破裂出血。

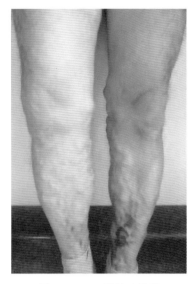

图4-9-1　下肢静脉曲张

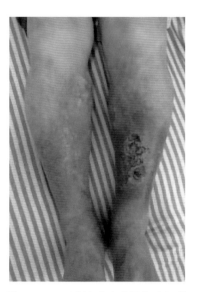

图4-9-2　下肢静脉溃疡及色素沉着

第四节　临床诊断

下肢静脉曲张具有明显的形态特征，诊断并不困难，但常需做以下试验和检查，进一步了解浅静脉瓣膜功能、下肢深静脉回流和穿通静脉瓣膜功能，在此基础上才能确定治疗方案。

（一）下肢静脉试验

下肢静脉试验包括浅静脉瓣膜功能试验（Trendelenburg test），深静脉畅通试验（Perthes test），穿通静脉瓣膜功能试验（Pratt test）。

（二）辅助检查

1. **容积描记**　光电容积描记主要检测深静脉瓣膜功能，空气容积描记是检测深静脉通畅程度。

2. **彩色多普勒超声**　随着超声诊断技术（尤其是彩色多普勒超声）的发展，为下肢静脉曲张性疾病的定性、定量诊断提供了一种全新的检查方法。彩色多普勒超声诊断下肢静脉系统疾病，既可观察到血管形态、结构、病变血管范围，又可实时和动态检测血流动力学情况，弥补了静脉造影的不足，而且检查无创伤、安全、可重复进行，无禁忌证，已逐渐成为下肢静脉系统疾病的首选检查方法，并可用于随访、观察、治疗。

3. **静脉造影**　静脉造影是诊断下肢静脉系统疾病的可靠方法，主要用于下肢静脉瓣膜功能不全，下肢深静脉血栓形成以及先天性静脉发育异常和血管瘤的诊断。主要有顺逆行两种方法，顺行静脉造影又分为深静脉造影（造影时踝上扎止血带）和浅静脉造影（造影时踝上不扎止血带），均在头高足低30°体位下操作，适应于任何类型的下肢静脉疾病。逆行静脉造影又分为股静脉逆行造影和腘腘静脉逆行造影，需分别行股静脉或腘腘静脉穿刺（或置管），再注入对比剂造影，用于检测深静脉瓣膜功能以及功能不全程度的估计，两者需在头高足低60°体位下操作，且需要标准的Valsalva动作。静脉造影是一种诊断下肢静脉系统疾病传统的有创检查方法，但不能用于孕妇、含碘对比剂过敏或肾功能不全的患者。

4. **增强CT检查**　腹部及盆腔增强CT检查通过静脉期静脉显影，可了解髂髂内外静脉、髂髂总静脉及下腔静脉充盈情况，有无先天畸形、血栓以及有无受压。

第五节　临床治疗

下肢静脉曲张的治疗可分为保守治疗、硬化剂注射治疗和手术治疗。硬化剂注射方法有直接穿刺注射和数字减影血管造影（digital subtraction angiography，DSA）引导下导管注射两种方法。对于浅表曲张的静脉大多数可通过直接穿刺注射破坏曲张的静脉属支，这是目前大多数医院采取的治疗方法。而DSA引导下硬化剂注射，通过DSA引导将导管达到需要闭塞的静脉血管主干及分支，实现精准硬化闭塞的目的。本章主要介绍DSA引导下硬化剂注射治疗方法。

一、操作步骤

1. 患者取站立位，浅静脉充盈明显时用记号笔标记浅表曲张静脉，以便术前留置针穿刺以及术后压迫（图4-9-3）。

2. 患者坐在DSA诊断床上，下肢下垂，先行浅表曲张静脉远端穿刺，多点预置留置针，再用头皮针行患肢足背静脉穿刺（图4-9-4）。

3. 患者仰卧在DSA诊断床上，抬高患肢10°～15°，经足背预置的头皮针注入对比剂，行下肢静脉顺行造影，了解下肢浅静脉曲张情况、穿通静脉位置，以及深静脉回流是否通畅（图4-9-5）。股静脉、髂外静脉以及髂总静脉显示不清时，必要时抬高患肢30°～45°透视观察。

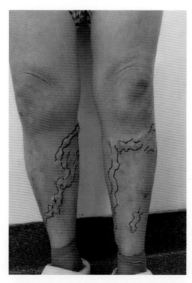

图4-9-3　站立位记号笔标记浅表曲张静脉

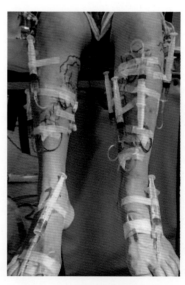

图4-9-4　多点预置留置针

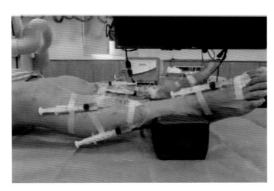
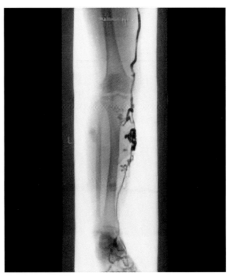

下肢静脉顺行造影　　　　　　　　　　　　下肢静脉顺行造影图像

图4-9-5　下肢静脉造影检查

4. 取1%的聚桂醇2ml＋空气8ml（1∶4配比），采用Tessari法制成泡沫硬化剂8～10ml。

5. 经预置留置针由下至上逐点注射泡沫硬化剂，注射泡沫硬化剂前，先注入少许对比剂，在X线透视下显示曲张浅静脉，应用DSA引导下的充盈缺损技术，在DSA引导下经导管注入泡沫硬化剂，密切观察静脉内对比剂流向及对比剂充盈缺损情况。充盈缺损即将进入深静脉时停止注射泡沫硬化剂（图4-9-6、图4-9-7）。

6. 对于CEAP分级C_3～C_6级的大隐静脉主干曲张增宽的患者，局部硬化剂注射治疗难以实现主干硬化，可采用经健侧股静脉穿刺，引入球囊导管至患肢，充盈球囊，暂时阻断主干静脉回流。抬高患肢35°～45°，在DSA监控下经球囊导管向主干远端注入泡沫硬化剂，密切观察静脉内对比剂流向及对比剂充盈缺损情况。充盈缺损即将进入深静脉时停止注射泡沫硬化剂。或者行大隐静脉主干高位结扎＋主干激光（微波、射频、电凝）微创闭合术＋属支硬化剂注射治疗效果更佳（图4-9-8、图4-9-9）。

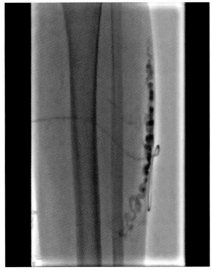
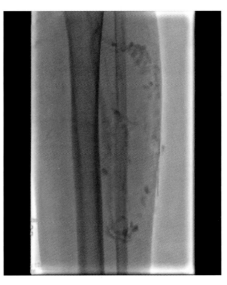

图4-9-6　经留置针造影显示曲张浅静脉　　　　　图4-9-7　注入泡沫硬化剂后的浅静脉

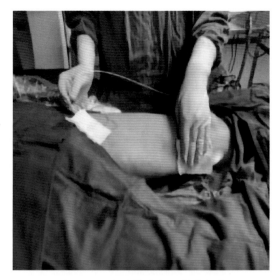

图 4-9-8　大隐静脉主干激光闭合

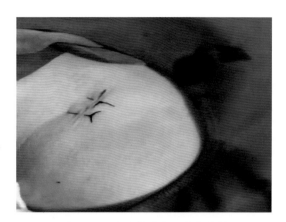

图 4-9-9　大隐静脉主干高位结扎

7. 术毕患肢用弹力绷带由上至下加压包扎24小时（图4-9-10）。

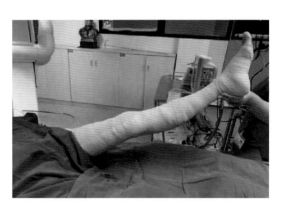

图 4-9-10　术后弹力绷带加压包扎

二、术后处理

1. 术后患者即可下床活动，24小时后拆除绷带，穿弹力袜3个月。
2. 术后连续3天给予低分子量肝素抗凝，5000U，皮下注射，每天1次，预防深静脉血栓形成。
3. 给予迈之灵、黄酮类及七叶皂苷类等药物促进静脉回流减轻水肿。
4. 术后定期超声检查确认治疗静脉是否闭合，闭合不完全的曲张静脉可以局部注射硬化剂治疗。

三、技术小结

1. 硬化剂注射治疗操作简单，费用低廉，患者易接受，单纯泡沫硬化剂注射治疗最适合于网状静脉曲张和蜘蛛形静脉曲张，无需超声或DSA引导。对于CEAP分级$C_2 \sim C_6$级的静脉曲张，操作不当容易导致深静脉血栓形成、肺栓塞、一过性黑矇，甚至脑梗死等严重并发症，所以必须由经验丰富的医师在DSA或超声引导下操作。DSA引导下操作更有优势，可以边造影边注射硬化剂，实时观察硬化剂走行，控制硬化剂注射速度及剂量。

2.硬化剂外溢或者渗入皮下或皮内，可引起皮肤坏死和溃疡，并有损伤周围神经引起顽固性疼痛风险，所以注射硬化剂前一定要确定针尖位于静脉腔内。

3.对于CEAP分级$C_3 \sim C_6$级的大隐静脉主干曲张增宽患者，必须在DSA引导下经球囊导管向主干远端注入泡沫硬化剂，以便达到主干完全硬化，或者行大隐静脉主干高位结扎＋主干激光（微波、射频、电凝）微创闭合术配合属支硬化剂注射治疗效果更佳，复发率更低。

4.一次注入泡沫硬化剂总量不宜超过40ml。

5.下肢静脉曲张DSA引导下硬化剂注射治疗不足之处是对患者及操作医师有一定的电离辐射，须做好辐射防护。

参 考 文 献

［1］李坚，卓涛，王海，等.彩色超声引导下聚桂醇泡沫硬化剂注射治疗下肢静脉曲张［J］.影像研究与医学应用，2019，3（4）：215-216.

［2］赵磊，杨铮，周辰光.超声引导下聚桂醇硬化剂注射治疗大隐静脉曲张的疗效观察［J］.血管与腔内血管外科杂志，2021，7（5）：595-599.

［3］许明召，景凯，崔贵.超声引导泡沫硬化联合腔内射频闭合术治疗CEAP 4级下肢静脉曲张的效果及对疼痛应激反应、血流动力学的影响［J］.中国医学创新，2022，19（8）：59-62.

［4］李奎，邓宏平，王志维.大隐静脉高位结扎和点式剥脱联合硬化剂注射与传统手术治疗下肢静脉曲张的疗效比较［J］当代医学，2022，28（11）：94-96.

［5］董妮，刘丹.超声引导下聚桂醇泡沫硬化剂治疗大隐静脉曲张疗效观察［J］陕西医学杂志，2022，51（2）：212-214.

［6］张俊驰，唐育斌，杨连付.分析DSA引导下聚桂醇泡沫硬化剂治疗下肢静脉曲张的疗效［J］心理月刊，2019，14（20）：175.

［7］唐育斌，张俊驰，杨连付，等.DSA引导下聚桂醇泡沫硬化剂治疗下肢静脉曲张的疗效观察［J］影像研究与医学应用，2019，3（5）：227-228.

［8］张明星，周祖邦，杜自忠，等.超声及DSA引导硬化治疗下肢静脉曲张的疗效对比分析［J］现代生物医学进展，2021，21（17）：3272-3275，3367.

［9］何旭霞，吴庆德，郑玉劲，等.DSA引导泡沫硬化治疗下肢静脉曲张中长期效果［J］中国介入影像与治疗学，2020，17（11）：659-662.

［10］郑晓兵，王庆庆，何志贤.DSA引导下经导管聚桂醇泡沫硬化剂治疗下肢静脉曲张性溃疡的临床疗效观察［J］临床放射学杂志，2013，32（2）：268-271.

［11］钟醒怀，黄黎彦，张自旺，等.DSA引导下聚桂醇泡沫硬化剂治疗下肢静脉曲张的疗效观察［J］微创医学，2016，11（3）：429-431.

［12］王皆钱，少圭，白晓光，等.DSA引导下泡沫硬化剂治疗下肢静脉曲张性溃疡疗效评估［J］.中国临床医学影像杂志，2018，29（3）：209-211.

［13］周永财.DSA引导下聚桂醇泡沫硬化剂注射治疗下肢静脉曲张的临床研究［J］世界最新医学信息文摘，2018，18（97）：104，106.

［14］沈昌山.下肢静脉曲张聚桂醇泡沫硬化剂DSA下硬化治疗疗效分析［J］影像研究与医学应用，2020，4（5）：133-135.

第十章
聚桂醇联合激光治疗下肢静脉曲张

李　刚

工作单位：山东第一医科大学第二附属医院

一、概述

下肢静脉系统疾病（CVD）是血管外科最常见的病变。1994年，国际静脉论坛专家委员会将周围静脉向心回流障碍定义为肢体慢性静脉功能不全（CVI）。其中，原发性下肢静脉曲张是CVI的重要类型。对于下肢静脉系统疾病，特别是原发性静脉曲张的治疗是最近100年以来才真正发展起来的（图4-10-1）。大隐静脉高位结扎＋剥脱术是被大家广泛认可的基础术式。但由于该术式创伤大、并发症多，已经不能满足现今广大患者对疾病治疗的要求。外科医师对该手术术式的改进探索一直未停止过。可喜的是，近10年来由于手术医师对彩超技术的掌握，使得对下肢静脉曲张的血流动力学认知达到了一个新的高度，更重要的是，手术中有彩超的辅助，大大促进了静脉腔内技术的深入开展。以激光、微波、射频为代表的热消融技术及以聚桂醇为代表的化学消融术的联合应用，又使得下肢静脉曲张微创治疗有了质的飞跃。由于国家DRG/DIP支付改革的逐步实施，既能达到足够微创又相对经济的治疗组合，将成为我国大多数公立医院追求的目标。我们中心采用的是彩超辅助下激光联合硬化剂分类精准治疗下肢静脉曲张，该手术方式联合激光、硬化剂（聚桂醇）、点剥、电凝等微创手段灵活选用，实现了微创、精准、安全、经济的临床疗效。

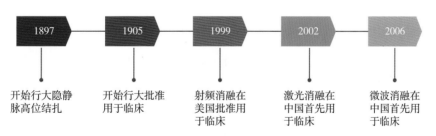

图4-10-1　下肢静脉曲张外科治疗发展历程

二、术前准备

手术患者首先必须排除绝对禁忌证，如右向左分流的先天性心血管发育异常（卵圆孔未闭或房间隔缺损）、硬化剂过敏、拟治疗部位严重感染等。其次，要重视术前临床评估，包括病史采集、体检检查、彩超复核及影像学检查。对所有患者进行临床病因、解剖、病理生理分级（即CEAP分级）。术前充分开展健康宣传教育，让患者了解手术过程及术中术后注意事项。手术的最佳适应证为原发性下肢静脉曲张（病因分类），要重视继发性静脉曲张病因的追查，对于C_4级以上的患者均要求行下肢顺行静脉造影，以期了解深静脉通畅及反流情况，以便更好地指导临床治疗。

对于曲张较轻的患者，大多采用单纯局麻下进行，对疼痛敏感的患者，在大腿内侧及曲张部位涂抹利多卡因凝胶（术前1小时）。但对于曲张严重的患者，则可选择隐神经阻滞麻醉（图4-10-2）。术中常规心电图监护。患者晨起可少量饮食。

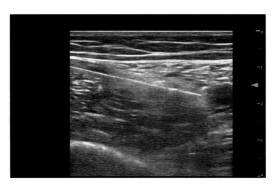

图4-10-2　隐神经阻滞麻醉，隐神经位于收肌管股浅动脉内侧缘

三、手术方式

由于患者病变的程度、病变的范围个体差异较大，个体化治疗虽然有其积极的意义，但实际操作欠规范统一。根据手术部位的不同特点，手术时我们将患肢进行分区，对每一区域制订手术关注要点，以期达到治疗规范的标准化。下肢静脉曲张手术分区：A区（隐-股静脉结合部）；B区（大隐静脉大腿段）；C区（小隐静脉及大隐静脉小腿段）；D区（足靴区）。手术中A、B区（大腿段）及C、D区（小腿段）虽然有各自的手术关注点，但治疗时往往需要一起处理。

（一）A区治疗

A区为大隐静脉起始部区域，是原发性大隐静脉曲张最重要的治疗环节之一，大隐静脉高位结扎的临床意义已被充分认知，实际工作中因高位属支未结扎引起的"复发"也屡见不鲜。随着患者对微创治疗的需求越来越高，手术医师已不愿再用传统大切口方式结扎大隐静脉根部及其属支，取而代之的是改良后的各种微创术式。近年来"零切口"微创理念已受到广大患者的欢迎。笔者医院血管外科团队对于大隐静脉开口处直径＜8mm，最大直径不超过9mm的患者，采用硬化剂（聚桂醇）＋激光的组合方式，使其主干及属支闭合，收到了良好的临床效果。

具体方法：穿刺膝内侧大隐静脉主干，经鞘管将激光引入隐-股静脉结合部1.5～2.0cm处，在彩超辅助下，将麻醉肿胀液精准注射到大隐静脉根部，使其受压挛缩、管径变细（此方式不仅能够起到阻挡并减少泡沫硬化剂进入股静脉的作用，还能使硬化剂充分作用于隐-股静脉结合部，以期达到"高位"闭合的目的）。泡沫硬化剂制备成功后，经鞘管推注，在大隐静脉近心端用7号蝶形头皮针穿刺大隐静脉主干，回抽血液及泡沫硬化剂，最佳效果是大隐静脉近心端已回抽不到血液，仅有泡沫硬化剂被抽出。聚桂醇泡沫硬化剂用量一般在8～12ml之间。硬化达到满意效果后，彩超下可见大隐静脉主干管径明显缩小，大隐静脉根部亦可见泡沫硬化剂显影（图4-10-3～图4-10-5）。

为了强化硬化剂对大隐静脉闭合效果，可加用传统激光（18W），手掌按压激光头端实施大隐静脉主干闭合。对于大隐静脉直径＞9mm的患者，由于曲张静脉管径较粗，泡沫硬化剂置换血液负荷

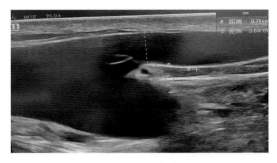

图4-10-3 隐－股静脉结合部大隐静脉直径测量

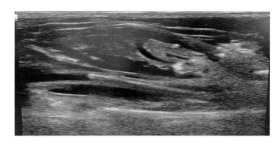

图4-10-4 激光头端到达隐－股静脉结合部行麻醉肿胀液注射

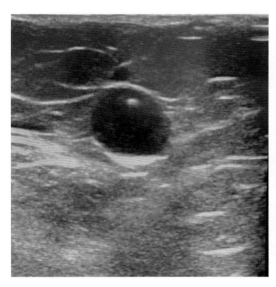
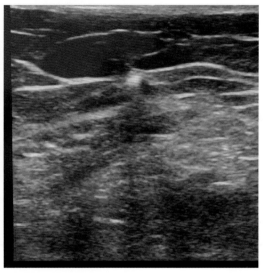

图4-10-5 硬化剂注入后前后管径变化

量太大，此种情况单用硬化剂及激光已不能将大隐静脉主干开口部闭合，并且大隐静脉主干越粗，其属支亦相应增粗者越多见，术后仍有出现属支代偿扩张导致复发曲张的可能性，此时传统高位结扎并行重要属支结扎的必要性凸显。由于彩超的辅助应用，结合激光头端的光影，血管钳可准确找到大隐静脉主干，使得实施大隐静脉高位结扎的切口可大大缩小（图4-10-6），能实现局麻下微创高位结扎的目的。

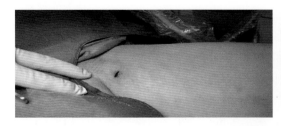
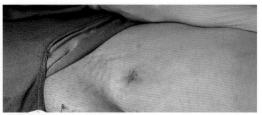

图4-10-6 小切口高位结扎大隐静脉根部及其属支

（二）B区治疗

B区为大隐静脉大腿段，该区大隐静脉主干亦有很多变异。对治疗效果特别是术后复发有重要影响的多是穿通支的变异。该区域最重要的两大穿通支是Hunter及Dodd穿通支，该穿通支有的可以与大隐静脉主干相连、有的自成一体（穿通支由股浅静脉穿出后不与大隐静脉直接连通），后者在手术时特别容易被遗漏，若治疗不彻底，在短期内即可出现曲张静脉复发（图4-10-7）。术中彩超复核并掌握该区病变静脉走行特点，对精准处理病变血管、最大限度减少创伤、避免"罪犯"血管的遗漏具有重要作用。

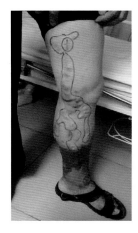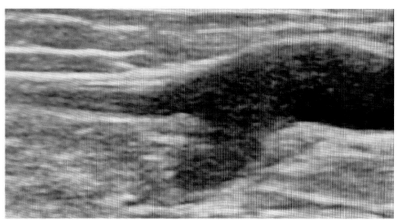

图4-10-7　大腿中段Hunter穿通支典型病例及彩超表现

（三）C区治疗

C区为小隐静脉及大隐静脉小腿段，该区的关注要点为小隐静脉及大隐静脉小腿段扩张程度。对于小隐静脉曲张的治疗原则与大隐静脉相似，但对于开口部直径大于6mm的小隐静脉建议结合小切口高位结扎。对于大隐静脉曲张相对较轻的患者（如C_2），一般不建议闭合小腿段大隐静脉，但对于下肢静脉曲张严重的患者（如C_4），建议将小腿段大隐静脉闭合（激光＋硬化剂），此时可将激光瓦数调低，配合麻醉肿胀液使用，这样可大大降低隐神经损伤的概率。同时大隐静脉小腿段的闭合也会强化相关属支及穿通支的硬化效果。

（四）D区治疗

D区为足靴区，该区域最大的特点是浅静脉与深静脉距离短，硬化剂易由浅静脉流入深静脉而引发深静脉血栓形成。其次，该区穿通支最为常见（主要有Cockett I，Cockett II，Cockett III），应重点处理。对直径小于3.5mm的病理穿通支，可单独使用硬化剂即可达到闭合效果；对直径在3.5～4.5mm的穿通支，可采用激光加硬化剂组合闭合；对直径4.5mm以上的穿通支，有条件的医院可考虑应用微波针或射频专用针行腔内闭合，否则还是要考虑小切口结扎，效果更为可靠。

小腿部曲张静脉硬化要点：配比多采用Tessari法，多以1:3比例将聚桂醇与空气混合（用5ml与10ml空针通过三通阀快速反复对冲10～20次），理想的泡沫硬化剂应该具有"泡沫均匀细腻，无空泡，无液化"的特点。另外，制备泡沫硬化剂要注意"即配即用"，否则容易老化而失去作用，若需多次配置，则配置过程中要注意保持注射器及三通阀的清洁干爽，以保证泡沫硬化剂制备的质量。

小腿部的曲张静脉采用多点穿刺法，对相邻穿刺点采用双针技术：一个注入硬化剂，一个回抽。一旦发现有硬化剂从另一端抽出或压力增高时，要及时停止抽取，以避免压力增加后硬化剂进入肌间静脉及深静脉系统。泡沫硬化剂处理过曲张静脉后，为减少术后硬结，以下要点动作是有必要的：目标血管硬化后尽量用空针抽出血管内残余血液及硬化剂，若抽出的血液较多，可考虑二次硬化该目标血管。理想的血管硬化状态是曲张静脉塌陷无血液充盈，此时建议再用手掌持续按压硬化区域1～3分钟，配合抬高患肢，目的为避免被硬化血管再度有血液流入。对于下肢曲张静脉明显的静脉团宜结合激光电凝，促使曲张静脉壁的复合破坏，此方法可明显减少硬结的发生率。当然，对于曲张较大的静脉团，给予适当的局部点剥也是必要的（图4-10-8）。

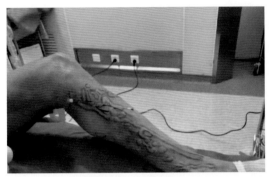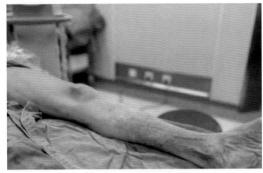

图4-10-8　下肢静脉曲张硬化剂（聚桂醇）＋激光闭合术联合应用前后对比

四、术后处理

术后对硬化血管较多的区域，涂抹多磺酸粘多糖乳膏（喜辽妥）并采用纱布偏心压迫。对于大部分腿型较好的患者，可直接穿医用弹力袜。医用弹力袜选择二级压力（18～22mmHg）、穿着舒适、弹性大、透气好者为佳。另外，对弹力袜头端的橡胶过敏的患者较多，可考虑穿短平裤，避免橡胶部分与皮肤直接接触，或者直接反穿弹力袜。对部分腿型特殊的患者（如大腿特粗、小腿较细），建议用弹力绷带加压包扎，3～5天后再酌情考虑穿医用弹力袜。患者回病房后一般卧床半小时，同时给予基础加物理预防血栓形成（足底泵为主），无抗凝禁忌者口服利伐沙班10mg/d，持续1周。术后第1～3天出院。术后1个月内避免长途旅行及重体力活动。随诊时间为术后1周、1个月、半年。复诊时重点使用彩超检查大隐静脉主干及穿通支闭合情况。术后适当口服活血化瘀药物。对于局部硬结较大的患者给予热敷或穿刺排出硬结内积血。

五、讨论

（一）硬化剂在下肢静脉曲张主干中的应用

硬化剂目前已被临床广泛接受并应用于小腿部属支曲张中，但对于隐静脉主干的闭合，临床医生一直持怀疑态度，一则担心主干闭合后复通，二则担心高位属支遗漏，导致曲张复发。实际应用中需要重视对主干直径的把握，注意术中硬化剂团注的应用要点，不仅能达到主干闭合的目的，而且能达到高位同属支一起闭合的效果（图4-10-9、图4-10-10）。但对于直径较粗的主干，因硬化剂置换血液量较大，硬化剂难以与血管充分接触，故不建议单独使用。此时可结合小切口的高位结扎，不仅符合传统手术理念，且能将较粗大属支一并处理。

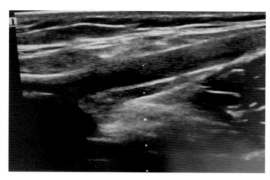

图4-10-9　硬化剂注射治疗3个月后大隐静脉入口处典型彩超表现
注：大隐静脉轮廓尚在，但腔内已无血流，血管壁已被硬化破坏，内有纤维组织生成。

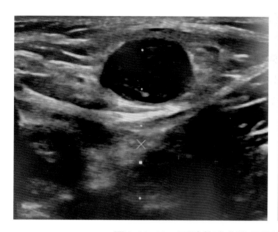 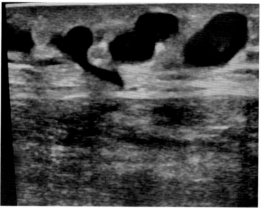

图4-10-10　下肢静脉曲张硬化治疗术后1个月复查的超声影像
注：大隐静脉主干及小腿部曲张静脉聚桂醇硬化治疗后1个月表现管腔已变僵硬，压之不变形，酷似"血栓"。

（二）下肢静脉曲张复发

　　下肢静脉曲张复发一直困扰着手术医师，大家对复发的理解也不尽相同。传统的基础术式高位结扎的临床意义已深入人心，大隐静脉近心端及分支静脉结扎也是传统手术的第一原则。大隐静脉有5条分支，与复发有重要关系的为2条，即股内侧与和股外侧浅静脉。国内学者提出大隐静脉结扎但不处理分支的意见，在没有充分理论依据的前提下恐难接受。我们的经验是对属支扩张较粗的（大于3mm）曲张静脉可考虑给予单独硬化治疗。但临床上复发原因更多的是小隐静脉曲张及各大穿通支遗漏未处理，特别是大腿段的穿通支需要特别重视。为了达到精准处理病变、减少复发的目的，彩超在微创治疗下肢静脉曲张中扮演越来越重要的角色。对彩超的熟练掌握及运用可大大提高手术疗效，以最小创伤获得最准确可靠的治疗效果。彩超已成为血管外科医师开展下肢静脉微创治疗不可或缺的必备技能之一。

（三）手术方法的联合应用

因各种治疗手段均有它的优势与不足，而患者下肢静脉曲张严重程度不一、发病特点不一，因此各种手术的联合应用对不同程度病变的处理是必要的。"大隐静脉硬化剂注射治疗＋腔内激光闭合术"与"大隐静脉高位结扎＋硬化剂注射治疗＋腔内激光闭合术"是治疗大隐静脉主干最经济有效的组合方法；而对于小腿相关区域的治疗建议以硬化剂为主导，融合电凝、点剥等微创技术，不但可大大提高手术效果，而且能最大限度减少手术创伤。当然对手术疗效最重要的还是对患者曲张静脉血流动力学的精确认知，达到精准微创处理病变，从而减少复发，将创伤降到最低的目的。

（四）术后并发症

患者一般术后无严重并发症，部分患者可出现血管走行区静脉炎表现，即红、肿、热、痛等。静脉炎出现部位往往伴有色素沉着的加重。术后最常见的问题是局部硬结及疼痛，与患者静脉曲张严重程度、硬化剂及激光作用血管引起的炎症反应相关（类似于血栓性静脉炎的临床表现），越是粗大的曲张静脉团越容易发生。对于硬结及其炎症的处理，我们的经验是：①术中加强对硬化血管的管理，将曲张血管硬化确实（血管硬化破坏不充分的曲张血管往往容易发生炎症反应），术中注意减少目标血管内血液及泡沫硬化剂的残留，重视术后压迫及保持其塌陷状态的重要性。医用弹力袜压力足够的同时，穿着舒适是偏心压迫有效性的保证，所以对医用弹力袜的选择要特别重视。②硬结出现的时间节点多在术后2～4周，与患者局部偏心压迫不足也有一定关系。轻者可用热敷缓解，重者用空针抽出积液（酱油色浓稠液体），局部也可外用活血化瘀的中药糊剂以促进炎症吸收。③对于硬结，特别是非炎症性硬结，局部湿热敷对促进其吸收、减少色素沉着的作用也非常显著。

总之，随着对硬化剂，特别是国产硬化剂聚桂醇认识的加深，已有越来越多的外科中心开展在彩超辅助下的泡沫硬化剂＋激光治疗静脉曲张的临床工作，必要时辅以其他微创手段，已实现了安全有效、简单易学、经济可靠的效果，值得进一步的深入研究及临床推广。

参 考 文 献

［1］何静，王军，杨涛．慢性下肢静脉疾病的流行病学研究现状［J］．中国血管外科杂志（电子版），2018，10（1）：71-78．

［2］鲁科峰，何洪峰，胡巧洪，等．超声引导在泡沫硬化剂硬化交通支静脉治疗下肢静脉曲张复发中的作用探讨［J］．临床超声医学杂志，2017，19（6）：418-420．

［3］中国微循环学会周围血管疾病专业委员会．聚桂醇注射液治疗下肢静脉曲张微循环专家共识［J］．血管与腔内血管外科杂志，2020，6（5）：377-381．

［4］张冠一，孟庆义．腔内激光联合泡沫硬化剂治疗下肢静脉性溃疡的疗效分析［J］．中国血管外科杂志（电子版），2018，10（4）：275-278．

［5］卢凯平，卢惟钦，杨光唯，等．泡沫硬化剂治疗下肢穿通静脉功能不全的长期随访结果［J］．中华普通外科杂志，2019，34（6）：506-508．

［6］汪涛，何旭，顾建平．下肢静脉曲张的微创治疗［J］．介入放射学杂志，2008，17（1）：66-69．

［7］朱永强，徐敬宣，陈俊英，等．透视引导下聚桂醇泡沫硬化剂治疗下肢静脉曲张的疗效观察［J］．中华放射学杂志，2012，46（9）：836-839．

［8］廖恺，曾庆乐．泡沫硬化疗法在下肢静脉曲张治疗中的临床应用现状［J］．中国介入影像与治疗学，2015，12（1）：60-62．

［9］骆晨，周军．聚桂醇硬化治疗的应用现状及研究进展［J］．巴楚医学，2020，3（3）：114-117．

［10］ALAVI A, SIBBALD RG, PHILLIPS TJ, et, al. What's new: Management of venous leg ulcers: Treating venous leg ulcers. J Am Acad Dermatol. 2016, 74（4）：627-640.

[11] BLOMGREN L, JOHANSSON G, EMANUELSSON L, et al. Late follow-up of a randomized trial of routine duplex imaging before varicose vein surgery [J]. British Journal of Surgery, 2012, 98 (8): 1112-1116.

[12] E G J M. PIERIKMDI M. et al. Validation of duplex ultrasonography in detecting com-petent and incompetent perforating veins in patients with venous ulceration of the lower leg [J]. J Vasc Surg, 1997, 26 (1): 49-52.

[13] GLOVICZKI P, COMEROTA AJ, DALSING MC, et al. The care of patients with varicose veins and associated chronic venous diseases: clinical practice guidelines of the Society for Vascular Surgery and the American Venous Forum. J Vasc Surg. 2011 May; 53 (Suppl 5): 2S-48S.

[14] GUPTA SK, SHUKLA VK. Leg ulcers in the tropics [J]. Int J Low Extrem Wounds, 2002, 1 (1): 58-61.

[15] HAMEL-DESNOS CM, DESNOS PR, FERRE B, et al. In vivo biological effects of foam sclerotherapy [J]. Eur J Vasc Endovasc Surg, 2011, 42 (2): 238-245.

[16] KIGUCHI MM, HAGER ES, WINGER DG, et al. Factors that influence perforator thrombosis and predict healing with perforator sclerotherapy for venous ulceration without axial reflux [J]. J Vasc Surg, 2014, 59 (5): 1368-1376.

[17] LURIE F, PASSMAN M, MEISNER M, et al. The 2020 update of the CEAP classification system and reporting standards. J Vasc Surg Venous Lymphat Disord. 2020, 8 (3): 342-352.

[18] MEISSNER MH, MONETA G, BURNAND K, et al. The hemodynamics and diagnosis of venous disease [J]. J Vasc Surg. 2007, 46 Suppl S: 4S-24S.

[19] NEGLEN P, RAJU S. A comparison between descending phlebography and duplex Doppler investigation in the evaluation of reflux in chronic venous insufficiency: a challenge to phlebography as the"gold standard" [J]. J Vasc Surg. 1992, 16 (5): 687-693.

[20] RATHBUN S, NORRIS A, STONER J. Efficacy and safety of endovenous foam sclerotherapy: me-ta-analysis for treatment of venous disorders [J]. Phlebology, 2012, 27 (3): 105-117.

[21] VUYLSTEKE ME, THOMIS S, GUILLAUME G, et, al. Epidemiological study on chronic venous disease in Belgium and Luxembourg: prevalence, risk factors, and symptomatology. Eur J Vasc Endovasc Surg, 2015, 49 (4): 432-439.

第十一章
聚桂醇泡沫硬化剂注射联合旋切刨吸术

林少芒　李　强

工作单位：广州医科大学附属第二医院血管外科

硬化剂是指可引起不可逆的血管内皮细胞损伤，最终导致血管纤维化使血管腔闭塞的化学制剂。硬化剂又可分为液体硬化剂和泡沫硬化剂，而后者是临床最常用的硬化治疗手段。聚桂醇作为泡沫硬化剂在临床已被广泛使用。硬化剂注射疗法是指通过注射化学药物刺激人体局部形成纤维结缔组织，使病变硬化、萎缩，从而达到祛除病变或治疗疾病目的的治疗方法。血管硬化疗法是将硬化剂直接注入病变血管内，通过其化学刺激作用造成局部血管内皮损伤，进而发生血栓、内皮剥脱和胶原纤维皱缩，使血管闭塞最终转化为纤维条索（硬化），从而达到去除病变血管的治疗目的。关于硬化剂注射治疗前文已经有详细介绍，本节主要介绍其与旋切刨吸术（TriVex）联合应用的方法。

旋切刨吸术（transilluminated powered phlebectomy）于2000年由Cheshire N等在世界上首先报道，然后逐渐在欧洲及美国推广开来，并取得良好效果。2002年首次在中国开展此项手术。旋切刨吸术对中重度的下肢静脉曲张团块治疗效果较好，逐渐在临床上得以广泛应用。

一、手术指征

1. **适应证**　旋切刨吸术适合大多数下肢静脉曲张患者，包括下肢浅静脉曲张、下肢浅静脉曲张伴下肢皮肤色素沉着合并慢性溃疡、下肢浅静脉曲张伴血栓性静脉炎、下肢静脉曲张伴皮下脂质硬化及纤维板等。

2. **禁忌证**　①年老体弱、妊娠期女性或有严重内科疾病、不能耐受手术者。②手术区域有急性炎症，如丹毒、淋巴管炎、淋巴结炎、急性血栓性浅静脉炎等。③继发于下肢深静脉血栓形成后综合征的下肢静脉曲张。④继发于巴德－基亚里综合征的下肢静脉曲张。⑤妊娠期的下肢静脉曲张。⑥盆腔肿瘤压迫引起的下肢静脉曲张。⑦下腔静脉病变或受压引起的下肢静脉曲张。⑧先天性下肢动静脉畸形继发的下肢静脉曲张。

二、术前准备

1. **设备准备**

（1）旋切刨吸手术设备和器械：主要包括刨吸刀和附带灌注装置的冷光源（图4-11-1）。

（2）术中使用压力注射泵（压力设定为400～500mmHg）灌注冲洗液和充盈液。

（3）冲洗液和充盈液配制：冲洗液和充盈液是由1000ml 0.9%的生理盐水加1∶1000肾上腺素1～2ml，再加1%利多卡因50ml配制而成（曲张

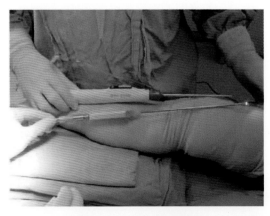

图4-11-1　旋切刨吸系统

静脉若先应用硬化剂注射者可以不加入肾上腺素，术中采用神经阻滞麻醉或腰麻者可以不加入利多卡因）。

2. 患者准备

（1）患者需站立位使静脉曲张扩大到最大程度，使用标记笔准确地绘出曲张静脉的轮廓和范围（图4-11-2、图4-11-3）。

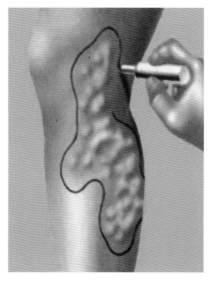

图4-11-2　术前标记曲张静脉范围（1）

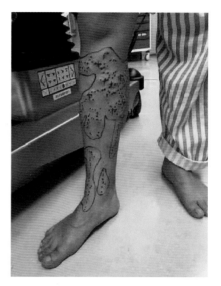

图4-11-3　术前标记曲张静脉范围（2）

（2）先行传统的大隐静脉高位结扎剥脱术，或大隐静脉射频、微波、激光等腔内热消融闭合术。

（3）曲张静脉可配合泡沫硬化剂注射治疗。

三、手术操作

1. 患者采用仰卧头低脚高位，关闭手术室无影灯。

2. 切口选择。手术切口长2～3mm，切口部位选择以力求达到既满足最大限度地去除曲张静脉，又能减少切口的数目为宜。切口紧贴曲张静脉团，但可以不位于曲张静脉上。在曲张静脉的近心端和远心端各做一个切口，分别插入刨吸刀和冷光源，切口可交替使用。

3. 充盈麻醉。将旋切刨吸系统带灌注的冷光源连接到预先加压的充盈液上。经切口将冷光源插入静脉下至少3～4mm处。液体由头端注入以显现曲张静脉的范围和轮廓，同时将曲张静脉与周围组织分离。

4. 用刨吸刀进行切除。刨吸刀刀头插入静脉周围的皮下组织内，沿着曲张静脉的侧方和下方旋转活动，力求将更多的静脉曲张切除（图4-11-4、图4-11-5）。旋切刀转速为1000～1500转/分钟。刨吸刀有直径4.5mm和5.5mm两个规格，常规使用直径4.5mm刨吸刀，如曲张静脉直径较粗或合并浅静脉血栓，可使用直径5.5mm刨吸刀。手术时绷紧皮肤，以增加表皮和皮下组织的张力，提高手术的安全性。

5. 再次注入充盈液。充盈液可将皮下血肿冲走，将术后瘀斑及皮下血肿减轻到最低程度，并可确保术后舒适。

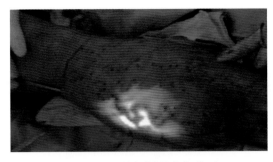

图4-11-4　旋切刨吸术中（1）

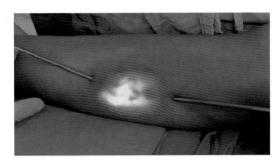

图4-11-5　旋切刨吸术中（2）

四、术后处理

1. 术后挤净皮下积液，用棉垫及弹力绷带加压包扎（图4-11-6），压力由远心端至近心端逐渐减小，要有一定梯度，松紧度要适宜，2天后拆绷带改穿弹力袜（图4-11-7）。

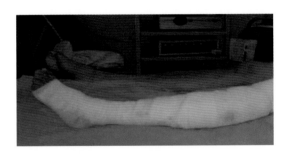

图4-11-6　弹力绷带加压包扎

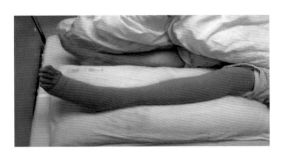

图4-11-7　穿弹力袜

2. 术后注意保暖，回病房后抬高患肢促进静脉回流。

五、并发症的预防与处理

1. **皮肤瘀斑和皮下血肿**　是常见的并发症，预防与处理有以下几点。

（1）减少创面、减轻创伤：尽量施行有限度的刨吸，直径较小静脉可配合硬化剂注射治疗，刨吸后皮下反复冲洗和预防性用尖刀做小切口引流至关重要。

（2）加压包扎：手术结束后，切口可不予缝合，在病变处覆盖纱布垫，将皮下创面压闭，然后用弹力绷带从肢体远端向近端呈叠瓦状加压包扎，注意压力均匀适当，既能将创面压闭，又不至于影响手术肢体的血液供应。

（3）处理：皮肤瘀斑和轻度的皮下血肿可待其自行吸收或外用多磺酸粘多糖乳膏（喜辽妥），血肿较大需穿刺或做小切口将皮下血肿挤出，并配合良好的加压包扎，拆除绷带后可继续外用多磺酸粘多糖乳膏（喜辽妥）。

2. **深静脉血栓形成**

（1）为预防术后发生深静脉血栓形成，术中应避免损伤股静脉。大隐静脉高位结扎时尽量结扎5条属支，并紧贴隐股点结扎。大隐静脉行射频、微波、激光等腔内热消融时，需彩超反复确认导管头端位于隐股点下方约2cm。

（2）术后次日开始行患肢被动活动，逐渐转为主动活动，并鼓励患者尽早下床活动。拆除绷带后即穿弹力袜下床活动。

（3）术后无需常规抗凝预防深静脉血栓形成，如患者高凝或术前即合并浅静脉血栓形成，术后可给予必要的预防措施，如低分子量肝素或利伐沙班，一般应用3～5天即可。

（4）术后如出现患肢明显水肿、疼痛，高度怀疑深静脉血栓形成时，应及时行相关检查，明确诊断后积极给予抗凝、溶栓或吸栓治疗。

六、随访复查

患者术后2～3天拆除绷带后即可出院，术后1周门诊复查。建议患者分别于术后3个月、6个月和12个月定期门诊随访复查，必要时行下肢静脉彩超检查，1年后建议每年复查1次。

七、小结

笔者所在科室十几年的探索，旋切刨吸术前先行曲张静脉泡沫硬化剂注射，再行旋切刨吸术（图4-11-8、4-11-9）。泡沫硬化剂注射联合旋切刨吸术的优势：泡沫硬化剂注射可以减少出血，对直径较小（＜6mm）的曲张静脉和毛细血管不需要旋切，旋切刨吸术能在直视下彻底清除曲张静脉，精准操作可以减少创伤、保证美观。泡沫硬化剂联合旋切刨吸术可以取长补短、优势互补。

1. **手术技巧**　大隐静脉射频、微波、激光闭合或抽剥；经皮穿刺注射少量的泡沫硬化剂，可引起血管痉挛、减少出血；旋切刨吸术前皮下注入适量的肿胀液，可减轻旋切的创伤、避免术后血肿硬结等；术后适当的弹力绷带加压包扎患肢48～72小时。

2. **术后处理要点**　有高凝状态或术前有浅静脉血栓的患者，术后常规利伐沙班抗凝治疗3～5天；术后鼓励患者多活动下肢，尽早下地活动；拆除绷带后穿阶梯式弹力袜1～3个月；局部瘀斑可外用多磺酸粘多糖乳膏（喜辽妥）治疗。

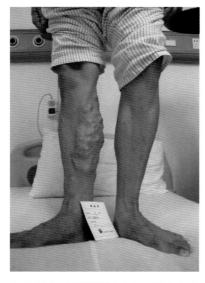

图4-11-8　硬化剂联合旋切刨吸术术前

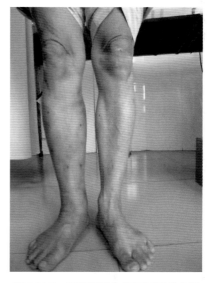

图4-11-9　硬化剂联合旋切刨吸术术后

参 考 文 献

［1］董海成，傅麒宁. 大隐静脉主干激光闭合术联合泡沫硬化剂注射治疗下肢静脉曲张疗效［J］. 健康必读，2019（10）：25.

［2］冉峰，刘长建，刘晨，等. 聚桂醇泡沫硬化剂治疗下肢静脉曲张的疗效［J］. 江苏医药，2012，38（7）：849-850.

［3］林俊杰. 大隐静脉高位结扎术联合泡沫硬化剂注射治疗下肢静脉曲张的临床效果分析［J］. 双足与保健，2019，28（23）：102-103.

［4］李荣宾，蔡旭东. 腔内一站式治疗左髂静脉狭窄合并大隐静脉曲张63例近期疗效分析［J］. 福建医药杂志，2017，39（4）：21-24.

［5］李冉. 大隐静脉高位结扎联合泡沫硬化剂治疗下肢静脉曲张的疗效及安全性研究［J］. 中国医学工程，2019，27（5）：99-101.

［6］马强，李培生. ELA联合静脉剥脱、硬化剂注射治疗下肢静脉曲张临床疗效分析［J］. 双足与保健，2019，28（21）：99-100.

［7］叶小萍，王婧，刘洪，等. 超声在泡沫硬化剂闭合交通静脉治疗下肢静脉性溃疡中的作用［J］. 国际外科学杂志，2017，44（3）：189-192，218.

［8］吴凤英. 泡沫硬化剂聚桂醇注射治疗下肢静脉曲张的疗效观察［J］. 双足与保健，2019，28（21）：133-134.

［9］沈昌山. 下肢静脉曲张聚桂醇泡沫硬化剂DSA下硬化治疗疗效分析［J］. 影像研究与医学应用，2020，4（5）：133-135.

［10］付宪伟，李刚. 超声引导硬化剂治疗大隐静脉曲张患者临床评价［J］. 中国城乡企业卫生，2020，35（4）：17-19.

［11］王拥军. 聚桂醇泡沫硬化剂联合高位结扎剥脱术治疗大隐静脉曲张的临床效果［J］. 河南医学研究，2020，29（9）：1604-1605.

［12］徐华东. 泡沫硬化剂聚桂醇对下肢静脉曲张的临床治疗效果分析［J］. 当代医学，2015，21（19）：31-32.

［13］谢闯洲，鲁野，胡帅，等. 聚桂醇硬化剂辅助治疗下肢静脉曲张疗效分析［J］. 山西医药杂志，2020，49（9）：1107-1108.

［14］董玉强，李国瑞，孙国举，等. 大隐静脉高位结扎腔内激光联合泡沫硬化剂治疗下肢静脉曲张的疗效研究［J］. 世界最新医学信息文摘（连续型电子期刊），2020，20（88）：109-110.

［15］谢闯洲，鲁野，胡帅，等. 聚桂醇硬化剂辅助治疗下肢静脉曲张疗效分析［J］. 山西医药杂志，2020，49（9）：1107-1108.

第十二章
下肢静脉曲张聚桂醇硬化治疗日间手术模式

朱越锋

工作单位：浙江大学医学院附属邵逸夫医院

一、概述

下肢静脉曲张是常见病和多发病，不同文献报道成人发病率在10%～20%不等，东西方没有显著差异。但是下肢静脉曲张的治疗方式却存在中西方的巨大差异。国内大部分地区的医院还停留在麻醉下高位结扎和剥脱手术，而欧美国家早在十多年前就已经步入腔内治疗阶段。正是因为治疗方式的不同，导致了患者的住院时间存在很大差异。传统的剥脱术切口多、创伤大、术中出血多、术后疼痛明显，导致了术后需要住院观察恢复，不仅患者体验度不好，而且住院时间长导致患者社会经济损失较大。下肢静脉腔内消融技术的发展让手术可以在局部麻醉下进行，术中创伤小，几乎没有出血，术后可以马上下地行走，无需住院观察，因此，可以日间手术完成。患者体验度好，不过多耽误正常的工作生活，对社交和经济活动没有影响。因此，日间手术具有无与伦比的优势。

下肢静脉曲张日间手术模式可分为诊所的当日手术和医院的日间手术两大类型。其中，诊所的静脉曲张日间手术由于不同规模、不同质控标准，导致诊疗流程良莠不齐。有些诊所甚至连基本的术前检查都不完善就开展硬化剂注射治疗，导致硬化剂注射治疗后复发比例高，甚至可能导致严重的并发症。在此不展开叙述。

二、国家卫健委关于日间手术的相关政策

公立医院的日间手术项目近年来在国家卫生健康委员会（以下简称国家卫健委）和各省卫健委的大力推动下取得了长足的进步。2019年，国家卫健委颁布的三级公立医院绩效考核指标中，明确将日间手术占择期手术的比例作为三级定量指标之一。因此，近年来日间手术迅速发展。其中，下肢静脉曲张就是国家卫健委首批发布的日间手术病种之一。

早在2016年，《国家卫生计生委办公厅关于印发2016年深入落实进一步改善医疗服务行动计划重点工作方案的通知》（国卫办医函〔2016〕362号）中就指出：逐步推行日间手术。三级医院逐步推行日间手术，优化诊疗服务流程，提高医疗服务效率，在保障医疗质量与安全的前提下，为患者提供高效的日间手术服务，缓解患者"住院难"和"手术难"问题。

《关于做好国家卫生计生委和国家中医药局属管医院参加属地公立医院综合改革有关工作的通知》（国卫体改发〔2017〕38号）提及：加强日间手术质量精细化管理，探索将部分住院服务转变为日间医疗服务，优化诊疗服务流程，提高医疗服务效率，缓解患者"住院难"和"手术难"问题。

《关于巩固破除以药补医成果持续深化公立医院综合改革的通知》（国卫体改发〔2018〕4号）提到：2018—2020年实施新一轮改善医疗服务行动计划，持续增强群众就医获得感。加快推广预约诊疗、远程医疗、日间手术、日间化疗等医疗服务模式，提高医疗服务效率。

《关于进一步做好分级诊疗制度建设有关重点工作的通知》（国卫医发〔2018〕28号）提到：符

合条件的三级医院要稳步开展日间手术，完善工作制度和流程，逐步扩大日间手术病种范围，提高日间手术占择期手术的比例，缩短患者等待住院和等候手术时间，提升医疗服务效率。鼓励有条件的医院设置日间病房、日间治疗中心等，为患者提供适宜的日间诊疗服务，提高床单元使用效率。

《关于坚持以人民健康为中心推动医疗服务高质量发展的意见》（国卫医发〔2018〕29号）提到：推进日间手术和日间医疗服务，不断提升医疗资源利用效率。

2019年，《国务院办公厅关于加强三级公立医院绩效考核工作的意见》（国办发〔2019〕4号）中明确提出，日间手术占择期手术比例是三级指标之一。

2020年，国家卫健委办公厅印发《第一批日间手术病种手术操作规范（试行）》。

三、浙江大学医学院附属邵逸夫医院日间手术模式

浙江大学医学院附属邵逸夫医院（以下简称邵逸夫医院）早在2016年就在国内率先成体系地开展下肢静脉曲张的日间手术。成立了以院长担任组长的日间手术工作领导小组，前期调研，确定首期术种名单，制定日间手术流程，改进医院计算机系统支持。在邵逸夫医院庆春院区和下沙院区均设有独立的日间手术中心病房，一共有日间手术床位65张，以普外科日间手术为龙头整合各外科系统日间手术。除了负责人之外，分别配备了两个日间手术中心助理，负责日常工作数据的统计和常规医嘱的处理。为了保证每周工作的正常有序运转，日间手术中心周末不收治患者。

下肢静脉曲张日间手术的运转模式有两种类型。一种是入院后完善所有术前检查，当天或者第二天手术，随即出院。另一种是术前2周完成所有术前检查并到主管医师门诊确认检查结果，然后在预约手术当天入院手术，随即出院。

这两种模式各有优缺点，适合不同地区来源的患者。对于患者来说，入院完成所有检查，然后马上手术，比较方便。但是仓促地完成检查，没有太多的时间给医师判断是否有手术禁忌证，加上日间手术运转速度快，容易发生遗漏患者异常检查导致严重的医疗隐患。基于浙江省日间手术的蓬勃发展，浙江省人力资源和社会保障厅、浙江省卫健委印发的《关于开展日间手术医保结算试点工作的通知》（以下简称通知），给日间手术提供了相当多便利条件。通知规定：日间手术医疗费用医保按一次普通住院结算，在同一医院发生的且与日间手术诊断相关的门诊费用一并纳入该次住院费用结算。患者经门诊确诊需行日间手术的，由医院与患者签订《手术知情同意书》，日间手术前两周在该院发生的符合规定的门诊费用纳入住院医保结算，相关费用明细归入该日间手术病历。因此，对于绝大部分医保患者，我们都在术前两周门诊开检查单，完成术前检查后，患者可以到主管医师门诊再次复诊，明确手术指征，排除手术禁忌证。然后在确定的手术时间按时参加日间手术。这种术前两周完成检查的模式可以让医师从容不迫地完成术前准备工作，避免因匆忙的日间手术高速运转模式导致遗漏检查发生医疗事故的隐患。但是，第二种模式对于患者来说，增加了到医院术前检查的时间和预约医师术前门诊复诊的时间，增添了麻烦。尤其对于外地患者，多次往返医院增加了时间成本和费用。但是，总体来说，术前2周完成各项围手术期检查还是很有必要的，可有效保障医疗安全。只要情况允许，我们还是建议术前2周完善围手术期检查。

四、下肢静脉曲张日间手术围手术期准备

下肢静脉曲张日间手术虽然在院时间短、运转快速、效率高，同时也会因为高速运转带来相关的医疗事故隐患。因此，我们要在围手术期做好充分的术前检查。通常，在门诊的时候需要完成下肢静脉曲张的诊断与鉴别诊断。

完善的下肢静脉血流动力学检查可以帮助医师精准地判断下肢静脉曲张的病因是大隐静脉反流还是小隐静脉反流，或者是非隐静脉反流。因此，专业的静脉血流动力学评估对超声医师是一个考验。常规的下肢静脉血流动力学评估需要20～30分钟的检查时间，评估髂静脉是否压迫股静脉、腘静脉，小腿深静脉是否有堵塞，是否有反流，重点关注浅静脉的反流模式，包括穿通支的反流。一个优秀的超声医师不仅可以详细描述下肢静脉血流动力学，包括EP点、RP点，甚至可以做好静脉描记，给手术提供便利。

心脏超声不是下肢静脉曲张日间手术的常规检查项目，但是对于每一例需要注射泡沫硬化剂的患者来说，心脏超声还是很有必要的。因为对于心脏存在先天性缺损，同时存在右向左分流的患者来说，泡沫硬化剂注射可能带来灾难性后果，如脑卒中。因此，对于每例需要注射泡沫硬化剂的下肢静脉曲张患者，心脏超声检查很有必要。同时，心脏超声还可提示是否存在重度三尖瓣反流或者重度肺动脉高压等情况，这些情况是导致患者严重下肢静脉曲张的重要原因。

血常规、肝肾功能、电解质、术前免疫常规、凝血功能、D-二聚体、小便常规、大便常规、胸片和心电图等都是开展下肢静脉曲张日间手术必须完成的常规检查项目。

入院后详细的病史询问、体格检查都是必须的。同时，根据专科特点可以制作表格式电子病史，可以详细地评估下肢静脉曲张的CEAP分级，也可以围手术期进行生活质量量表评分。这些数据是临床研究的重要项目。在安全的前提下，日间手术的病历尽量简化、表单化、模块化、电子化。一般不需要书写大病历，可以用24小时出入院记录代替。其他日间手术病历项目包括手术记录单、术后首次病程录、护理评估单、出院指导单、出院随访记录单等。

手术前需要充分告知手术目的、手术方式、手术预期效果、手术并发症等情况并签署知情同意书。

所有纳入下肢静脉曲张日间手术的病历必须建立相应的临床路径，保证每一例手术的患者的同质化医疗。也就是说，不同的医师和医疗组在治疗相同诊断的下肢静脉曲张病例必须采取相同的诊断标准、相同的手术方式、相同的临床用药以及相同的术后随访。这样才能保证下肢静脉曲张日间手术的病例质量。

五、患者及家属健康宣教

良好的围手术期健康教育对于下肢静脉曲张日间手术有非常重要的作用。健康宣教内容包括是否实施硬化剂注射治疗取决于患者的症状、保守治疗效果、下肢病变范围，以及持续改善外观或症状的可能性。医师应与每位患者沟通，包括其期望、潜在不良反应、治疗失败可能性以及治疗并发症。若患者追求美观［毛细血管扩张、网状静脉和曲张小静脉（＜6mm）］，需在治疗前详细沟通。必须让患者理解，即使是最好的专家治疗，也不能预测硬化剂注射治疗的美观结果，且某些情况较有利的患者（Ⅰ型和Ⅱ型皮肤、注射操作理想），也可能不满意治疗结果。应告知患者：治疗会使静脉颜色变浅，不如之前明显，但可能不会完全看不见；色素沉着是较常见的并发症；往往需多次治疗才能达到期望效果。因此，医师应在每次治疗前拍照记录静脉情况，并定期与患者回顾这些照片。

术后建议大多数患者：①每天四处走动多次，每次几分钟。②避免久坐或久站。③坐着时垫高腿部，如使用枕头。④术后1～2周避免提举重物或锻炼。

硬化剂注射治疗术后，建议患者使用特殊绷带（即弹力绷带）或穿特殊袜子（即弹力袜），这会对腿部施加稳定压力，帮助预防瘀斑。同样，根据操作类型，患者可能需在术后数天复诊接受超声检查，以确保腿部未出现血栓，遵医嘱接受检查非常重要。

出现下述情况时请立即联系医护人员：①发现穿戴的弹力绷带或弹力袜可能过紧，如出现腿部或足部刺痛或发凉、治疗侧足趾变白或变紫，则弹力绷带或弹力袜可能过紧，此时须立即将其脱掉，但也要联系医护人员。②出现剧烈疼痛或水肿，并且使用医师给予的镇痛药后未好转，这些症状可能提示腿部有血栓，需要及时到医院急诊室就诊。

六、下肢静脉曲张硬化剂注射治疗日间手术相关器材准备

1. 1%聚桂醇针剂（陕西天宇制药）。
2. 4.5～5.0G头皮针或者30～34G无痛注射针，2ml、5ml、10ml注射器及三通阀若干。
3. 超声检查设备，无菌耦合剂，无菌探头保护套。
4. 弹力绷带或者弹力袜（压力二级）。
5. 记号笔。
6. 相关急救设施。

七、硬化剂注射治疗在下肢静脉曲张日间手术中的临床地位

1. **腔内热消融手术后的补充治疗**　多种方法可治疗轴向静脉反流，用于大隐静脉时，与液体和泡沫硬化剂相比，热消融、机械化学静脉内消融术（mechanochemical endovenous ablation，MOCA）和组织黏合剂闭合静脉的早期和长期成功率均较高。因此，根据各大指南推荐，对于静脉主干，首选腔内热消融。而硬化剂注射治疗不需要肿胀麻醉，容易重复进行，因此对于热消融术后的小腿段曲张浅静脉是一个非常不错的选择，可以减少手术切口、迅速消除静脉功能不全带来的症状和消除对美观的影响。尤其对于热消融术后复发的患者，硬化剂注射治疗是一种非常有效且便利的治疗手段。

2. **高位结扎后主干静脉硬化剂注射治疗**　常规手术治疗中，硬化剂也占有非常重要的作用。通常，常规手术剥脱需要在全麻或者腰硬联合麻醉下进行，手术切口大、出血多、术后疼痛明显，患者恢复正常工作及社交时间长。而在硬化剂的辅助下，我们可以在局部麻醉下行大隐静脉静脉或者小隐静脉主干的高位结扎，同时超声引导下行远心端主干内硬化剂注射，这样无需剥离静脉主干及小腿段曲张浅静脉，可减少手术切口，术后疼痛轻微，通常可以日间手术完成。术后患者马上可以下地行走。

3. **硬化剂消融处理小腿段曲张浅静脉**　静脉主干处理后，对于小腿段曲张静脉，我们可以选择同期剥脱或者二期随访观察。超声引导下泡沫硬化剂注射可以使小腿段曲张浅静脉得到一个非常不错的治疗。

4. **曲张浅静脉剥脱手术前硬化剂驱血**　通常在常规剥脱手术中，静脉断端会有大量涌出的血液。为了减少术中出血，有些单位会采用驱血带将浅静脉中的血液驱离后再剥脱，但是容易造成肢体缺血及深静脉血栓形成等并发症。而使用泡沫硬化剂注射驱血，进而导致浅静脉挛缩，可以将剥脱手术中的静脉出血量降至最低。实践证明，在静脉剥脱前使用硬化剂驱血可以有效减少术中出血。

5. **穿通支硬化剂消融**　对于病理性穿通支可以采用热消融、手术结扎，也可以选择超声引导下注射泡沫硬化剂进行穿通支闭合。虽然不同文献报道使用硬化剂闭合穿通支的效果和热消融相比较差，但是泡沫硬化剂注射治疗穿通支无需麻醉，费用便宜，而且可以多次重复，对于经济困难的穿通支反流患者来说，也是一种不错的治疗手段。而且硬化剂注射治疗穿通支不会带来热消融的神经损伤并发症。根据静脉临床严重程度评分，超声引导下穿通静脉硬化剂注射治疗可减轻症状和体征。一项观察性研究显示，超声引导下硬化剂注射治疗用于功能不全的穿通静脉时，成功闭合率为98%。穿通静脉采用超声引导下硬化剂注射治疗的37条肢体中，有32条最终溃疡愈合。这组患者不伴轴向静脉反流，这37条肢体中有12条因为穿通静脉复发而需要不止1次治疗。约75%的穿通静脉在治疗

后长达5年时仍保持闭合。平均随访20.1个月时临床改善仍然持续。

6. 超声引导下完全静脉硬化剂消融治疗 在超声技术的不断发展下，泡沫硬化剂注射治疗静脉主干也有不错的效果（图4-12-1，图4-12-2）。随机试验显示，与液体硬化剂相比，泡沫硬化剂消除隐静脉反流的初始成功率更高。泡沫硬化剂的静脉再通率也比液体硬化剂低。一项早期试验中，泡沫硬化剂在3周内消除大隐静脉反流的比例显著高于液体硬化剂（84% vs 40%）。另一项试验也显示，泡沫硬化剂消融大隐静脉反流的比例也高于液体硬化剂（85% vs 35%）。泡沫硬化剂组和液体硬化剂组的2年成功率分别为53%和12%。小隐静脉泡沫硬化剂注射治疗后12个月的闭合率为91%～94%。隐静脉硬化剂注射治疗后的静脉复发率与隐静脉再通有关。一篇系统评价分析69项泡沫硬化剂注射治疗研究后发现，中位复发率为8.1%。虽然超声引导下泡沫硬化剂单次治疗隐静脉的成功率一般，但增加静脉治疗次数可提高长期成功率。一项研究中，2次治疗后平均随访39个月，90%的大隐静脉都未发生再通。无论采用液体还是泡沫硬化剂治疗，症状常常不一定与静脉复发或再通相关。双功能超声能显示出操作失败，但其中部分患者仍可能维持长期临床改善。

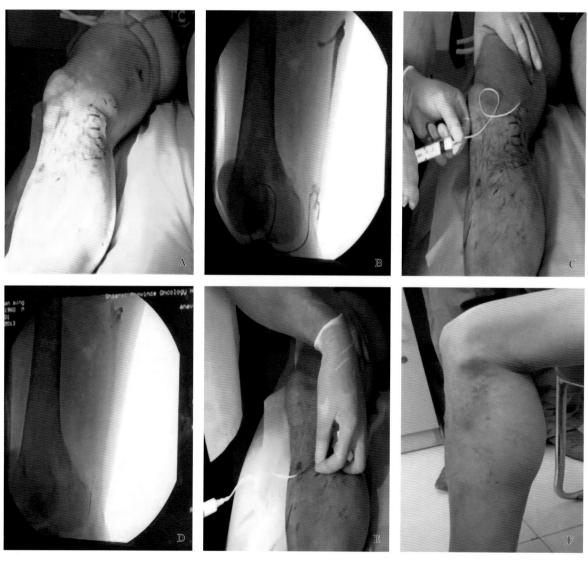

图4-12-1 超声引导下肢静脉曲张硬化治疗操作流程

注：A.左大隐静脉曲张C4级；B.隐静脉干穿刺造影，隐静脉干＋交通支显影；C.隐静脉主干聚桂醇泡沫栓塞；D.主干＋交通支痉挛收缩；E.隐静脉曲张属支聚桂醇注射多点栓塞；F.3个月后复诊下肢症状消失。

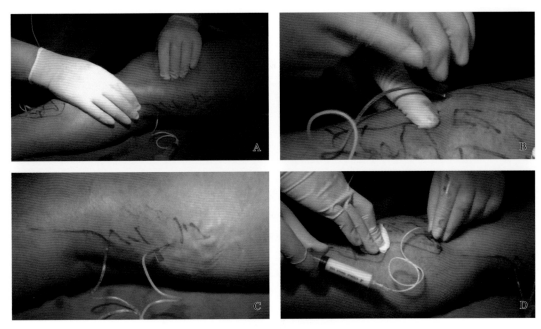

图 4-12-2　下肢静脉曲张的聚桂醇泡沫硬化治疗

注：A.穿支深静脉侧手法加压；B.硬化剂的双针治疗操作；C.大隐主干两点穿刺，建立治疗通道；D.从远心端开始注射泡沫硬化剂，从近心端抽血管内的血液。

八、硬化剂注射治疗后的压迫治疗

对于硬化剂注射治疗静脉曲张或反流的患者，我们提倡治疗后使用弹力绷带或者穿弹力袜持续48 ～ 72小时，此后可在夜间和沐浴时脱下，仅白天再穿，并持续2周。而对于毛细血管扩张或网状静脉的硬化剂注射治疗患者，我们赞成加压治疗持续更长时间。

一篇Meta分析纳入了关于硬化剂注射治疗不同大小静脉曲张的随机试验，结果发现，不同的压迫治疗（弹力绷带 vs 常规包扎）对硬化剂注射治疗的成功率无影响。相比短期使用弹力绷带，长期使用弹力绷带对皮肤美观、浅表静脉炎发生率和静脉曲张复发率并无优势，耐受性却更低。一项随机试验将128例静脉曲张患者分配至24小时加压包扎后穿抗血栓弹力袜组，或5天包扎组。随访2周时，两组的静脉炎评分和疼痛评分无显著差异。第6周时，静脉闭合率、皮肤变化和静脉疾病严重程度指标也相近。另一项随机试验将60例接受隐静脉泡沫硬化剂注射治疗的患者分配至弹力袜组或无压迫治疗组，结果发现在14天和1个月随访时，两组的静脉闭合率、不良反应发生率和患者满意度相近。远期随访效果有待进一步观察。为了确保硬化剂注射治疗后的治疗效果，我们建议术后穿戴弹力袜至少1 ～ 2个月。

九、日间手术后患者去向

1. 出院回家。
2. 部分转诊到社区卫生服务中心。
3. 个别病情变化转入专科病房。
4. 术后随访：1天、2周内、1个月、3个月、半年，随后每年1次。

参 考 文 献

［1］尹少云. 彩色多普勒引导注射泡沫硬化剂在治疗下肢静脉曲张中的重要性［J］. 养生保健指南，2019（3）：275.

［2］袁月德. 超声引导在泡沫硬化剂硬化交通支静脉治疗下肢静脉曲张复发中的作用探讨［J］. 临床医药文献电子杂志，2017，4（55）：10797，10801.

［3］徐海峰. 硬化疗法治疗下肢静脉曲张的临床疗效探讨［J］. 世界最新医学信息文摘，2018，18（47）：292.

［4］苗春兴，李雪松，马德爽. 硬化疗法治疗下肢静脉曲张的临床疗效分析［J］. 中国现代医生，2017，55（18）：48-50.

［5］陈明懿，应川蓬，罗东升，等. 腔内激光消融术联合泡沫硬化剂注射及多磺酸黏多糖乳膏治疗淤积性皮炎的临床研究［J］. 中华皮肤科杂志，2018，51（12）：885-888.

［6］苏威强，付艳忠. 大隐静脉高位结扎联合聚桂醇泡沫硬化剂治疗复发性下肢静脉曲张患者的疗效分析［J］. 国际医药卫生导报，2019，25（4）：596-598.

［7］王香梅，邹松云，刘坡，等. 聚桂醇注射联合自体浓缩生长因子治疗下肢静脉性溃疡的临床效果［J］. 中国医学创新，2020，17（5）：65-68.

［8］李坚，卓涛，王海，等. 彩色超声引导下聚桂醇泡沫硬化剂注射治疗下肢静脉曲张［J］. 影像研究与医学应用，2019，3（4）：215-216.

［9］孙厚坦，赵威武，陈朝旻，等. 改良法注射聚桂醇泡沫硬化剂治疗大隐静脉曲张的疗效观察［J］. 西北国防医学杂志，2020，41（11）：677-681.

［10］夏红利，谭最，俞建平，等. 聚桂醇泡沫硬化治疗下肢静脉曲张562例分析［J］. 中国微创外科杂志，2012，12（9）：780-782.

［11］张济，俞慎林，包平倩. 泡沫硬化剂联合高位结扎剥脱术治疗大隐静脉曲张伴溃疡的体会［J］. 中国社区医师，2017，33（8）：54，56.

［12］廖义芳，项瑜，吴星，等. 聚桂醇治疗下肢静脉曲张的Meta分析［J］. 国际医药卫生导报，2017，23（14）：2172-2176.

［13］贺海霞. 超声引导和X线造影技术定位下射频闭合术联合泡沫硬化剂治疗大隐静脉曲张的临床研究［J］. 中国初级卫生保健，2017，31（10）：94-95.

［14］李长风，李江，张雷，等. 泡沫硬化剂聚桂醇治疗下肢静脉曲张临床疗效探析［J］. 中国社区医师，2018，34（28）：33，35.

［15］王雪钢，白斗，武少辉，等. 高位结扎联合泡沫硬化剂注射治疗大隐静脉曲张临床观察［J］. 实用医院临床杂志，2015，12（2）：103-104.

［16］赵志勇. 泡沫硬化剂治疗复发性下肢静脉曲张效果观察［J］. 社区医学杂志，2016，14（17）：75-76.

第十三章
聚桂醇泡沫硬化剂联合高位结扎术治疗
下肢静脉曲张

杨 林

工作单位：西安交通大学第一附属医院

一、下肢静脉曲张高位结扎 + 剥脱术及硬化剂注射疗法概论

下肢静脉曲张是常见的血管外科疾病，成人发病率可高达20%，随着病情进展，可引起下肢水肿、色素沉着、湿疹、溃疡、静脉血栓形成等严重并发症，下肢溃疡的总人群发病率约0.5%，在静脉曲张人群中发病率可达13.2%。

截至目前，下肢静脉曲张的手术治疗标准方法仍然是传统的大隐静脉高位结扎＋曲张静脉剥脱术。尽管微创治疗技术在国内外取得了较大进展，但由于我国经济发展的地区差异和不同医院医疗技术的差异，下肢静脉外科领域占主导地位的仍然是下肢静脉曲张的传统剥脱术。传统高位结扎＋剥脱手术存在切口多、创伤大、并发症发生率高、局部残留和复发率较高的不足之处。数十年来，国内外专家对下肢静脉曲张传统外科手术进行了改良，取得了不错的手术效果，同时也避免了传统手术的部分局限性。随着循证医学证据的增加，近年来，众多国内外文献也进一步证实了高位结扎＋曲张静脉剥脱仍然是"金标准"。

而硬化剂注射治疗下肢静脉曲张也具有数十年的发展历史，不同的硬化剂成分通过化学消融的机制破坏曲张静脉内皮细胞，产生无菌性炎症，最终实现闭塞病变血管的目的。治疗用硬化剂最初使用的是液体硬化剂，虽然能够达到闭塞曲张血管的目的，但由于液体硬化剂的理化特性，治疗后血管复通率较高、局部血栓性炎症较多、术后长期复发率较高，因此在很长一段时间内硬化剂注射治疗仅作为一种补充术式存在，应用范围也不广泛。近年来，随着硬化剂产品的理化特性改进，新型硬化剂为泡沫状气液混合态，闭塞效果好、局部反应小，应用较之前明显扩大，尤其是与高位结扎＋剥脱手术、腔内热消融手术的联合应用，取得了明显效果，具有手术时间短、恢复快、并发症发生率低、长期效果明确的优点。在我国广大县市级基层医院，由于热消融耗材价格昂贵，利用新一代硬化剂联合剥脱手术（点式剥脱）等改良外科术式一站式治疗下肢静脉曲张，取得了良好的手术效果，也是目前应用最广泛的治疗下肢静脉曲张的术式。

二、高位结扎 + 剥脱术联合硬化剂注射疗法

（一）传统高位结扎＋曲张静脉剥脱术及改进

下肢静脉曲张的基础术式为大隐静脉高位结扎＋大隐静脉剥脱＋膝下属支静脉分段切除术，在相当长一段时间在国内外广泛应用。该术式是在腹股沟做切口，分离、结扎大隐静脉根部，并结扎5个分支静脉，因此所需切口较大，引起的并发症也较多。大隐静脉剥脱使用的是金属剥脱探子或一次性使用剥脱探子（图4-13-1），从大隐静脉根部断端或起始部将剥脱探子插入大隐静脉，从

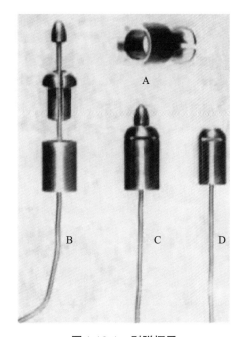

图 4-13-1 剥脱探子

注：A.剥脱探子头端套件；B.套件组装；
C.装入套筒；D.头端回拉入套筒完成剥脱。

另外一端做切口穿出，再用丝线从头端结扎，使用外力将剥脱探子连同大隐静脉剥离出体外，因此出血并发症较多，往往需要进行下肢驱血。目前更多采用分段剥离，大大降低了出血并发症发生率。大隐静脉高位结扎＋曲张静脉剥脱最早被认为是治疗下肢静脉曲张的"金标准"。随着临床研究的深入，众多国内外专家发现将大隐静脉进行分段剥脱，即只剥离膝上段主干，大隐静脉的属支不结扎或不全结扎，膝下段采取分段剥离或点式剥脱，不但可以大大降低手术时间、患者不适度，且对手术效果无明显影响，而且随着随访时间的延长，这种改良术式还可以减少传统剥脱手术后腹股沟区域新血管形成和静脉曲张复发的发生率（随访5～12年）。因此这一改良术式在国内外逐渐成为主流术式。此外，随着研究的深入，进一步通过超声描记等技术证实在大隐静脉高位结扎＋曲张静脉剥脱术后，患者下肢静脉观察到静脉充盈指数和残余曲张静脉体积、功能明显降低和正常化，静脉血容量减少。隐静脉闭合后的变化也为微创技术的发展提供了支持。

（二）改良剥脱术联合硬化剂注射疗法

硬化剂注射治疗下肢静脉曲张是一种有效的传统治疗方式，是将含有波多克多醇和十四烷基硫酸钠的硬化剂注入下肢曲张静脉内，硬化剂引起静脉内皮损伤，从而导致血管纤维化闭塞，达到治疗目的。由于硬化剂注射技术操作简单、适用范围广，因此在国内外得到了广泛应用。早期硬化剂主要是液体，存在复发率高、容易误栓深静脉引起深静脉血栓的并发症，其治疗效果也引起较大争议。近年来，随着硬化剂的工艺改进，剂型变为气液混合泡沫型，操作可控，效果确实，尤其是结合其他手术方式联合治疗，大大减少手术时间、并发症，很快便被国内外指南推荐应用。进一步的系统综述也证实泡沫硬化剂的治疗有效率明显优于液体硬化剂（*OR*值5.96，95%可信区间3.93～8.10），术后疼痛发生率明显降低（*OR*值1.52，95%可信区间1.04～2.21），进一步证实了泡沫硬化剂的手术效果和有效性。

以聚桂醇为代表的新一代泡沫硬化剂是通过药物原液与空气采用1:3或1:4混合成均质的泡沫状，然后作用于静脉内皮。此型硬化剂由极性亲水性的十二烷基头和极性疏水性的聚乙烯氧化物链组成，通过改变接触界面的能量分布，降低液体表面张力，数秒内析出细胞膜上的表面蛋白质，导致细胞膜破裂和细胞裂解，产生无菌性炎症、纤维组织增生从而硬化血管内皮达到治疗目的。此外，硬化剂注射以顺血流方向为好（图4-13-2）。

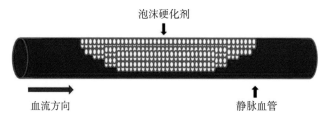

图 4-13-2 硬化剂治疗静脉曲张示意图

由于硬化剂化学消融的特性和不足之处，硬化剂注射疗法并不单独推荐用于较为严重的曲张静脉患者，往往需要和其他手术方式联合应用；而对于轻度曲张，尤其是直径＜6mm的曲张血管则可根据医院具体设备，单独推荐应用，但硬化剂注射治疗全程需要在超声引导下进行，方能得到好的治疗效果。其他手术方式联合硬化剂注射治疗下肢静脉曲张兼顾了不同手术的优点，尤其是改良剥脱术＋硬化剂注射治疗下肢静脉曲张，是目前我国广大基层医院用于治疗下肢静脉曲张的主要术式。

有研究对曲张静脉剥脱术联合硬化剂注射治疗下肢静脉曲张进行了病例回顾，证实曲张静脉剥脱术联合硬化剂注射治疗下肢静脉曲张安全、有效，患者舒适度高，且可完成当天出入院；进一步的研究也证实相比较于单独使用硬化剂注射治疗静脉曲张，将曲张静脉剥脱术和硬化剂注射治疗结合起来使用，可以显著降低操作时间，降低患者术后并发症发生率。此外，由于单纯使用硬化剂的并发症和局限性，对于直径＞8mm的曲张静脉，单独应用硬化剂注射治疗效果一般，且术后治疗段曲张静脉复发再通率也明显升高，这可能与硬化剂在血液中与血管内皮的不充分接触有关。同样，联合硬化剂注射治疗静脉曲张的整体手术效果也明显优于单纯的高位结扎＋曲张静脉剥脱术，超声引导下的硬化剂注射疗法（图4-13-3）联合曲张静脉高位结扎术治疗时间更短、患者术后恢复更快、医疗花费更低（图4-13-4）；经过长达5年的随访，联合硬化剂注射治疗组患者整体效果也优于单纯高位结扎＋剥脱手术组，因此，在临床实践中建议曲张静脉剥脱术联合硬化剂注射治疗可以作为首选。对部分主干扩张不显著而以属支曲张为主的静脉曲张，单纯的高位结扎（或透皮缝扎，需要在超声引导下精准实施，否则容易损伤毗邻血管）联合硬化剂注射治疗的全程应用也有报道，结果证实此类手术方式效果安全可靠，且完全能够实践日间手术理念，不增加患者卧床和住院时间，对于患者的快速康复和重返工作具有明显优势。

（三）硬化剂注射疗法在溃疡周围曲张静脉和交通静脉中的应用

下肢静脉曲张在膝下主要表现为属支静脉曲张或交通静脉功能不全引起的曲张，尤其是交通静脉功能不全引起的静脉曲张，单纯应用硬化剂注射治疗目前尚缺乏循证医学证据。主要原因在于交通静脉基本为较短的横行静脉，直接连接深静脉及浅静脉，单纯应用硬化剂注射可能造成硬化剂由交通静脉进入深静脉，引起下肢深静脉血栓形成的严重并发症。因此，对于交通静脉的治疗，膝下曲张静脉的剥脱、结扎联合硬化剂注射才能取得更好的治疗效果。近年来，有专家尝试在超声引导下对交通静脉进行硬化剂注射治疗，发现在静脉曲张治疗过程中，其整体闭合率为69%；而另一个研究则证实在下肢静脉曲张患者（含复发性静脉曲张患者）当中，在超声引导下进行交通静脉硬化剂注射治疗，术后12个月时的溃疡愈合率为72%，现有研究提示对于合并溃疡的交通静脉曲张患者，超声引导下的硬化剂注射治疗有促进溃疡愈合的作用，但对于无溃疡患者的治疗目前仍缺乏循证医学证据。而对于合并下肢溃疡的患者，在超声引导下或透视荧光下，直接对溃疡周围静脉曲张进行硬化剂注射治疗，发现95%的溃疡愈合的中位时间在8周左右（3～17周），1年内无溃疡发生率约90%。因此，认为在静脉可视化技术的指导下，泡沫硬化剂注射应成为治疗下肢静脉溃疡的主要方法之一，该技术可以促进溃疡愈合、降低复发率，且无严重并发症。而传统手术处理溃疡周围曲张静脉则有可能引起较多并发症（溃疡复发、新发溃疡形成、感染等），因而目前推荐的治疗术式是以激光为代表的腔内微创术式和硬化剂注射治疗为代表的化学消融术式。

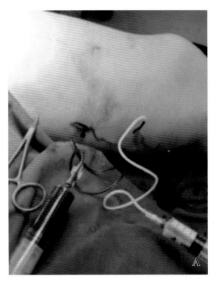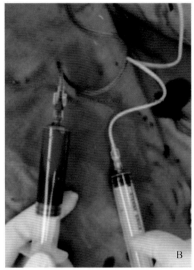

图4-13-3　双针法硬化剂注射治疗

注：A.远心端穿刺注入硬化剂（白色针管），近心端负压回抽排空血液（红色针管）；B.见有泡沫样硬化剂排出即可完成注射。

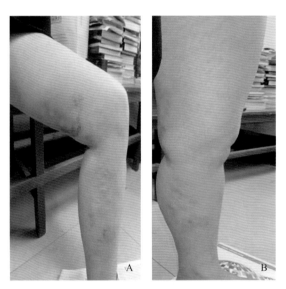

图4-13-4　下肢静脉曲张聚桂醇泡沫硬化治疗前后对比

注：A.硬化治疗前；B.硬化治疗后3个月随访，下肢静脉曲张症状消失。

（四）手术并发症

整体而言，硬化剂注射治疗下肢静脉曲张被证实是安全可靠、效果明确的一种术式，现有的文献报道硬化剂注射治疗下肢静脉曲张的手术并发症发生率很低，较为严重的并发症是神经系统并发症，包括脑血管意外（CVA）和短暂性脑缺血发作（TIA）以及言语和视觉障碍。有研究综述了10 819例患者，发现有12例患者有脑血管意外发生（经过影像学评估确诊），9例患者发生短暂性脑缺血发作，包含有脑血管意外、TIA和其他神经系统症状（语言障碍、视觉障碍、黑矇等）的患者有97例，总发生率约0.9%，还有29例患者出现了术后偏头痛，总发生率约0.27%，所有症状均在术后出现，症状发生的时间从几分钟到几十分钟不等，进一步在发生神经系统并发症的11位患者当中发现患者具有从右到左的心脏分流，最常见的是卵圆孔未闭，因此推测神经系统并发症的发生与心脏异常分流有关，而语言、视觉障碍则可能是不同的发生机制。

下肢深静脉血栓是严重的并发症，系统分析和文献证实，硬化剂治疗术后深静脉血栓发生率均小于1%，该研究分析了3788例接受硬化治疗的患者，发生深静脉血栓和肺栓塞的分别是9例和3例，总血栓事件发生率约0.32%。但是这一数据是根据文献推算得出，根据指南硬化治疗需要全程在超声检测下进行，而临床实践应用过程当中，国内有相当大一部分的硬化剂治疗是没有全程超声检测的，因此硬化剂治疗术后深静脉血栓的发生率可能比实际要高。因此在治疗应用当中，根据血栓发生风险进行评分，适当给予下肢深静脉血栓的预防措施极为关键。相关综述文献和指南也对硬化剂治疗下肢静脉曲张的总体并发症进行了汇总（表4-13-1），摘录并翻译如下，供各位读者参考。

表4-13-1　硬化剂治疗术后不良事件发生率

定义	发生率	
*****很常见	≥10%	
****常见	≥1%～<10%	
***不常见	≥0.1%～<1%	
**罕见	≥0.01%～<0.1%	
*极其罕见或孤立个案	<0.01%	

不良事件分类	发生频率	
	液体硬化剂	泡沫硬化剂
严重并发症[33]		
变态反应	*孤立个案	*孤立个案
大块组织坏死	*孤立个案	*孤立个案
卒中和TIA	*孤立个案	*孤立个案
远端深静脉血栓	**罕见	***不常见
近端深静脉血栓	*极其罕见	*极其罕见
肺栓塞	*孤立个案	*孤立个案
运动神经损伤	*孤立个案	*孤立个案
良性并发症		
视觉障碍	*极其罕见	***不常见
头痛和偏头疼	*极其罕见	***不常见
感觉神经损伤	*未见报道	**罕见
胸闷	*极其罕见	*极其罕见
干咳	*极其罕见	*极其罕见
浅静脉炎	尚不清楚	尚不清楚
皮肤反应（局部过敏）	*极其罕见	*极其罕见
哑光	****常见	****常见
残留色素沉着	****常见	****常见
皮肤坏死	**罕见	*极其罕见
特有栓塞	*极其罕见	*极其罕见

总之，下肢静脉曲张是最常见的血管系统疾病，各种治疗技术层出不穷，但截至目前治疗的标准方法仍以高位结扎＋曲张静脉剥脱为主，再结合新型泡沫硬化剂的使用，既保证了剥脱手术的长

期效果，也保留了微创手术恢复快、并发症少、花费低的优点。因此，高位结扎＋曲张静脉剥脱联合硬化剂注射治疗仍是我国应用最广的术式，但在具体应用中，需要每位医师精准的术前评估、测量，精细的术中操作和监测，规范的术后随访，才能使得静脉曲张的现代治疗模式服务于每一位患者，保证其长期疗效。

参 考 文 献

[1] 王辉. 原发性下肢静脉曲张患者射频闭合联合硬化治疗效果观察 [J]. 饮食保健，2020（42）：71.

[2] 弋文，杨川，何英，等. 超声引导下主干透皮缝扎及硬化疗法对大隐静脉曲张的疗效分析 [J]. 实用临床医药杂志，2021，25（4）：55-58.

[3] 刘岳，肖强. 激光腔内消融术联合硬化治疗下肢静脉曲张患者的效果 [J]. 医疗装备，2021，34（12）：47-49.

[4] 蒋星星，曾志峰，张敏，等. 超声引导注射聚桂醇泡沫硬化剂联合高位结扎术治疗大隐静脉曲张的临床疗效分析 [J]. 当代医学，2021，27（17）：97-99.

[5] 张惠林，殷世武，项廷森，等. 聚桂醇治疗下肢静脉曲张伴溃疡的临床观察 [J]. 心理医生，2016，22（26）：75-77.

[6] 杜紫雷. 数字减影血管造影引导下聚桂醇泡沫硬化剂对下肢静脉曲张患者术后康复及复发率的影响 [J]. 黑龙江医学，2021，45（5）：533-534.

[7] 李亮，唐晓勇. 下肢静脉性溃疡治疗之我见 [J]. 医学争鸣，2020，11（6）：51-54.

[8] 徐涛，朱忆萍，谢懿漫，等. 门诊泡沫硬化剂治疗老年下肢静脉曲张的安全性及疗效 [J]. 中国老年学杂志，2021，41（6）：1218-1220.

[9] 吴磊，吴为民，温立霞，等. 无水乙醇联合聚桂醇治疗下肢静脉畸形的疗效分析 [J]. 中国美容整形外科杂志，2021，32（3）：163-167.

[10] 夏玉萍，黄勇，郭伟昌. 下肢静脉曲张采用腔内激光、泡沫硬化剂联合治疗的临床效果观察 [J]. 吉林医学，2021，42（3）：758-759.

[11] 张林，宁宁，刘晓艳，等. 下肢静脉曲张术后梯度弹力袜压力治疗的现状与研究进展 [J]. 中国血管外科杂志（电子版），2020，12（4）：357-360.

[12] 钱蛟，徐玉林，魏赟，等. 腔内激光闭合联合泡沫硬化剂注射技术治疗大隐静脉曲张的临床效果观察 [J]. 泰山医学院学报，2021，42（2）：127-129.

[13] 张晓广. 腔内射频消融联合聚桂醇治疗原发性大隐静脉曲张临床效果评价 [J]. 河南外科学杂志，2021，27（1）：159-161.

[14] 王磊，张章，阴继凯，等. "组合式"微创方法与腔内微波治疗下肢静脉曲张的对比研究 [J]. 中国血管外科杂志（电子版），2020，12（4）：324-326.

[15] 何旭霞，吴庆德，郑玉劲，等. DSA引导泡沫硬化治疗下肢静脉曲张中长期效果 [J]. 中国介入影像与治疗学，2020，17（11）：659-662.

[16] 张红军，司迎，宋博，等. 静脉剥脱导管联合泡沫硬化治疗下肢静脉性溃疡18例 [J]. 武警医学，2021，32（2）：155-157.

[17] 宋均飞，殷世武. 大隐静脉曲张微创治疗进展 [J]. 安徽医药，2019，23（3）：437-440.

[18] 崔召伟，赵育强. 聚桂醇辅助大隐静脉高位结扎剥脱术治疗下肢大隐静脉曲张患者的疗效 [J]. 黑龙江医药科学，2020，43（6）：179-180.

[19] 张雷. 聚桂醇泡沫硬化剂与大隐静脉主干高位结扎并抽剥术治疗下肢静脉曲张临床比较 [J]. 实用临床医学，2019，20（5）：29-30，33.

[20] 王莉，代锋. 超声引导下聚桂醇泡沫硬化剂与常规剥脱术治疗大隐静脉曲张的效果比较 [J]. 河南医学研究，2019，28（6）：1027-1028.

[21] 中国微循环学会周围血管疾病专业委员会. 聚桂醇注射液治疗下肢静脉曲张微循环专家共识 [J]. 血管与腔内血管外科杂志，2020，6（5）：377-381.

第十四章
下肢静脉溃疡性疾病聚桂醇栓塞技术详解

秦增辉

工作单位：原武汉市妇女儿童医疗保健中心放射科

　　下肢慢性静脉功能不全（chronic venous insufficiency，CVI）是静脉性溃疡的基础疾病，下肢静脉反流和静脉高压是溃疡形成的主要原因。根据CVI的CEAP分级，其中C_6患者临床上并非少见，经久不愈的溃疡严重影响其生活质量。现代治疗学通过多种微创式式，分别阻断浅静脉、交通静脉的反流，以改善静脉高压和肢体淤血促进溃疡的愈合。后期联合腔内、外的深静脉瓣膜重建手术，控制静脉高压获得理想的临床疗效。聚桂醇微泡沫静脉栓塞术与激光、射频等闭合治疗术，均属腔内治疗技术，近年来临床较为广泛开展，静脉栓塞技术在静脉反流疾病中的应用是值得不断探索和研究的课题，本文以图鉴方式介绍该项技术治疗静脉性溃疡的操作及应用。

一、静脉性溃疡发生机制

（一）静脉反流与静脉高压

　　原发或继发性静脉瓣膜功能不全所引起的下肢深、浅静脉或交通支的血液逆心性反流，是下肢静脉高压的血流动力学病理基础。持续性下肢静脉压力增高引起局部血液循环障碍，影响组织吸收与代谢，因组织和皮肤营养不良引发静脉性溃疡。相关研究提示：单一的浅静脉反流诱发静脉性溃疡发生率约6%。浅静脉＋交通静脉联合反流时发生率升至30%。浅、深静脉均存在反流同时合并交通支反流时溃疡发生率达47%。说明下肢静脉功能不全的反流途径越多其程度越严重，则溃疡的发生率越高。超声评价下肢静脉反流较为常用，应用多普勒频谱借助Valsalva运动，观察测量反流时间与速度，能够较客观地评估反流程度（图4-14-1）。

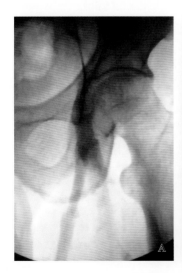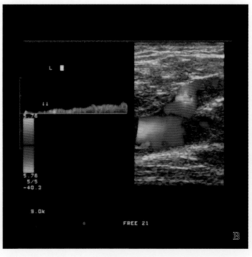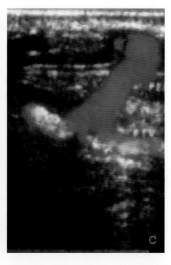

图4-14-1

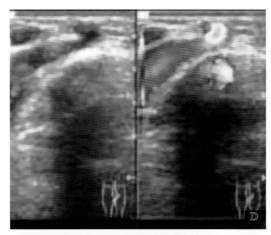
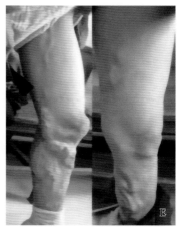
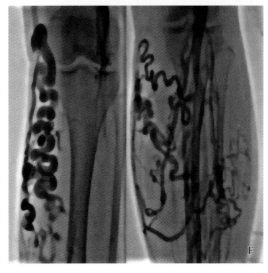
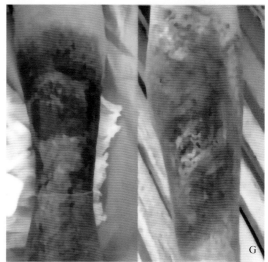

图4-14-1　超声评价下肢静脉反流影像图（续）

注：A.逆行造影，股静脉及股－隐反流Kistner Ⅰ级；B.多普勒频谱观察Valsalva动作股－隐静脉反流；C.超声影像，粗大交通静脉；D.交通支反流声学影像；E.下肢静脉反流产生浅静脉曲张；F.影显示浅静脉曲张，胫前、后静脉间多支穿静脉增粗、迂曲；G.持续的静脉高压，下肢淤血，产生淤积性皮肤改变＋静脉溃疡。

（二）下肢交通静脉的反流

下肢交通静脉约有150余支，具有临床意义的却为数不多。大腿段交通静脉主要位于缝匠肌下、内收肌管和膝部。小腿以内、外踝处交通支最为重要，内踝交通支引流小腿内下1/3静脉血，外踝交通支引流外下1/3静脉血，其功能是将浅静脉血液引流入深静脉然后回流至右心，交通支的静脉瓣限制深静脉血流向浅静脉反流。交通静脉反流时产生浅静脉淤血、肢体组织缺氧及皮肤营养障碍改变。手术治疗观察，当深静脉功能正常或轻度反流时，行浅静脉结扎、剥离＋交通支阻断可以获得良好的促进溃疡愈合效果，传统的手术治疗不处理好小腿交通支逆向的反流，是静脉曲张及溃疡复发的原因（图4-14-2）。

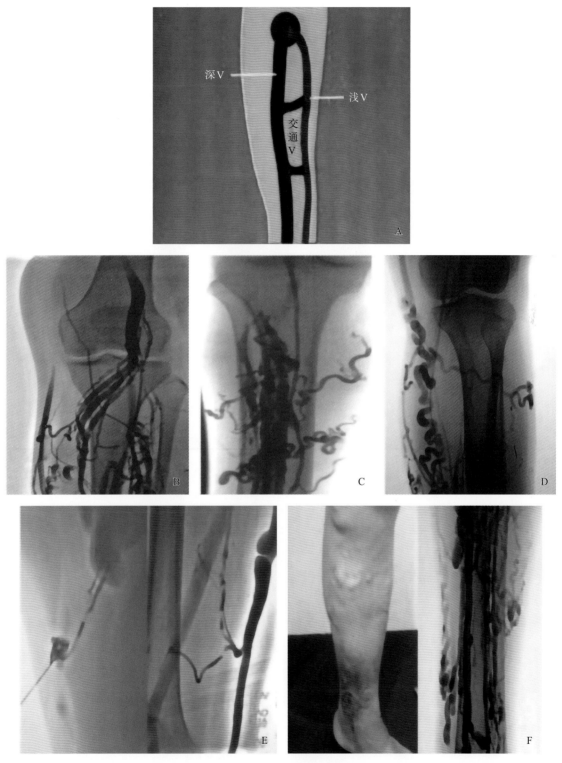

图4-14-2 下肢交通支静脉

注：A.下肢交通静脉解剖示意图；B.静脉造影水平走向连接浅、深静脉的交通支；C.DVT梗阻，造影见腓肠肌交通支开放；D.膝下水平大、小隐静脉间交通支；E.大腿隐静脉干造影：大腿下1/3段交通支；F.内踝侧溃疡，静脉造影局部见迂曲粗大交通支。

（三）肌肉泵的功能不全

小腿腓肠肌泵，由肌肉和肌肉间隙的静脉及其窦腔组成，正常状态肌肉收缩时使静脉血大部分排空，维持静脉呈低压状态。静脉反流使泵的前负荷（容量负荷）增加，静脉回流受阻则后负荷（阻力负荷）增加。腓肠肌泵的功能失代偿时，静脉的排空能力显著下降，静脉压增高，交通支瓣膜功能损害引发深至浅静脉反流进而加重静脉高压及肢体淤血，促使静脉性溃疡的发生。Yang等认为肌肉泵的功能失代偿为促成静脉性溃疡的主要因素，Christtopoulos等提出静脉功能不全联合肌肉泵的功能减退，溃疡的发生率将明显增高（图4-14-3、图4-14-4）。

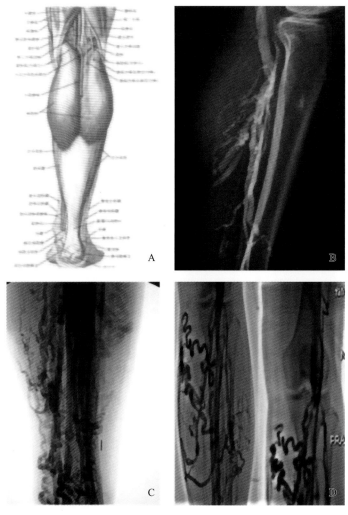

图4-14-3　下肢静脉功能不全联合肌肉泵的功能失代偿是导致下肢静脉性溃疡的主要因素

注：A.小腿肌肉泵解剖；B.侧位造影，比目鱼肌肌间静脉扩张；C.造影见踝部交通静脉扭曲扩张，排空延迟；D.造影，小腿深静脉血流经扩张交通支反流至浅静脉。

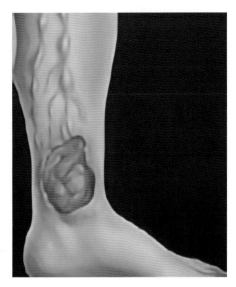

图 4-14-4　溃疡基底部迂曲、延展扩张的交通静脉示意图

二、静脉性溃疡的外科治疗

（一）手术治疗

1. **浅静脉**　大隐静脉高位结扎剥脱，切除曲张静脉团。阻断股-隐静脉间反流，为静脉性溃疡的经典治疗手段。激光、射频的腔内治疗技术治疗静脉曲张目前开展较为普遍，Tri-Vex 系统祛除筋膜上曲张静脉多有报道（图 4-14-5）。

2. **交通静脉**　针对小腿段的交通静脉的反流，给予筋膜上或筋膜下结扎，阻断其反流路径以促进溃疡愈合。常用改良 Linton 术式，通过皮肤触诊进行开放的交通支定位，取小切口实施结扎。20世纪 90 年代经腔镜筋膜下交通支结扎（SEPS）微创手术已经较广泛的在临床开展。

3. **深静脉**　实施深静脉腔内或腔外的静脉瓣膜成形手术，目的是矫正深静脉反流，改善瓣膜功能不全引起的静脉高压。

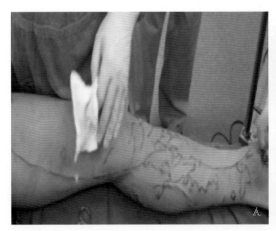
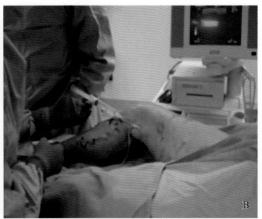

图 4-14-5

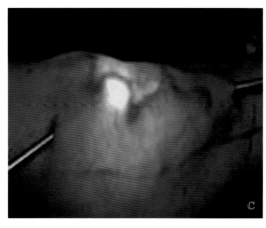
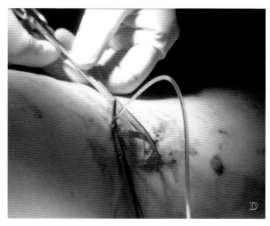

图 4-14-5　下肢静脉曲张的治疗方法（续）

注：A. 大隐静脉激光闭合治疗；B. 射频闭合治疗；C.Tri-Vex 系统曲张静脉、交通支刨吸术；D. 大隐静脉高位结扎、剥脱术。

（二）溃疡局部治疗

1. 手术切除溃疡，后期植皮或游离皮瓣修复以促进溃疡的愈合，溃疡切除术中对溃疡基底及其周围功能不全的交通静脉一并祛除。

2. 溃疡周围瘢痕、色素沉着区域经皮环形交锁缝扎术，以闭塞溃疡周围淤血的扩张静脉丛，改善局部高压促进溃疡的愈合。

三、静脉栓塞技术

（一）浅静脉曲张的栓塞

隐静脉主干及其曲张静脉的栓塞：在超声或 X 线引导下完成浅静脉曲张的栓塞，大腿段的隐静脉主干联合交通静脉栓塞术，聚桂醇泡沫制剂取 1（液）：3（气）比例制备；小腿段的隐静脉 + 曲张静脉团的泡沫栓塞，取 1（液）：4（气）比例制备，临床应用体会 1∶4 比例色素沉着较前者轻，有效的栓塞治疗均能实现阻断浅静脉及交通静脉的返流，改善下肢的淤血，缓解静脉高压状态（图4-14-6）。

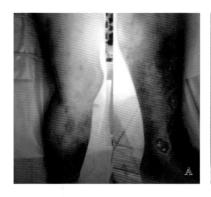
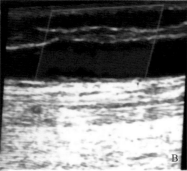
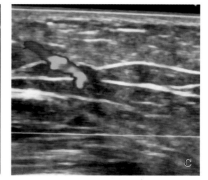

图 4-14-6

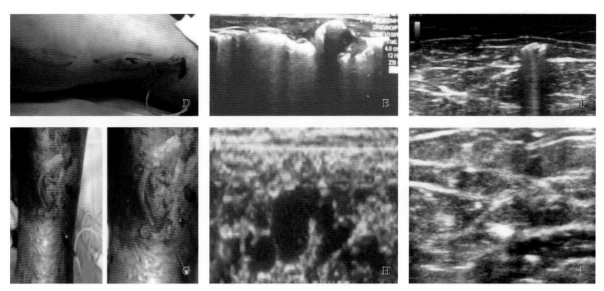

图4-14-6 下肢大隐静脉主干及属支曲张静脉的泡沫硬化剂栓塞（续）

注：A.隐静脉分段结扎术后，足靴区内侧静脉溃疡；B.超声探查，大腿段隐静脉主干再通；C.隐静脉膝上段可见开放的交通支；D.膝关节平面隐静脉干穿刺回血顺畅；E.超声引导大隐主干聚桂醇泡沫栓塞5分钟后观察，泡沫剂将主干血液置换；F.大隐短轴超声观察，隐静脉干痉挛收缩；G.溃疡区经皮聚桂醇泡沫硬化栓塞治疗（双针技术）；H.超声示溃疡基底部瘤样扩张静脉结构；I.术后5分钟超声探查，扩张静脉血栓形成，腔内回声增强无血流信号，管径收缩，硬化剂栓塞效果明显。

（二）溃疡区高压静脉丛 + 穿支的泡沫栓塞

通过经皮穿刺行溃疡基底及其周围的多点注射聚桂醇泡沫完成，借助超声或局部触诊可以提高穿刺成功率，多因静脉高压能够抽到流畅的回血。患肢除常有浅静脉曲张体征外，在溃疡周围常可扪及迂曲粗大的开放交通支。经皮穿刺造影可见溃疡基底部成团状扩张的"血管湖"染色，血流停滞或缓慢，顺行性下肢静脉造影在踝上止血带阻断浅静脉，当深静脉充盈后反流开放的交通静脉相继显影，其轮廓呈扭曲、扩张改变。

溃疡局部栓塞的双针穿刺治疗技术，即做溃疡周边的双针对应穿刺，抽得回血后，一端推注泡沫栓塞剂（正压）另一端行回抽（负压）则有利泡沫栓塞剂在靶血管内的充分弥散，直至负压端回抽到泡沫，每点注射4～6ml聚桂醇泡沫予以栓塞。治疗机制类似Tri-Vex或经皮环形交锁缝扎，目的是祛除或闭塞溃疡区域的淤积血管床、交通支，改善局部静脉高压，促进愈合（图4-14-7）。

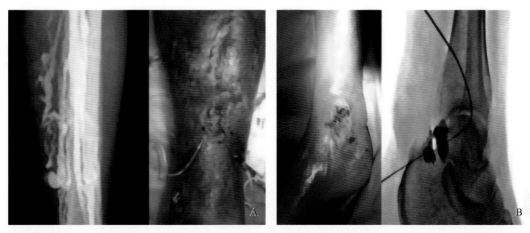

图4-14-7

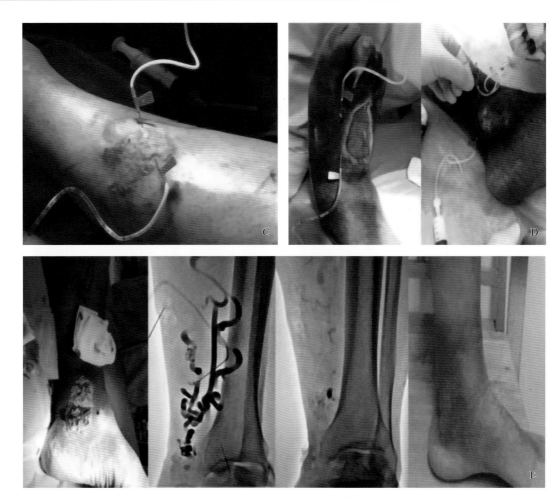

图4-14-7　下肢静脉溃疡泡沫硬化剂"双针法"穿刺治疗技术（续）

注：A.下肢造影，深静脉充盈后显示粗大迂曲交通静脉，延伸至溃疡基底部，经皮穿刺可以抽到流畅的回血；B.溃疡经皮穿刺造影，血液流动停滞；C.溃疡局部聚桂醇泡沫双针治疗技术：近心侧为负压端，远心侧为注射泡沫硬化剂端；D.见负压端泡沫涌出或回抽到泡沫；E.隐静脉＋溃疡联合泡沫栓塞治疗及术后12周随访，溃疡处愈合，硬化治疗效果显著。

（三）治疗随访

1. 近期随访病例

例（1）：72岁，男性，静脉溃疡反复发作30年。下肢浅静脉＋溃疡区泡沫栓塞治疗，加压包扎＋抗感染3周。溃疡面较术前干燥，可见新生皮岛，术后5周溃疡面缩小（图4-14-8）。

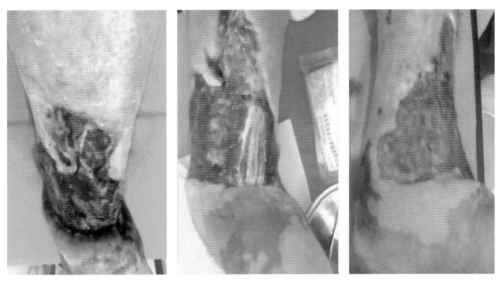

图4-14-8　下肢静脉溃疡经皮穿刺聚桂醇泡沫硬化栓塞治疗、前后对比

例（2）：57岁，男性，下肢浅静脉曲张并静脉溃疡3年不愈，1个月前行植皮术失败，溃疡较前扩大，分泌物增加。采用大隐静脉主干及属支聚桂醇泡沫栓塞，并联合溃疡局部多点穿刺栓塞，术后辅以加压包扎，抗感染治疗，30天随访（图4-14-9）。

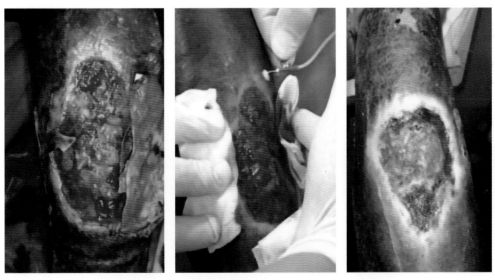

图4-14-9　下肢浅静脉曲张并静脉溃疡聚桂醇泡沫栓塞
注：治疗前——术后3周随访，5周随访。

例（3）：52岁，男性，下肢静脉曲张合并溃疡不愈6年，采用浅静脉＋溃疡联合栓塞技术3周随访，溃疡区干燥，有显著修复，3个月随访溃疡愈合（图4-14-10）。

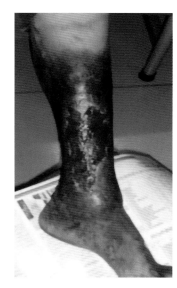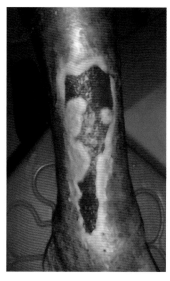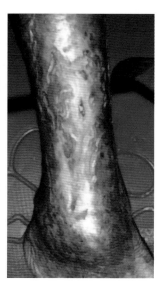

图4-14-10　下肢浅静脉曲张合并静脉溃疡聚桂醇泡沫栓塞治疗
注：治疗前、术后3周、3个月随访——溃疡愈合。

例（4）：42岁，男性，大隐静脉曲张合并溃疡，行浅静脉联合溃疡局部栓塞治疗。30天随访，溃疡愈合（图4-14-11）。

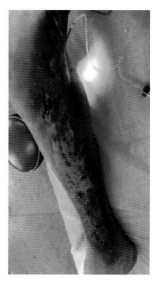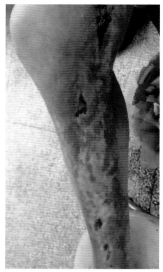

图4-14-11　合并静脉溃疡经皮穿刺聚桂醇泡沫硬化治疗
注：术前及术后30天随访溃疡愈合，硬化治疗疗效显著。

2. 中远期随访病例：

例（5）：48岁，男性，大隐静脉曲张并发溃疡8个月不愈，浅静脉联合溃疡局部栓塞治疗6个月随访（图4-14-12）。

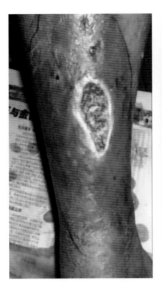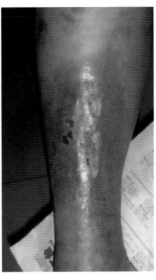

图4-14-12　下肢静脉溃疡区域泡沫硬化栓塞治疗术后
注：6个月下肢皮肤淤血改善溃疡无复发。

例（6）：54岁，男性，下肢浅静脉曲张并发溃疡，聚桂醇泡沫联合栓塞治疗1年随访，皮肤改变改善，溃疡愈合无复发（图4-14-13）。

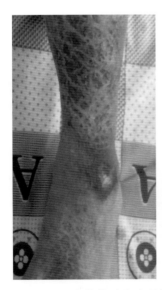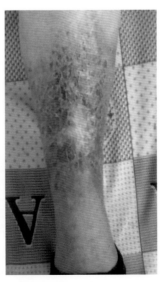

图4-14-13　聚桂醇泡沫硬化栓塞治疗前、后12个月随访
注：溃疡面基本愈合，无复发。

例（7）：63岁，男性，下肢溃疡反复发作7年，经皮穿刺法闭塞大隐静脉主干，属支，足靴区高压静脉丛＋穿支，18个月随访，下肢反流症状明显改善，皮肤改变范围缩小（图4-14-14）。

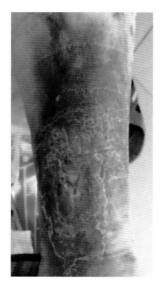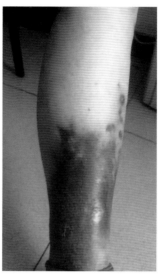

图4-14-14　经皮穿刺聚桂醇泡沫硬化栓塞治疗

注：下肢皮肤色素沉着改善，溃疡愈合良好；18个月随访无复发，聚桂醇泡沫治疗效果明显。

四、技术小结

（一）静脉泡沫硬化剂栓塞术

我国的血管内介入治疗技术开展于20世纪80年代，随着微创医学理念以及治疗技术，器械和栓塞材料的不断进步，目前下肢静脉曲张的微创治疗技术有：泡沫硬化剂栓塞术、激光或射频腔内闭合术以及透光直视旋切、腔镜筋膜下交通静脉结扎术等。Van den报道了腔内微创治疗与传统剥脱术治疗成功率的研究，经过分析119项研究，12 320侧患肢，平均随访32.2个月；泡沫硬化剂栓塞术77%（69% ～ 84%）；激光闭合术96%（87% ～ 98%）；射频闭合术84%（75% ～ 90%）；传统剥脱术78%（70% ～ 84%），以上数据说明腔内治疗术与传统的剥脱手术有着同样的疗效。下肢曲张静脉栓塞术的可靠性及其远期疗效，取决于曲张静脉和交通静脉反流通道能否永久性闭塞，永久性封堵则称为有效栓塞。栓塞术式可分为Seldinger导管技术和经皮栓塞技术，后者性价比更高。聚桂醇依其物理性状与作用时间属于永久性液体栓塞剂，作用机制为以血管内皮细胞化学消融，启动靶血管血栓形成直至永久性闭塞。由于静脉压较动脉低，血液流速缓慢，体表压迫易于阻断等特点，为液体栓塞剂的应用创造了条件，借助影像设备的引导、靶血管内正确释放液体栓塞剂，能够迅速有效地阻断静脉血流，使其永久性闭塞，同时聚桂醇的微泡沫制备技术显著提高了粗大静脉干的永久性闭合成功率。

（二）静脉曲张的有效栓塞

静脉曲张泡沫硬化剂栓塞术的临床疗效由有效栓塞决定，有效栓塞指术中是否有效地阻断股－隐交汇处的反流和深静脉由交通支向浅静脉的反流。例如，仅取小腿段的曲张静脉泡沫硬化剂注射，而不封堵近心端的大隐静脉主干及引流的交通支，股-隐交汇处的反流未能得到有效阻断其远期疗效多较差。仅注重闭塞曲张浅静脉，忽略功能不全的交通支的栓塞阻断，都属于栓塞不彻底非有效栓塞。对于静脉溃疡应注重栓塞下肢全段的隐静脉主干，同时应对溃疡周围的交通静脉予以栓塞处理，通过X线造影或超声对交通静脉定位，栓塞过程中以及术后观察泡沫栓塞剂在静脉腔内的分布和停留情况，多普勒超声探查靶血管是否还有血流信号等，都能够为有效栓塞提供影像举证。事实上溃疡区的开放交通支反流，因深静脉高压基本限制了浅静脉血液向深静脉回流，局部穿刺释放泡沫栓塞剂是较安全的。对于浅静脉血液回流较畅的交通静脉，则需要采用局部压迫来阻止泡沫进入深静脉。

（三）曲张静脉栓塞的联合治疗

下肢静脉曲张的腔内激光、射频闭合术式中，常因为小腿段迂曲的静脉团块，影响光纤或电极导管的腔内置入，在完成大隐静脉主干的闭合治疗后，可以联合泡沫硬化剂的注射治疗使之简化。采用传统术式完成大隐静脉结扎剥脱后，取小腿曲张静脉注射泡沫硬化剂栓塞避免神经、淋巴管损伤，都是临床较为常用的联合治疗方法。通常合并有轻，中度深静脉反流的CVI，通过有效阻断浅静脉、交通静脉反流后可以有效地降低下肢静脉压，促使溃疡愈合。该机制与随着深静脉的容量负荷的减轻，扩张管径及瓣环的回缩后，使静脉瓣相对关闭不全得到纠正有关。而重度的深静脉反流，深静脉管壁与瓣膜发生器质性损害后，需结合深静脉瓣膜功能重建手术治疗。所以提倡术前拟定患者的栓塞、手术的个体化治疗方案，应用联合治疗技术提高远期疗效以改善患者生活质量。

参 考 文 献

［1］叶小萍，王婧，刘洪，等. 超声在泡沫硬化剂闭合交通静脉治疗下肢静脉性溃疡中的作用［J］. 国际外科学杂志，2017，44（3）：189-192，218.

［2］张济，俞慎林，包平倩. 泡沫硬化剂联合高位结扎剥脱术治疗大隐静脉曲张伴溃疡的体会［J］. 中国社区医师，2017，33（8）：54，56.

［3］段飞，张有卓，王斌，等. 腔内激光闭合术联合超声引导下泡沫硬化剂注射治疗下肢静脉性溃疡的疗效观察［J］. 血管与腔内血管外科杂志，2021，7（2）：169-173.

［4］张红军，司迎，宋博，等. 静脉剥脱导管联合泡沫硬化治疗下肢静脉性溃疡18例［J］. 武警医学，2021，32（2）：155-157.

［5］王香梅，邹松云，刘坡，等. 聚桂醇注射联合自体浓缩生长因子治疗下肢静脉性溃疡的临床效果［J］. 中国医学创新，2020，17（5）：65-68.

［6］修风民，曾庆，杨志勇，等. 聚桂醇注射联合自体浓缩生长因子凝胶膜治疗下肢静脉性溃疡的疗效观察［J］. 国际医药卫生导报，2019，25（14）：2253-2256.

［7］朱永强. 局部注射泡沫硬化剂治疗下肢静脉曲张、静脉性溃疡的基础和临床研究［D］. 苏州大学，2015.

［8］王星，魏风华，米加，等. 聚桂醇泡沫局部注射联合原液靶静脉注射治疗下肢静脉性溃疡疗效观察［J］. 山东医药，2015，55（22）：53-54.

［9］郑晓兵，王庆庆，何志贤. DSA引导下经导管聚桂醇泡沫硬化剂治疗下肢静脉曲张性溃疡的临床疗效观察［J］. 临床放射学杂志，2013，32（2）：268-271.

［10］朱永强，胡春洪，倪才方，等. 透视引导下聚桂醇泡沫硬化剂治疗下肢静脉性溃疡的疗效和安全性［J］. 中华放射学杂志，2014，48（8）：682-685.

［11］杨牟. 下肢静脉疾病诊断与治疗［M］. 人民卫生出版社，1998.

第十五章
聚桂醇泡沫硬化剂治疗下肢静脉曲张的护理配合

曲立峰

工作单位：山东第一医科大学附属中心医院血管外科

一、术前护理

（一）心理护理

术前与患者进行有效沟通，做好心理护理，详细讲解手术的安全性和优越性，泡沫硬化剂注射治疗的原理，并介绍手术成功的病例，以消除患者紧张心理。

因下肢静脉曲张多在裸露区，尤其是女性患者担心术后手术瘢痕较大、影响美观。护理人员应根据患者的年龄、性别、职业、文化程度的不同，主动与其交谈，了解其各种顾虑。耐心倾听患者的提问，细心解释，减轻其心理负担。告知患者该方法具有操作简单、痛苦小、安全性高、经济实用、恢复快、可重复、治疗后无瘢痕等优势，让患者产生安全感，树立战胜疾病的信心，能主动配合治疗。

（二）术前准备

1. 术前完善常规检查，详细了解患者心肺功能，常规做心电图及血常规、出凝血时间、肝肾功能等检查。

2. 术前常规行下肢顺行静脉造影。

3. 让患者在站姿下，协助医师用画线标记大隐静脉主干及曲张静脉的走行方向，标记时力求线条位置准确、均匀，以明确治疗范围。根据患者足踝部、小腿中部及大腿直径选择合适的弹力袜。

4. 做好会阴部及下肢的皮肤准备。

（三）器械准备

1. 聚桂醇（10ml∶100mg）1～3支。

2. 三通阀1～3个，10ml一次性注射器3副，4.5号头皮针5个。

3. 11号灭菌刀片2个，消毒止血带2根，消毒纱布若干。

4. 40cm×60cm和20cm×30cm灭菌上肢棉垫各1～5块，弹力绷带3～6卷，弹力袜1双。

二、术中的护理配合

（一）配置泡沫硬化剂的配合

1. 在使用聚桂醇时需注意瓶口消毒，以免反复抽取液体时注射器与操作者手的污染。

2. 在配制泡沫硬化剂过程中应提醒操作者将装有空气和聚桂醇的2副注射器乳头与三通阀的两个接口接紧，适度用力推注，以防注射器脱落，液体外漏造成浪费。另外，泡沫硬化剂溅入操作者眼内可造成不良后果，需紧急清洗处理。

（二）病情观察

手术过程中随时了解患者有无胸闷、呼吸困难、一过性黑矇、视野改变和过敏症状，争取早发现早处理，防止肺栓塞的发生。

三、术后护理

1. **卧位护理**　卧床时抬高患肢20°～30°，以利静脉回流，减轻水肿。患者穿戴弹力袜，用弹力绷带加压包扎（图4-15-1）。不要随意解开。观察患肢皮肤颜色、温度、动脉搏动等有无异常。指导患者行踝泵运动，防止下肢深静脉血栓形成。

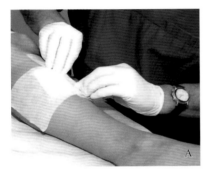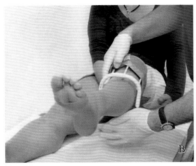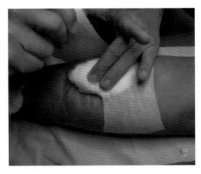

图4-15-1　硬化治疗术后加压包扎

注：A、B.硬化治疗后无菌纱布对注射的血管进行侧壁加压；C.使用脱脂棉卷和胶带进行偏心压迫。

2. **饮食护理**　指导患者戒烟戒酒，进食易消化、纤维含量高的食物，忌辛辣、油腻食物。手术前后可饮水、进食。指导患者进食低盐、低脂、高蛋白、高纤维素饮食，多食蔬菜、水果等富含维生素C的食物。鼓励多饮水，每天饮水量1500～2500ml，保持大便通畅。

3. **病情观察**　观察患肢有无麻木、水肿和疼痛等，警惕下肢深静脉血栓形成。密切观察患肢温度及颜色变化。观察患者有无胸闷、气促等情况，谨防肺栓塞的发生。观察治疗肢体皮肤有无色素沉着、皮肤坏死等。

4. **出院健康指导**　避免久坐久站及重体力劳动。戒烟、戒酒。保持生活规律，情绪乐观，坚持适量运动。活动时需穿弹力袜3～6个月。使用期间注意肢端皮肤色泽变化及肢体有无水肿。卧床时将患肢抬高30°。

指导患者坚持穿弹力袜3个月以上（图4-15-2）。术后前3天需要24小时穿着，之后白天活动时穿上、晚上卧床时脱下。指导穿弹力袜时应渐渐向上拉近，至完全舒适地穿好，使压力均匀分布在腿上，切勿粗鲁用力或遗留皱褶，以免影响使用效果。穿脱弹力袜时，应取下首饰并检查鞋子毛糙处，不要让饰物或指（趾）甲刮伤弹力袜，也要预防脚后跟皮肤皲裂刮伤弹力袜。清洗弹力袜时可用中性洗涤剂、水温不超过40℃，手洗自然晾干。不可用力拧干、不可暴晒，不可熨烫、甩干、漂洗，以免影响弹力袜的使用寿命。弹力袜一旦失去弹性，应立即更换。

5. **弹力袜的注意事项**　通过以上的护理措施为该项手术提供了必要的保障，增加了手术的安全

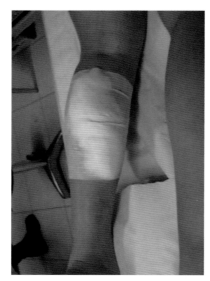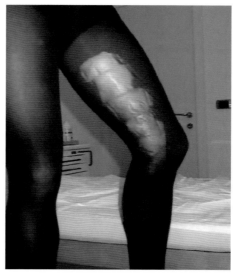

图 4-15-2 　使用压垫、绷带包扎并穿着弹力袜进行偏心压迫

性，缩短了手术时间，体现了护理的重要性。对应用聚桂醇泡沫硬化剂治疗下肢静脉曲张的患者实施术前、术后护理，并提供正确的出院健康指导，可有效提高治疗效果。

参 考 文 献

［1］黄秋菊. 静脉腔内激光闭塞联合泡沫硬化剂注射治疗大隐静脉曲张的手术护理［J］. 护理实践与研究，2013年第，10（16）：55-56.

［2］李秋蕾，张桂香. 聚桂醇泡沫硬化剂治疗下肢静脉曲张的护理［J］. 当代护士（中旬刊），2017（5）：42.

［3］中国微循环学会周围血管疾病专业委员会. 原发性下肢浅静脉曲张诊治专家共识（2021版）［J］. 血管与腔内血管外科杂志，2021，7（7）：762-772.

［4］廖义芳，项瑜，吴星，等. 聚桂醇治疗下肢静脉曲张的Meta分析［J］. 国际医药卫生导报，2017，23（14）：2172-2176.

［5］张艺. 新型泡沫硬化剂聚桂醇在下肢静脉曲张治疗中的应用效果观察及相关分析［J］. 河北医学. 2014，20（3）：380-383.

［6］丁正清，李波. 聚桂醇泡沫硬化剂治疗下肢静脉曲张的临床效果［J］. 现代医学与健康研究电子杂志，2018，2（22）：74-75.

［7］黄冀华，梁伟成，蔡锐文，等. 泡沫硬化剂聚桂醇治疗下肢静脉曲张的临床效果分析［J］. 齐齐哈尔医学院学报，2015，2015（29）：4370-4372.

［8］蔡玉磊，赵鹏. 聚桂醇注射治疗下肢静脉曲张的疗效［J］. 深圳中西医结合杂志，2020，30（18）：160-161.

［9］刘光辉，张琪润，邱福轩. 超声引导下腔内射频消融术联合聚桂醇治疗下肢静脉曲张的效果［J］. 河南医学研究，2021，30（30）：5660-5663.

［10］徐涛，朱忆萍，谢懿漫，等. 门诊泡沫硬化剂治疗老年下肢静脉曲张的安全性及疗效［J］. 中国老年学杂志，2021，41（6）：1218-1220.

［11］何旭霞，吴庆德，郑玉劲，等. DSA引导泡沫硬化治疗下肢静脉曲张中长期效果［J］. 临床内科杂志，2019，36（6）：659-662.

［12］齐永乐，庞晨光. 下肢静脉曲张采用聚桂醇泡沫硬化剂治疗时的两种不同注射途径对比分析［J］. 中国全科医学，2020，23（S1）：120-122.

第五篇
囊肿性疾病硬化治疗

第一章
囊肿性疾病的聚桂醇硬化治疗技术概述

程志刚

工作单位：中国人民解放军总医院第五医学中心肿瘤医学部

第一节 囊肿性疾病概述

囊肿性疾病临床比较常见，广义上是指具有囊腔结构的病变，可以发生在人体的任何部位，包括皮肤、皮下组织或脏器等。囊内可以是单纯的渗出液，也可以是感染性或出血性液体。一般情况下，根据其内是否覆盖上皮细胞，可以分为真性囊肿和假性囊肿。真性囊肿是先天性或者后天逐渐形成的，囊壁由具有分泌功能的上皮细胞构成，如肝囊肿、肾囊肿、卵巢囊肿、子宫内膜异位囊肿、甲状腺囊肿、多囊肝、多囊肾、包虫囊肿等；假性囊肿则是由于局部炎症、外伤或手术后渗出液、出血被周围纤维组织包裹形成，囊壁是纤维化组织，没有上皮细胞，如胰腺假性囊肿、脓肿、血肿、胆汁瘤等。

一、诊断和鉴别诊断

发现囊肿性疾病后，关键的第一步是诊断，其决定了是否需要治疗及治疗方法的选择。

（一）鉴别诊断内容

1. 良恶性鉴别：单纯性囊肿为良性病灶，但复杂囊肿则有恶性可能，需要鉴别。
2. 囊腔是否与相邻管道或腔隙相通：部分囊性病变可能与相邻的胆管、肾盂或输尿管等结构相通，在治疗方法的选择上需慎重。

（二）诊断和鉴别诊断的方法

1. 临床病史和症状体征。
2. 影像学表现如超声（ultrasound，US）、超声造影（contrast enhanced ultrasound，CEUS）、增强CT或MRI。
3. 影像引导下抽吸囊液细胞学检查或对增厚的囊壁或囊内实性成分穿刺活检。
4. 手术切除标本病理学检查。

囊肿性疾病中，单纯性囊肿和良性囊性病变临床常见，与恶性囊性疾病的鉴别一般容易实现。

二、治疗

临床上，单纯性囊肿和良性囊性病变多数无明显不适症状，常于体检时发现，一般不需治疗，可以定期复查了解囊肿的变化情况。如囊肿体积增大，伴有对周围组织器官的压迫症状，导致患者隐痛、胀痛，甚至影响脏器功能等情况时，则需治疗。囊肿性疾病的治疗需根据其发生的部位、大小、性质、临床症状等，选择最适合患者的方法。临床报道的治疗方法有以下几种。

1. 脏器部分切除术。

2. 囊肿切除术或开窗术（开腹或腹腔镜下）。

3. 抽吸治疗（X线、US引导）。

4. 硬化治疗（US、CT引导）。

5. 栓塞治疗。

6. 热消融治疗。

传统的开放手术或腹腔镜下囊肿开窗术曾经是治疗囊肿的首选方法，疗效确切，但创伤大、住院时间长、医疗费用高，患者接受程度逐渐降低。随着介入治疗技术的迅速发展，影像（超声、CT等）引导下经皮穿刺囊肿硬化剂注射治疗技术已经得到了广泛的临床应用，具有操作简便、创伤轻微、疗效满意、费用较低、术后恢复快等优点，成为目前临床首选的微创治疗方法，特别是针对肝囊肿、肾囊肿及甲状腺囊肿和囊性为主的结节来说，已经被推荐为一线的治疗方法。

20世纪80年代，囊肿介入治疗只是单纯用穿刺针抽出囊液，术后复发率高达28.6% ～ 97.6%，原因在于单纯抽出囊液后，分泌囊液的囊壁上皮细胞并没有被破坏，仍具有分泌功能而导致囊肿复发。为了解决这一问题，国内外的专家和学者对囊肿介入治疗进行了改进，抽出囊液后在囊内注入硬化剂，以此破坏囊壁内皮细胞，抑制囊液分泌，同时闭合囊腔，达到治疗囊肿的目的。

硬化剂的选择成为安全有效治疗囊肿的关键，既要达到治疗目的，又要降低或避免毒副作用。临床上曾经使用过的硬化剂种类很多，包括苯酚、碘苯酯、胆氢乳酸脲、甲醛、碘苯酸乙酯、50%葡萄糖、无水乙醇、冰醋酸、平阳霉素、聚桂醇等。近年来主要应用的硬化剂是无水乙醇和聚桂醇。

无水乙醇硬化治疗囊肿曾经是临床广泛应用的一种方法，其安全性好、作用时间短、疗效确切。但术中注射时多数患者会伴有短暂性的剧烈疼痛，少数呈持续性，部分患者甚至难以耐受而导致治疗失败。另外，由于无水乙醇在组织中具有较强的渗透性，进入囊腔内可渗入周围的血管和组织中，从而出现醉酒样反应。目前，由于没有专用的国药准字号无水乙醇注射液，其临床应用受限。

聚桂醇的化学名称为聚氧乙烯月桂醇醚，是一种国产清洁型硬化剂，其作用机制是破坏囊壁上皮细胞，使其失去分泌功能并闭合囊腔。聚桂醇注射至囊腔内时无化学性刺激、不引起剧烈疼痛，除术中冲洗囊腔外，也可以保留部分药品在腔内，术后没有醉酒样反应等其他不良反应。该硬化剂具有疗效确切、安全性好、疼痛轻微等临床优势，是目前临床应用广泛的一种硬化剂。本章主要对聚桂醇的临床应用进行阐述。

第二节　硬化剂注射治疗囊肿性疾病概述

一、治疗目的

以微创方式治疗囊肿，使囊腔缩小、闭合，减轻、消除或显著改善囊肿引起的临床症状，恢复脏器形态与结构，同时最大限度保留脏器功能，达到不留瘢痕并且美容的治疗效果。

二、治疗机制

抽吸囊液完毕后，聚桂醇注射入囊腔，因化学消融作用溶解、破坏囊壁上皮细胞膜的蛋白质，导致囊壁上皮细胞变性、脱水、坏死，丧失分泌功能；并产生无菌性炎症，纤维组织增生，从而使囊腔粘连、缩小、闭合，逐步被吸收并消失（图5-1-1）。

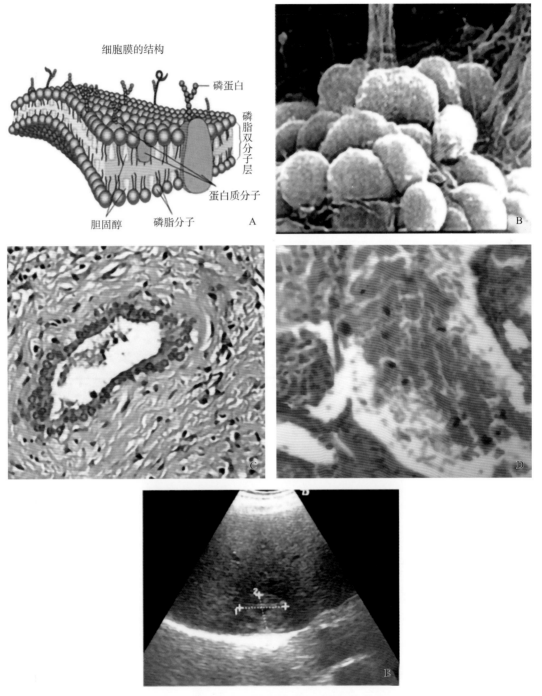

图5-1-1　硬化治疗的作用机制

注：A.囊肿壁内衬上皮细胞膜结构模型，均有液态镶嵌脂蛋白分子—磷脂蛋白分子；B.电镜下：内衬上皮细胞膜双分子脂质蛋白，聚桂醇通过该脂质蛋白溶解来启动细胞脱水、凝固性坏死；C.镜下：肝囊肿壁的内衬柱状上皮；D.聚桂醇作用下，囊肿的内皮细胞凝固性坏死，囊液分泌功能丧失；E.超声随访：6个月后囊肿已完全闭合。

三、适应证和禁忌证

囊肿性疾病的硬化剂注射治疗适应证及禁忌证见表5-1-1。

表5-1-1 囊肿性疾病的硬化剂注射治疗适应证及禁忌证

适应证	禁忌证
肝、肾、脾等实质性脏器囊肿，最大径≥5cm或有相关的临床症状	囊性病变可疑恶性或诊断不明
	黏液性囊性病变
多囊肝或多囊肾，造成局部压迫症状，可对较大者行硬化治疗	严重出血倾向且难以纠正
甲状腺等浅表部位囊肿，影响外观或患者有不适症状	乙醇或聚桂醇过敏
囊肿合并感染	与周围管道结构（如胆道、胰管、肾盂等）相通的囊性病变
妇科良性囊性肿物（如子宫内膜异位囊肿、卵巢单纯性囊肿等）	无安全进针路径
其他部位良性囊肿	动-静脉瘘、动脉瘤等血管源性疾病
	合并其他严重疾病、不能耐受治疗过程

四、治疗前准备

（一）患者准备

1. 术前禁饮、禁食8小时。

2. 完善术前检查血常规、凝血功能、血型、空腹血糖、乙肝五项、丙肝抗体、人类获得性免疫缺陷病毒（human immunodeficiency virus，HIV）抗体、梅毒抗体、生化（如肝肾功能及电解质）等。妇科囊肿需查血清糖类抗原125（carbohydrate antigen 125，CA125）及CA19-9。

3. 影像学检查超声、CT、MR、PET/CT等。

4. 如有抗凝药物应用情况，需请相关科室会诊，停用抗凝药物或应用其他短效抗凝药物替代治疗至少1周。

5. 药物及酒精过敏史。

（二）影像引导设备准备

1. 彩色多普勒超声仪，配备低频和高频超声探头及腔内探头。最好具有超声造影功能，推荐使用穿刺引导系统。

2. CT设备，具备穿刺引导功能。

（三）穿刺及抽吸器具准备

常规采用18G PTC针，如治疗前评估囊液黏稠者可使用16G PTC针（也可使用软管EV针）；延长管；5～50ml注射器若干；无菌生理盐水。对于直径12cm以上的囊肿可先采用5～7F"J"形导管置管引流后再行硬化剂注射治疗。

（四）医师准备

1. 综合评估，制订硬化治疗方案。

（1）根据患者一般情况及术前根据囊肿部位，选择合适体位，使患者固定且尽量舒适，以便更好配合治疗。

（2）穿刺前再次超声检查，了解囊肿的位置、大小、与周边结构关系、囊内回声情况、有无分隔以及囊肿所在脏器周边及腹盆腔有无积液等。

（3）确定穿刺点和进针路径，要求穿刺点皮肤完好，进针路径能够避开血管、胆管、肠道等重要结构。

（4）初步评估囊液体积、计算所需硬化剂的量及囊肿抽吸难易程度。

2. 术前与患者充分沟通，告知其治疗方法、大概费用、治疗过程中可能出现的不适反应，如酸胀、疼痛等，嘱其尽量配合，如疼痛难以忍受时应及时告知操作医师，切勿突然大幅度变动体位。

（五）材料和药品准备

1. 无菌材料穿刺包（包含弯盘、止血钳、卵圆钳、洞巾、纱布等）、无菌手套、无菌探头保护套、碘伏或碘酊、一次性注射器若干、无菌生理盐水、局麻药品（2%盐酸利多卡因注射液）。

2. 硬化剂聚桂醇。

3. 标本收集容器培养瓶、标本收集瓶。

4. 急救药品和器械（急救车）。

五、术中规范操作

1. **消毒铺巾**　穿刺部位常规消毒铺巾，使用带有无菌保护膜和穿刺支架的探头再次确认穿刺点和进针路径。

2. **进针、抽液**　穿刺点皮肤及皮下组织局部麻醉，实时超声引导将PTC针穿刺入囊肿中心，拔除针芯，针鞘尾端接延长管并用注射器尽量抽尽囊液。记录抽出囊液的量和物理性状，如颜色、黏稠度、气味。依据囊液情况分别送常规、生化和病理细胞学检查。如怀疑合并感染时须送细菌培养和药物敏感试验。

3. **注入硬化剂**　刚开始注射硬化剂时应缓慢，同时超声实时观察囊腔充盈情况。

（1）原液冲洗法：注入硬化剂的量一般为抽出囊液体积的1/3 ~ 1/2，一般不超过2/3，使药物充分与囊壁接触，破坏上皮细胞。若囊肿较大，一次注入硬化剂总量一般不超过200ml。硬化剂注入完毕后开始计时，建议依据囊壁厚度情况，聚桂醇保留15 ~ 20分钟，之后全部抽出或保留10 ~ 20ml于囊腔内。必要时可再次硬化治疗保证疗效。

（2）泡沫硬化剂保留法：最大直径≥10cm的囊肿，可选择使用聚桂醇原液冲洗抽尽后，使用液气比为1∶4 ~ 1∶2的聚桂醇泡沫硬化剂40 ~ 80ml保留于囊腔内。

（3）泡沫硬化剂制备方法：以1∶4配制比例为例，三通阀连接1个装有2ml聚桂醇的20ml注射器和1个装有8ml气体的20ml注射器，相互多次快速推注注射器内的药液，直至获得乳化状的泡沫硬化剂。

（4）治疗后处理：针芯尾部接注射器，适当负压抽吸同时拔出穿刺针。局部消毒，无菌敷料覆盖，局部压迫5 ~ 10分钟。

六、术后观察

1. 依据穿刺部位不同，留观30～60分钟。建议胰腺、脾、甲状腺囊肿患者留观时间稍长，肾、肝、盆腹腔囊肿患者可稍短。

2. 观察患者一般状态和生命体征，血压、心率有无变化，有无疼痛、表情淡漠等，如有上述情况需要进一步检查原因。

3. 穿刺点局部有无出血，皮下有无肿胀。超声复查穿刺部位及腹盆腔，观察有无积液等异常表现。如有，或与治疗前比较有增加，应警惕出血可能，需给予止血药物进一步观察。

4. 留观结束，观测患者生命体征无异常后，可离开医院。

七、并发症、不良反应及处理

1. **疼痛** 硬化剂沿着穿刺针道溢出，流入脏器包膜下或腹腔内而引起，通常1～3天自行缓解，如疼痛时间延长、加剧者应排除出血和感染，及时予以镇痛和对症处置。

2. **发热** 术后1周内可能出现低热，体温常在38℃左右，常为坏死组织的吸收所致的发热，对于低热无需处理，体温达39℃以上可给予药物或物理降温处置。发热持续不退者可以再次行囊肿穿刺抽吸囊液＋甲硝唑冲洗。

3. **醉酒反应** 患者可出现皮肤潮红、头晕、多语和心率加快等，通常硬化剂注射治疗30分钟左右血液中的吸收浓度达到峰值，2～3小时后随着药物的代谢，反应逐渐消失。

4. **囊肿出血** 出血多发生在术中囊液抽吸将尽时，因穿刺针前端划伤囊壁或抽吸过程的负压吸引过大引起囊壁的撕裂，硬化剂有局部止血作用，治疗时应注意调整针头在囊内的位置、减慢抽吸频率、调整患者呼吸幅度等操作，避免因出血过多而中断治疗。

5. **感染** 囊肿合并感染暂不属硬化剂注射疗法适应证，可先行囊肿抽吸、引流后＋抗生素冲洗，感染控制以后再给予硬化治疗。术中注意无菌操作，避免创面、器械的污染以降低感染的发生。

八、注意事项

1. 严格掌握适应证、禁忌证。

2. 患者体位摆放舒适，选择合适的穿刺针及穿刺点，保持针尖位于囊腔深部1/3处，便于囊液抽吸干净。

3. 注入聚桂醇前应确保针尖或导管在囊腔内，不能确定时禁止注入硬化剂。可在影像监视下试验性注入少量生理盐水，如见囊腔逐渐充盈且注入液可顺利抽出时方可注射硬化剂。

4. 囊肿硬化剂注射治疗术前及术后1周内禁用头孢类抗生素，术后按医嘱定期复查。

5. 置管引流时，观察并记录引流量及囊液的颜色、性状。如有不适及时告知医师，保持引流管通畅，勿牵拉折叠。

6. 囊液极其黏稠的患者注入α-糜蛋白酶稀释液（由10ml 0.9%氯化钠注射液和4000Uα-糜蛋白酶混合，可用1～2支）或尿激酶＋0.9%氯化钠注射液混合液（10 000U尿激酶＋20ml 0.9%氯化钠注射液混合液），冲洗囊腔后抽出。

7. 抽吸过程中注意观察囊液的颜色，记录总的抽液量，如抽出鲜红色的血性液体，高度怀疑穿刺损伤血管，应及时处理。

九、疗效评估

囊肿硬化剂注射治疗后1～2个月内通常缩小不明显,治疗后数周内甚至有增大可能,多与囊壁无菌性炎症的渗出增加有关。通常在硬化剂注射治疗6个月后缩小、吸收最为明显,结合临床症状的消失或改善程度,以术后12个月影像检查对比治疗前、后的囊肿体积变化为主要指标评价疗效,分为以下4种类型。

1. **治愈** 囊肿完全消失,体积缩小率＞90%,临床症状消失。
2. **显效** 囊肿体积缩小率51%～90%,临床症状消失。
3. **有效** 囊肿体积缩小率＜50%,临床症状缓解。
4. **无效** 囊肿体积无缩小甚至增大,临床症状无改善。

参 考 文 献

［1］中华医学会超声医学分会介入超声学组,中国研究型医院学会肿瘤介入专业委员会. 多脏器囊肿硬化治疗中国专家共识(2021版)［J］. 中华超声影像学杂志, 2021, 30(8): 645-654.

［2］章建全,盛建国,卢峰,等. 超声引导经皮注射聚桂醇硬化治疗肝、肾囊肿［J］. 中华超声影像学杂志, 2013, 22(6): 505-507.

［3］余松远,张晶,章建全. 卵巢子宫内膜异位囊肿超声引导穿刺硬化治疗专家共识［J］. 中华超声影像学杂志, 2020, 29(12): 1013-1024.

［4］BROWN D, NALAGATLA S, STONIER T, et al. Radiologically guided percutaneous aspiration and sclerotherapy of symptomatic simple renal cysts: a systematic review of outcomes［J］. Abdom Radiol(NY), 2021, 46(6): 2875-2890.

［5］DIETRICH C F, CHIOREAN L, POTTHOFF A, et al. Percutaneous sclerotherapy of liver and renal cysts, comments on the EFSUMB guidelines［J］. Z Gastroenterol, 2016, 54(2): 155-166.

［6］FURUMAYA A, VAN ROSMALEN B V, DE GRAEFF J J, et al. Systematic review on percutaneous aspiration and sclerotherapy versus surgery in symptomatic simple hepatic cysts［J］. HPB(Oxford), 2021, 23(1): 11-24.

［7］ITOU C, KOIZUMI J, HASHIMOTO T, et al. Foam sclerotherapy for a symptomatic hepatic cyst: a preliminary report［J］. Cardiovasc Intervent Radiol, 2014, 37(3): 800-804.

［8］WIJNANDS T F, GORTJES A P, GEVERS T J, et al. Efficacy and Safety of Aspiration Sclerotherapy of Simple Hepatic Cysts: A Systematic Review［J］. Am J Roentgenol, 2017, 208(1): 201-207.

［9］XU S, RAO M, PU Y, et al. The efficacy of laparoscopic lauromacrogol sclerotherapy in the treatment of simple hepatic cysts located in posterior segments: a refined surgical approach［J］. Ann Palliat Med, 2020, 9(5): 3462-3471.

［10］YANG C C, HSU Y, LIOU J Y. Efficacy of Ethanol Ablation for Benign Thyroid Cysts and Predominantly Cystic Nodules: A Systematic Review and Meta-Analysis［J］. Endocrinol Metab(Seoul), 2021, 36(1): 81-95.

第二章
肝、肾囊肿的硬化剂注射治疗

郭建琴

工作单位：海南医学院第一附属医院

通俗地说，囊肿就是一个封闭的"水疱"，如同充了水的"气球"。囊肿来源于人体皮肤、皮下或脏器组织，可发生在人体的任何部位，具有囊腔结构，囊内可以是单纯的渗出液，也可以是感染性或者出血性液体。囊肿可分为"单纯性囊肿"和"复杂囊肿"，单纯性囊肿指囊内的成分单一，主要为液体，囊壁厚薄均匀，可伴有纤细分隔；复杂囊肿指囊内成分复杂，除了液体外，还会有较厚分隔或实性组织成分。临床上通常所见的囊肿多数是单纯性囊肿，复杂囊肿的良恶性鉴别诊断需要借助于超声及超声造影、CT、MRI等各种影像学检查，结合肿瘤标志物检验以及临床病史综合分析，必要时可对其内实性成分进行穿刺活检明确病理学诊断。

肝、肾囊肿是临床较常见的良性疾病，多数患者无明显临床症状，多在体检时发现，一般无需治疗，但是必须定期复查了解囊肿的变化情况。如发现囊肿体积增大，伴有对周围组织器官的压迫症状，导致患者隐痛、胀痛或者脏器功能改变以及囊内液体感染形成脓肿，破裂出血及复杂囊肿等情况，则需要及时治疗。

肝囊肿按发病机制可分为潴留性肝囊肿和先天性肝囊肿。①潴留性肝囊肿：因细小肝内胆管的阻塞引起分泌增多，或胆汁潴留引起，多为单发性，也可因肝脏挫伤致中心破裂后期。囊内充满血液或胆汁、包膜为纤维组织的假性囊肿。②先天性肝囊肿：主要是由于肝内胆管和淋巴管胚胎时期发育障碍，近端呈囊性扩大形成。组织病理特点：囊壁衬以单层立方柱状上皮细胞，细胞无异型增生现象，囊肿在其逐渐膨胀增大过程中，受压肝细胞萎缩，血管和胆管结构向囊内突出而呈皱襞状构成囊肿壁。囊液比重为1.010～1.022，含有微量蛋白、胆红素、胆固醇、葡萄糖及各种酶类，如γ-GT、乳酸脱氢酶等，蛋白成分有IgG、IgA，说明囊壁内衬上皮具有分泌功能。

多囊肾与多囊肝是一种遗传性疾病，临床分为婴儿型与成人型，婴儿型属常染色体隐性遗传病，预后差，多在出生不久夭折。成人型则为常染色体显性遗传疾病，常在30～50岁发病（图5-2-1）。

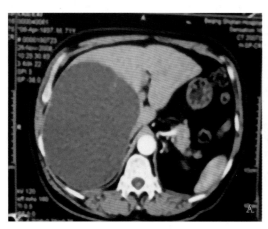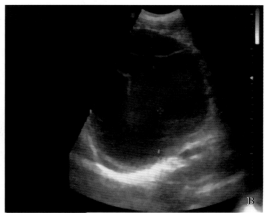

图 5-2-1

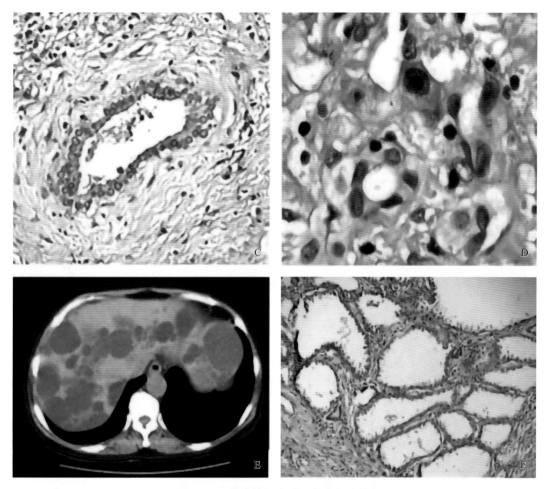

图 5-2-1　单发性肝囊肿、多囊肝（续）

注：A.CT扫描，右肝单发性巨大囊肿；B.二维声像，肝囊肿；C.镜下见囊壁内衬单层柱状上皮；D.镜下观，囊肿壁内衬柱状上皮细胞；E.CT扫描，全肝多发的囊肿；F.镜下观，多囊肝。

单纯性肾囊肿（图5-2-2）是肾囊性疾病中最多见的一种，50岁以上成年人为高发年龄段。多见于男性及左肾，亦可双肾发病。组织病理特点：囊肿起源于肾小管，突出于肾皮质表面，外观呈蓝色，也可生长在肾皮质深层或髓质。囊壁薄内衬单层扁平上皮，部分囊壁可以发生纤维化或钙化，囊内含无菌清亮琥珀色液体，5%为血性液体。囊肿直径常为1～4cm，直径>5cm以上者可以有上

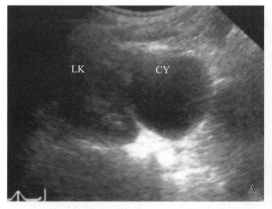

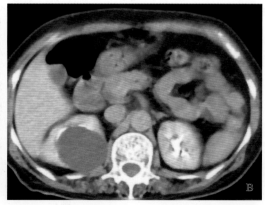

图 5-2-2

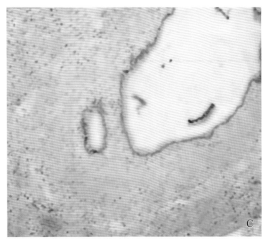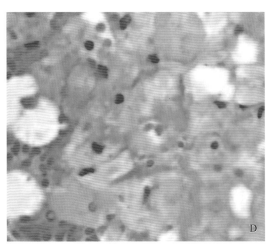

图5-2-2　肾囊肿（续）

注：A.二维超声，左肾囊肿；B.CT增强扫描，右肾囊肿；C.镜下观，囊肿壁薄，内衬扁平上皮；D.镜下观，囊壁内单纯上皮细胞。

尿路压迫以及肾被膜的刺激症状。

囊肿的治疗需根据其发生的部位、大小，并结合囊肿的性质，选择最适合患者的方法。以往单纯性肝、肾囊肿多使用开放性或腹腔镜下去顶减压术。手术在全麻下进行，术后并发症相对较多。随着介入超声的发展，超声引导下经皮肝、肾囊肿穿刺抽液硬化剂注射治疗已经成为临床上常用的治疗手段，该技术具有实时监测、精准引导、微创、方法简便、治疗成本低、并发症少、疗效显著等优势，尤其是对年龄较大、不能耐受手术的患者是一种最佳的治疗选择。

硬化剂的选择成为安全有效治疗囊肿的关键，既要达到治疗目的，又要降低或避免毒副作用。临床实践中曾经使用过的硬化剂包括聚桂醇、无水乙醇、冰醋酸、50%葡萄糖、平阳霉素等。其中，无水乙醇、聚桂醇疗效最为确切。目前，由于无水酒精硬化治疗囊肿时部分患者会伴剧烈疼痛及醉酒样反应等，且没有专用的国药准字号无水乙醇注射液，因此其临床应用受限。聚桂醇注射液，化学名称为聚氧乙烯月桂醇醚，作用原理是破坏囊壁内皮细胞，使其纤维化失去分泌功能并闭合囊腔。注射聚桂醇至囊腔内时无化学性刺激、不产生剧烈疼痛，术后没有醉酒样反应等其他毒副作用。该硬化剂具有疗效确切、安全性好、疼痛轻微等临床优势，是目前临床应用广泛的一种硬化剂。影像引导下经皮肝、肾囊肿穿刺抽液聚桂醇硬化治疗已经成为囊肿临床上首选微创治疗方法。

一、适应证

1. 肝、肾囊肿最大直径＞5cm。

2. 囊肿伴有出血和/或感染者。

3. 囊肿伴有压迫等症状者。

4. 既往治疗后复发者。

5. 肝复杂囊肿，如肝包虫囊肿CE_0、CE_1型（图5-2-3）。

6. 肾复杂囊肿，如CT检查Bosniak分型中Ⅰ型、Ⅱ型（图5-2-4）。

7. 多囊肝、多囊肾，较大囊肿造成压迫症状。

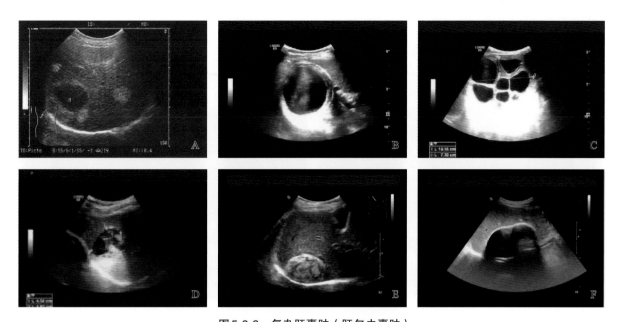

图5-2-3　复杂肝囊肿（肝包虫囊肿）

注：A.囊性病灶CE_0；B.单囊型CE_1；C.多子囊型CE_2；D.钙化型CE_3；E.实变型CE_4；F.钙化型CE_5。

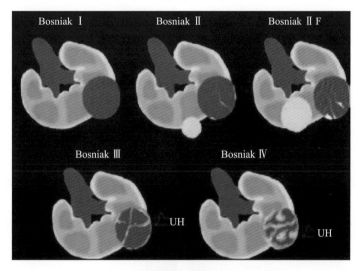

图5-2-4　肾复杂囊肿的Bosniak分级

注：Ⅲ级不能定性，Ⅳ级为恶性。

二、禁忌证

（一）绝对禁忌证

1. 与输尿管相通的肾盂源性囊肿或肾积水（图5-2-5、图5-2-6）。
2. 先天性肝内胆管囊状扩张症或与肝内胆管相通的肝囊肿（图5-2-7）。
3. 聚桂醇、乙醇过敏者。
4. 有严重心脑血管疾病、严重精神障碍，依从性差，不能耐受治疗者。

5. 抗凝治疗期间、有出血倾向、凝血功能障碍者。

6. 肝门部血管或肾动静脉瘤样扩张、假性动脉瘤、动静脉畸形等囊性病变（图5-2-8）。

7. 没有安全穿刺路径，不能避开重要血管、胆管及重要结构者。

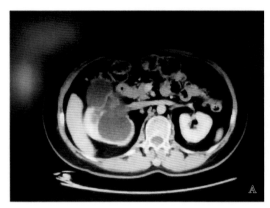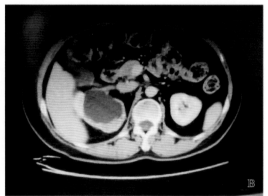

图5-2-5　肾复杂囊肿

注：A.重复肾并重度肾积水；B.与输尿管相通的肾囊肿。

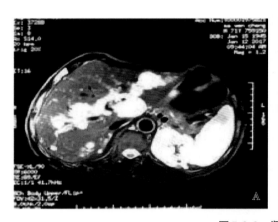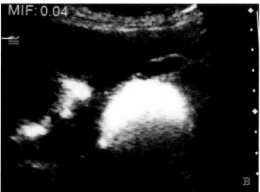

图5-2-6　肾盂旁囊肿

注：A.肾盂旁囊肿需与肾盂源性囊肿鉴别；B.经皮穿刺置管后造影提示不与肾盂相通。

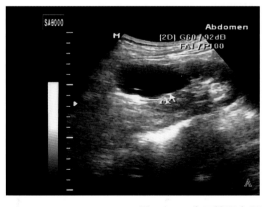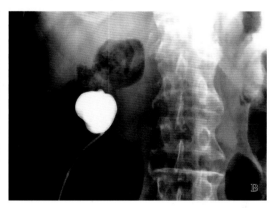

图5-2-7　先天性肝内胆管扩张症（又称Caroli病）

注：A.Caroli病超声图像；B.经皮穿刺囊肿后超声造影胆管显影提示：囊肿沿胆管分布并与胆管相同，上述诊断明确。

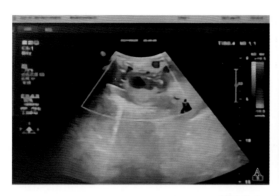
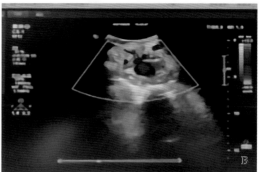

图5-2-8 假性动脉瘤

注：A.假性动脉瘤超声图像；B.动态彩超与囊肿加以鉴别。

（二）相对禁忌证

1. 合并有严重基础性疾病者。
2. 具有发热等临床症状者。
3. 妊娠或哺乳期女性。
4. 肝包虫囊肿CE$_2$型、CE$_3$型（图5-2-9～图5-2-11）。
5. 肝囊腺瘤（图5-2-12）。

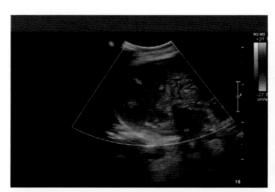
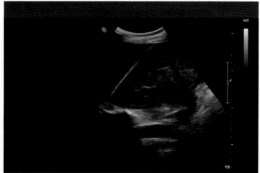

图5-2-9 肝包虫囊肿内囊破裂型（Ⅲ型）合并感染

注：引流＋聚桂醇硬化治疗。

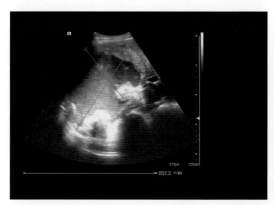
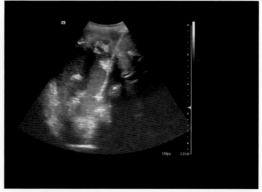

图5-2-10 肝包虫囊肿术后残腔感染

注：引流＋聚桂醇硬化治疗。

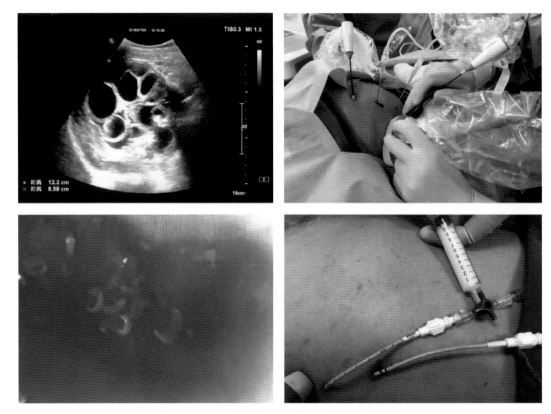

图5-2-11　多子囊型（CE_2）实变型肝包虫囊肿

注：边抽吸边消融的方法进行治疗，术后粗管引流包虫坏死碎片，并聚桂醇硬化治疗。

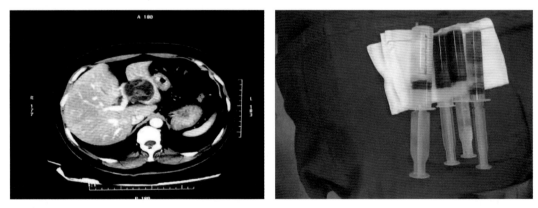

图5-2-12　肝囊腺瘤

注：A.囊腺瘤内有较厚分隔并有血供；B.内部抽出黏稠液体，易出血；本病例硬化治疗不能根治，可减瘤；最终选用微波联合硬化剂注射治疗达到治愈。

三、术前准备

（一）患者准备

1. 了解病史。

2. 体格检查。

3．实验室检查血、尿、便常规，凝血功能，术前免疫（血清传染病四项），心、肝、肾功能，电解质检查。

4．心电图、胸片及其他影像学检查（超声、CT、MRI）。

5．术前告知患者介入治疗的必要性、治疗过程及术中注意事项，可能的不良反应、并发症及处理方法，并签署知情同意书。

（二）器械及药物准备

聚桂醇，2%盐酸利多卡因，生理盐水，三通阀，5～50ml注射器，囊肿穿刺针（18G～21G的PTC或EV针）；置管引流器械：引流导管（5～7F），导丝（图5-2-13）。

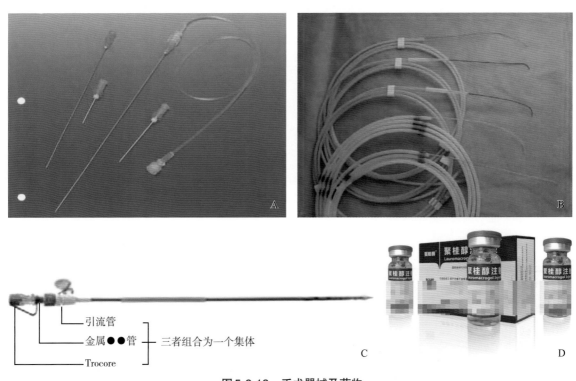

引流管 ┐
金属●●管 ├ 三者组合为一个集体
Trocore ┘

图5-2-13　手术器械及药物

注：A.穿刺针；B.导丝；C.引流管；D.聚桂醇。

四、规范化操作流程

治疗原则：治疗前充分评估患者病情，严格把握适应证和禁忌证，做好风险防控及并发症处置预案。结合检查结果对囊肿病变做好定位和定性诊断评估。合理应用超声、超声造影、X射线透视设备、CT等的引导进行治疗，确保治疗的安全性。术前告知患者及家属治疗过程、可能的风险及预后。

1．患者取仰卧位、侧卧位或俯卧位，采用超声或其他影像引导下择点定位，常规消毒铺巾，用2%盐酸利多卡因局部麻醉至近肝、肾包膜，选择避开大血管、神经和重要结构的合适路径，用18～21G的PTC或EV针穿刺，穿刺成功后抽吸囊液，必要时需行囊腔造影排除囊肿与胆管或肾盂相通，之后尽量抽尽囊液，用冲洗法或保留法进行硬化治疗（图5-2-14、图5-2-15）。

2．对于直径＞10cm的巨大囊肿（图5-2-16），也可选择使用5～7F的引流管置管引流，待囊壁

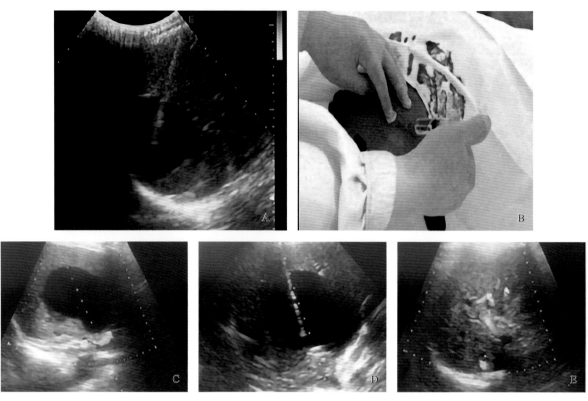

图 5-2-14　肝肾囊肿聚桂醇硬化治疗

注：A.肾囊肿超声引导经皮穿刺；B.抽空囊液注射聚桂醇囊内保留；C.肝囊肿术前超声下穿刺路径选择；D.超声下经皮穿刺成功；E.囊液抽尽后注射硬化剂冲洗，囊肿基本消失。

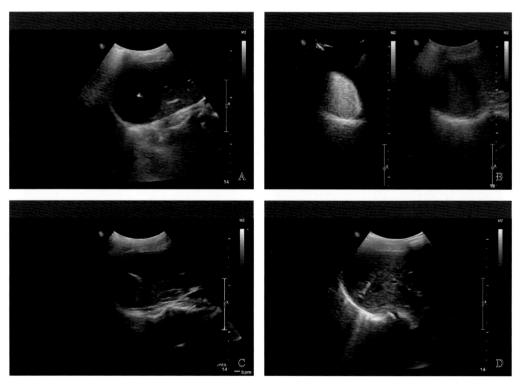

图 5-2-15　肝囊肿原液冲洗法

注：A.肝囊肿穿刺抽液；B.超声造影提示囊肿不与胆管相通；C.经穿刺针注入聚桂醇反复冲洗；D.冲洗10分钟后抽尽拔针。

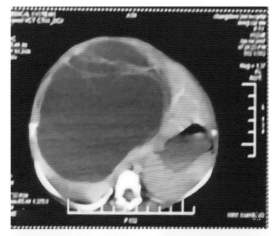
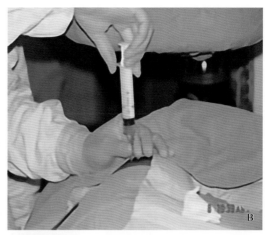
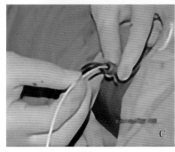
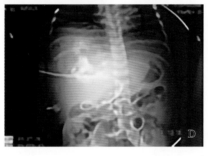
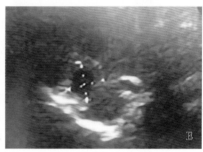

图5-2-16　巨大肝囊肿聚桂醇硬化治疗

注：A.右肝巨大肝囊肿；B.经皮囊肿穿刺，抽得囊液；C.经皮囊肿造口外引流术，便于引流、重复性硬化治疗；D.注射对比剂判断、再注射聚桂醇冲洗；E.硬化治疗6个月超声随访，囊肿消失。

塌陷回缩后再进行硬化治疗，治疗时间视具体情况而定，一般在1～2天内完成。

　　3. 囊液与聚桂醇的置换比例

　　（1）原液保留法（图5-2-17）：最大直径＜10cm的囊肿，抽尽囊液后，向腔内注射抽出囊液量1/10或1/4的聚桂醇原液，保留于囊腔内。单次治疗最大保留剂量＜20ml。

　　（2）原液冲洗法（图5-2-18、图5-2-19）：最大直径＜10cm的囊肿，注射抽出囊液量的1/3～1/2聚桂醇原液，进行冲洗，10～20分钟后抽尽。最大直径≥10cm的囊肿，建议术者对患者进行获益-风险评估，并结合术者的操作经验，可缓慢抽尽囊液后使用聚桂醇硬化治疗，也可采取置管引流法分次硬化治疗策略。使用聚桂醇原液的冲洗量为抽取囊液量的1/10～1/4，冲洗5～10分钟后抽尽或保留聚桂醇原液＜60ml或采用聚桂醇泡沫硬化剂保留法处理。单次治疗最大冲洗剂量＜120ml。

　　（3）泡沫保留法（图5-2-20）：最大直径≥10cm的囊肿，可选择使用聚桂醇原液冲洗抽尽后，使用液气比为1:4～1:2的聚桂醇泡沫硬化剂40～80ml进行保留。

　　4. 泡沫硬化剂制备

　　（1）材料：聚桂醇、气体，配制比例为1:4～1:2。

　　（2）制备方法：以1:4配制比例为例，三通阀连接1个装有2ml聚桂醇的20ml注射器和1个装有8ml气体的20ml注射器，相互多次快速推注注射器内的药液，直至获得乳化状的微泡沫硬化剂。

　　如患者的全身状况较差，在对患者进行获益-风险评估后，也可选择单次小剂量冲洗保留的方法，多次进行硬化治疗，直至囊肿回缩或消失。

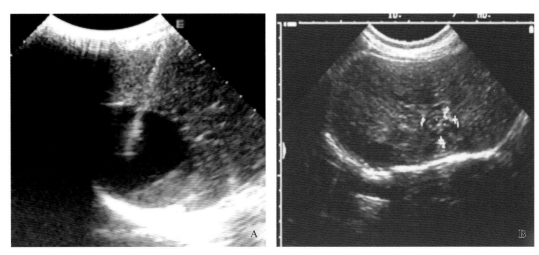

图5-2-17　肝内单发囊肿超声引导下治疗抽吸囊液后硬化剂聚桂醇囊内保留法

注：囊肿直径5.4cm。A.超声引导经皮囊肿穿刺；B.术后3个月随访囊肿已闭合。

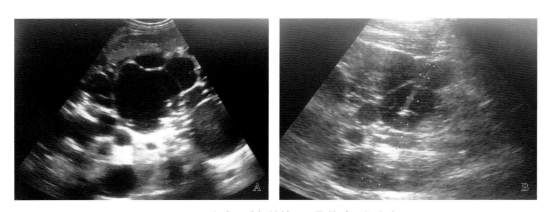

图5-2-18　多囊肝选择性抽吸＋聚桂醇硬化治疗

注：最大的囊径11.0cm×6.7cm。A.术前超声探查；B.针对大囊腔选择性抽吸＋硬化剂冲洗治疗。

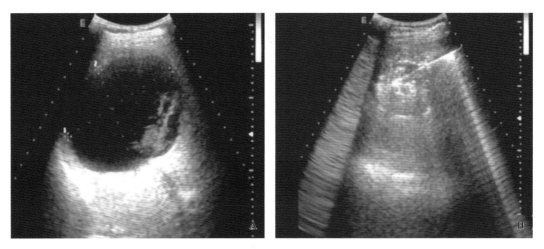

图5-2-19　左肾囊肿聚桂醇硬化治疗

注：左肾囊肿腹腔镜术后复发，1个月内给予2次聚桂醇硬化治疗。A.左肾囊肿术前检查；B.硬化治疗3个月后超声随访囊肿缩小明显。

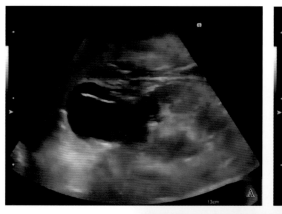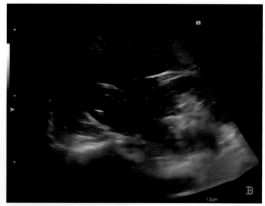

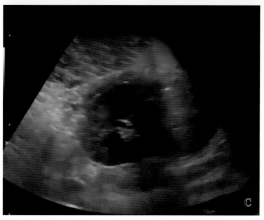

图5-2-20 肝囊肿聚桂醇硬化治疗

注：A.术前评估囊肿确定进针路径；B.无菌生理盐水反复冲洗囊腔；C.聚桂醇泡沫硬化剂保留囊腔。

五、疗效评估

结合临床症状的消失或改善程度，以术后3、6、12个月影像检查对比治疗前、后的囊肿体积变化为主要评价指标。

治愈：囊肿体积缩小率＞90%，临床症状消失。

显效：囊肿体积缩小率51%～90%，临床症状消失。

有效：囊肿体积缩小率≤50%，临床症状缓解。

无效：囊肿体积无缩小甚至增大，临床症状无改善。

六、注意事项

1. 严格掌握适应证、禁忌证。

2. 患者体位摆放舒适，选择合适的穿刺针及穿刺点，保持针尖位于囊腔深部1/3处，便于囊液抽吸干净。

3. 注入聚桂醇前应确保针尖或导管在囊腔内，不能确定时禁止注入。可在影像监视下试验性注入少量生理盐水，如见囊腔充盈且注入液可顺利抽出时方可注射硬化剂。

4. 注意观察囊液的颜色、量、黏稠度，如有鲜红色的血液，高度怀疑穿刺损伤血管，应及时处理。

5. 肝、肾囊肿硬化剂注射治疗前应术中常规行蛋白定性试验。蛋白定性试验阳性方可注入硬化剂，若为阴性或不典型者须行囊内超声造影，观察是否有对比剂溢出至囊腔外。

6. 术中出现活动性出血时应做相应的评估，并进行止血处理后再对囊肿行硬化剂注射治疗或择期治疗。

7. 肝包虫囊肿硬化剂注射治疗时，术前给予氢化可的松/地塞米松注射液静滴预防过敏，术中心电监护。

8. 多囊肝、多囊肾硬化剂注射治疗作为一种姑息性治疗方法应慎重选择，首选行冲洗法硬化剂注射治疗（参照单纯性囊肿的治疗方法）。

9. 需排除肾重复畸形的上极肾因重度肾积水所致假性囊肿。

10. 推荐硬化剂冲洗囊腔前使用大剂量生理盐水冲洗囊腔，因为囊液内的蛋白质遇聚桂醇时可迅速凝固而附着在囊壁的表面，阻隔聚桂醇与囊壁内衬细胞的接触，降低硬化效果。因此，在注入聚桂醇之前先用生理盐水冲洗囊壁上的蛋白质，可以有效地减少这种干扰作用，提高聚桂醇硬化治疗效果。

七、并发症、不良反应及处理

1. **发热** 术后1周内可能出现低热，体温在38℃左右，常为坏死组织的吸收热，一般无需处理。如体温高于38.5℃，需给予干预，同时应排除感染可能。

2. **疼痛** 硬化剂沿着穿刺针道溢出或误注射入囊腔外，立即注入生理盐水冲洗、稀释并抽出。如疼痛时间延长、加剧，应排除出血、感染或其他急腹症可能，之后予以镇痛和对症处理。

3. **术中或术后脏器或囊肿出血** 可酌情局部穿刺注药止血或介入栓塞止血，严重者专科处理。

总之，超声引导下经皮穿刺肝、肾囊肿聚桂醇硬化治疗操作简单，疗效显著，安全性好，不良反应及并发症少；对于囊肿病变较大者，长期疗效也较为理想，值得临床推广应用。

参 考 文 献

［1］中华医学会超声医学分会介入超声学组，中国研究型医院学会肿瘤介入专业委员会. 多脏器囊肿硬化治疗中国专家共识（2021版）［J］. 中华超声影像学杂志，2021，30（8）：645-654.

［2］章建全，盛建国，卢峰，等. 超声引导经皮注射聚桂醇硬化治疗肝、肾囊肿［J］. 中华超声影像学杂志，2013，22（6）：505-507.

［3］廖华为，崔丽华，敖芳，等. 超声引导下应用无水乙醇和聚桂醇治疗单纯性肝、肾囊肿的疗效分析［J］. 西南军医，2016，18（6）：530-531.

［4］黄小平，李开林，陈展辉，等. 超声引导下聚桂醇硬化治疗与腹腔镜下治疗肝囊肿的对比研究［J］. 实用医学影像杂志，2017，18（5）：426-428.

［5］李晓红，严继萍，王军，等. 超声引导下经皮注射聚桂醇治疗腹、盆腔囊性病变的临床研究［J］. 中华医学超声杂志（电子版），2018，15（8）：625-628.

［6］高志玲，何峥，吴凡，等. 超声引导下经皮穿刺置管引流联合聚桂醇泡沫硬化治疗肝囊肿的临床疗效［J］. 中国医师杂志，2019，21（3）：136-138.

［7］刘静，孟庆欣，崔启超，等. 超声引导下经皮穿刺聚桂醇注射液与无水乙醇硬化治疗单纯性肝囊肿的疗效对比研究［J］. 现代生物医学进展，2017，17（29）：5681-5685.

［8］XUE J，GENG X H. Curative effect of lauromacrogol and absolute ethyl alcohol injection guided by ultrasound on simplex hepatic cyst［J］. Pak J Pharm Sci，2015，28（Suppl 2）：697-700.

第三章
超声内镜引导下胰腺囊性肿瘤聚桂醇消融治疗

柴宁莉

工作单位：中国人民解放军总医院

一、胰腺囊性肿瘤的定义和分类

胰腺囊性肿瘤（pancreatic cystic neoplasm，PCNs）是一类以囊性肿瘤病变为特征的胰腺肿瘤。PCN只是一个形态学上的诊断，并非组织学或病理学概念。虽均为囊性特点，但生物学行为、组织病理学特征、相应的治疗原则及预后截然不同。以胰管或腺泡上皮细胞增殖、分泌物潴留形成囊肿为主要特征（图5-3-1～图5-3-6）。

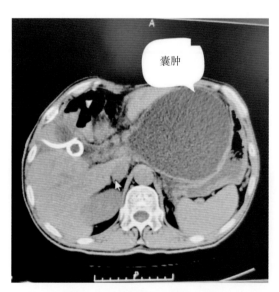

图5-3-1 胰腺囊性肿瘤大体观

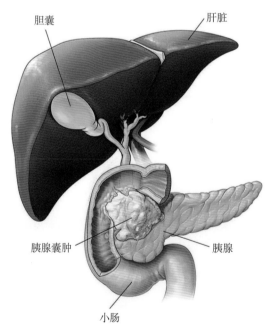

图5-3-2 胰腺囊性肿瘤示意图

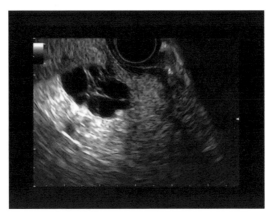

图5-3-3　胰腺浆液性囊性肿瘤（SCN）

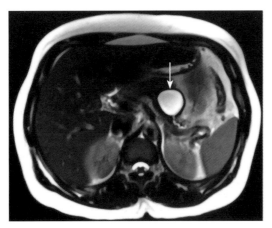 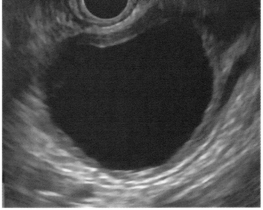

图5-3-4　胰腺黏液性囊性肿瘤（MCN），如箭头所示

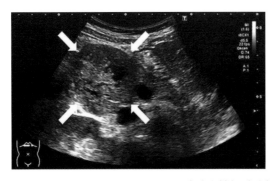 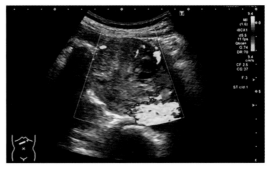

图5-3-5　胰腺实性假乳头性肿瘤（SPN），如箭头所示

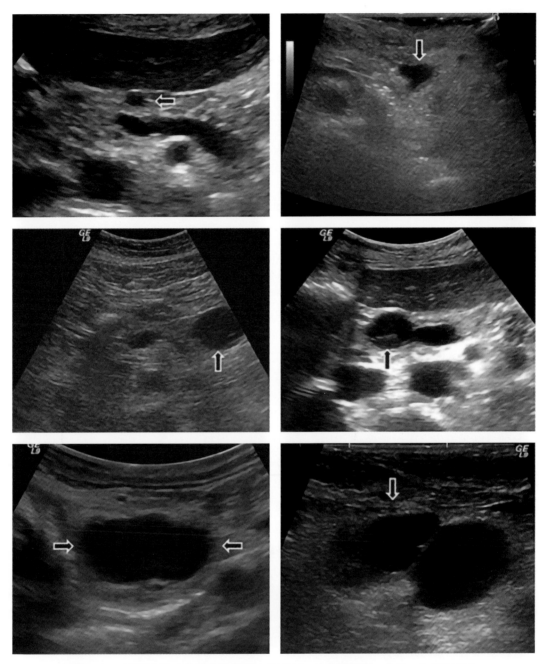

图5-3-6　导管内乳头状黏液性肿瘤（IPMN），分支胰管型，良性，如箭头所示

注：PCNs分为浆液性囊性肿瘤（serous cystic neoplasm，SCN）、黏液性囊性肿瘤（mucinous cystic neoplasm，MCN）、导管内乳头状黏液性肿瘤（intraductal papillary mucinous neoplasm，IPMN）、实性－假乳头状瘤（solid pseudopapillary neoplasm，SPN）等。

二、病因与病理

胰腺囊性肿瘤的病因仍不清楚。估计其来源可能有以下几方面：

1. 由异位的消化道始基细胞或十二指肠畸变的十二指肠腺（Brunner gland）侵入。

2. 起源于腺管的腺泡细胞。

3. 起源于胰管上皮。

4. 残留的胎生组织。

而囊腺癌则可能由黏液囊性肿瘤恶变而来。

三、一般特征

SCN与MCN好发于胰体尾，IPMN好发于胰头部和胰腺钩突部，而SPN在胰头和体尾部的比例相当。就囊液而言，SCN一般为清亮、稀薄的液体，SPN主要为血性坏死性囊性液体，MCN与IPMN为黏稠的黏液。通过内镜超声引导下细针穿刺活检（endoscopic ultrasonography guided fine-needle aspiration EUS-FNA）可以获得囊液的生物化学和肿瘤标志物等信息。IPMN囊液中的淀粉酶含量较高，而其他PCN较低，可能与IPMN和胰管相通有关。

四、临床表现

PCN大多无明显临床症状，少数可有恶心、呕吐、腹痛、腹胀及腹部包块等非特异性症状。当患者出现囊肿压迫引起门静脉高压、梗阻性黄疸和急速消瘦等症状时，多考虑肿瘤恶变，约有20%患者会出现急性胰腺炎症状。SCN、MCN、IPMN、SPN等不同类型的PCN在发病高峰年龄、性别倾向、好发部位等方面有各自不同的临床特点，但其临床诊断仍主要依赖于影像学检查。

五、诊断

PCN的诊断主要依靠影像学检查、内镜检查及囊液分析等。

除CT、MRI、磁共振胆胰管成像（resonance cholangiopancreatography，MRCP）等传统影像学检查外，超声内镜（endoscopic ultrasonography，EUS）、内镜超声引导下细针穿刺活检（EUS-FNA）、细胞刷（cytology brush）、经针基激光共聚焦显微内镜（needle-based confocal laser endomicroscopy，nCLE）及胆道子母镜光纤系统（spyglass）等新技术也在PCN的鉴别诊断中广泛应用。这几种检查方式各有优劣，使用单一的检查手段准确性相对偏低，联合两种或多种检查方式，不仅能提高检出率，还能帮助鉴别诊断不同类型的良、恶性PCN。

EUS将内镜与超声结合，通过深入患者消化道对整个胰腺的细微情况进行全面观察，对帮助诊断与胰管交通的IPMN意义重大。同时，它避免了患者腹腔及消化道内的气体干扰，比传统的影像学检查更容易发现胰腺囊性肿瘤的附壁结节，而且增强EUS可以通过观察囊壁及分隔的血流信号缺失来排除附壁结节，对判断囊性肿瘤的良恶性非常重要。

EUS-FNA可以仅通过穿刺获取病理组织及囊液进行实验室检查，来辅助诊断胰腺囊性肿瘤的病理类型及良、恶性，使患者避免不必要的手术探查。EUS-FNA不仅安全便捷，而且提高了疾病的诊断率，使诊断率超过80%，具有重要临床意义。

六、超声内镜引导下聚桂醇消融术治疗胰腺囊性肿瘤

近年来，随着影像技术的快速发展，胰腺肿瘤的发病率呈明显上升趋势，检出率越来越高。传统胰腺外科手术具有创伤大、术后并发症发生率高、病死率高等缺点，对于不耐受或不愿意行外科手术的患者，如何进行治疗成为目前研究热点。超声内镜（EUS）是一种将微型高频超声探头置于内镜前端，当内镜插入消化道后，不仅可以直视管腔内形态，还可获得管壁和周围邻近脏器的超声

图像。随着EUS的普及，越来越多的学者关注将EUS对病灶的实时定位与化学药物及射频等消融技术相结合，对病灶进行精准直接的局部治疗，以期获得更好的疗效。聚桂醇是一种具有轻度麻醉作用的硬化剂，被广泛用于治疗食管静脉曲张破裂出血，其通过改变内皮细胞表面张力而引起血管硬化。本文将简述新的内科微创治疗方法——超声内镜（EUS）引导下聚桂醇消融术治疗胰腺囊性肿瘤。

随着影像学诊断技术的进步，胰腺囊性肿瘤（PCN）的检出率越来越高。文献报道，无症状的胰腺囊性肿瘤发病率为0.7%～24.3%。一部分PCN被认为是良性，如SCN，一部分有一定恶变倾向或低度恶性，如MCN、IPMN等。恶性PCN 2年生存率仅为10%，因此，对PCN进行早期、安全、有效的治疗，预防其进展成为恶性十分重要。目前，美国指南推荐PCN中有实性成分、胰管扩张或细胞学阳性结果的患者行外科手术治疗，其他患者可定期随访观察。但长期随访会增加患者心理压力及经济负担，且不能从根本上阻止其发展为恶性。由于外科手术治疗并发症发生率高达20%～40%，病死率高达2%，因此，微创治疗对PCN非常重要，尤其是对具有高度恶变可能的PCN。

（一）适应证

超声内镜引导下聚桂醇消融术治疗胰腺囊性肿瘤的适应证：

1. 影像学疑诊PCN者。
2. 无症状或症状与PCN无关者。
3. PCN直径10～80mm者。
4. 病变与胰管不相通者。

（二）禁忌证

超声内镜引导下聚桂醇消融术治疗胰腺囊性肿瘤的禁忌证：

1. 拒绝消融治疗者。
2. 未签署知情同意书者。
3. 急性胰腺炎、胰腺坏死及假性囊肿者。
4. 凝血功能障碍者。
5. 不能排除胰腺癌者。
6. 不能耐受消融治疗者。

（三）术前检查

行消融术前所有患者完善腹部超声、CT、MRI、MRCP及EUS检查明确诊断。影像学检查结果由放射诊断科医师及消化内科医师分别读取，两人意见一致后作为最终报告结果。腹部超声及EUS均由具有10年以上超声诊断经验的医师完成。术后3个月复查胰腺增强CT或MRI。若复查时PCN直径≥10mm，建议患者行第2次消融；若直径＜10mm，建议患者定期随访。

（四）操作步骤

患者在静脉麻醉下行线阵EUS检查，记录病变大小、位置、囊壁厚度、有无分隔、有无结节、胰管有无扩张及囊内有无实性成分。经EUS穿刺孔道置入19G或22G穿刺针Echotip（Cook公司），穿透十二指肠壁或胃壁到达囊腔，抽吸囊腔液体，囊液送生化及细胞学分析，同时记录囊液颜色及黏稠度。若囊液过于黏稠，可用生理盐水稀释后抽吸，必要时可置入囊内活检钳行囊壁活检。消融术前根据临床症状、术前检验、影像学检查及EUS进行综合诊断，排除恶性、假性囊肿及非囊性肿瘤可能。若无法明确良恶性，待囊液分析或囊壁活检结果回报后再决定是否行消融治疗。囊液抽空后，注入10ml∶100mg聚桂醇，使其与囊壁充分接触后反复灌洗或者单纯保留3～5分钟。最终抽出注射聚桂醇量的2/3，保留约1/3于囊腔，拔针、吸气、退镜（图5-3-7）。

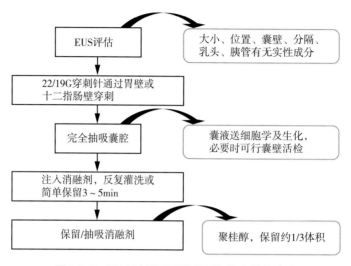

图5-3-7　EUS引导下聚桂醇硬化治疗操作步骤

（五）术后处理

术后禁食3天，次晨完善血常规及胰腺功能检查。记录术后并发症，如腹痛、胰腺炎、发热、便血等。术后静脉滴注质子泵抑制剂（PPI）及抗生素3天，若患者无感染征象、无腹痛等不适，停用PPI及抗生素滴注，继续口服PPI 3～7天。术后当天及次日给予抑酶治疗，若胰酶升高可延长抑酶治疗时间。

（六）疗效评价

治疗效果分为6个层级：

1. **完全消失**　最终体积为0。
2. **接近完全消失**　0＜最终体积≤10%原始体积。
3. **显著有效**　10%原始体积＜最终体积≤25%原始体积。
4. **有效**　25%原始体积＜最终体积≤75%原始体积。
5. **稳定**　75%原始体积＜最终体积≤100%原始体积。
6. **进展**　最终体积＞100%原始体积。

胰腺头颈部病变似乎比体尾部病变术后并发症发生率高，但不同部位之间消融效果无统计学差异，仍有待于开展大样本、多中心、长期随访研究予以进一步证实。

参　考　文　献

［1］杜晨，令狐恩强，柴宁莉，等. 超声内镜引导下胰腺囊性肿瘤消融术研究进展［J］. 中华胃肠内镜电子杂志，2016，3（2）：74-78.

［2］宁波，柴宁莉，李惠凯，等. 基于新评价体系的胰腺囊性肿瘤消融有效性分析［J］. 中华腔镜外科杂志（电子版），2021，14（5）：293-297.

［3］LIU W，WANG L X，GUO C X．The effects of lauromacrogol injection into ratendometrial cysts：a preliminary experimental study［J］．Arch Gynecol Obstet，2016，294（3）：555-559.

［4］ENRIQUEV S，FAUZEM F．Endosonography-guided ablation ofpancreatic cystic tumors：Is it justified? ［J］．Gastrointestinal Endos，2016，83（5）：921-923.

［5］ESSON G A，HOLME S A．Treatment of 63 Subjects With Digital Mucous CystsWith Percutaneous Sclerotherapy Using Polidocanol［J］．Dermatol Sur，2016，42（1）：59-62.

［6］PARK J K，SONG B J，RYU J K，et al．Clinical Outcomes of EndoscopicUltrasonography-Guided Pancreatic Cyst Ablation［J］．Pancreas，2016，45（6）：889-894.

［7］YONGUC T，SEN V，AYDOGDU O，et al．The comparison of percutaneous ethanoland polidocanol sclerotherapy in the management of simple renal cysts［J］．Int Urol Nephrol，2015，47（4）：603-607.

［8］KROMREY M L，BULOW R，HUBNER J，et al．Prospective study on the incidence，prevalence and 5 year panereatid related mortality of pancreatie cysts in a population based study［J］．Gut，2018，67（1）：138-145.

［9］ZHONG N，ZHANG L，TAKAHASHI N，et al．Histologic and imagingfeatures of mural nodules in mucinous pancreatic cysts［J］．Clin Gastroenterol Hepatol，2012，10（2）：192-198.

［10］JAVIA S，MUNIGALA，GUHA S，et al．EUS Morphology IsReliable in Selecting Patients with Mucinous Pancreatic Cyst（s）Most Likely to Benefit from SurgicalResection［J］．Gastroenterol Res Pract，2017，2017：9863952.

［11］BARRESI L，CRINO S F，FABBRI C，et al．Endoscopic Ultrasound-Through-the-Needle Biopsy in Pancreatic Cystic Lesions：A Multi-center Study［J］．Dig Endosc，2018，30（6）：760-770.

［12］袁耀宗．胰腺病学新进展与新技术［M］．上海科学技术文献出版社，2001.

第四章
卵巢囊肿硬化剂注射治疗

余松远

工作单位：上海市第十人民医院

女性生殖器肿瘤以囊性肿块多见，卵巢的囊性肿瘤以及瘤样病变统称为卵巢囊肿，以20～50岁女性最多见。对于盆腔的囊肿，应结合彩色多普勒超声、MRI、相关血清肿瘤标记物，必要时经腹腔穿刺、腹腔镜检查或剖腹探查等综合手段，行良、恶性鉴别和组织学定性诊断（图5-4-1），值得强调的是，女性生殖系统的囊性肿块部分为恶性或交界性肿瘤。

卵巢囊肿（ovarian cyst）是女性生殖系统常见病，分赘生性和非赘生性两类。前者有卵巢浆液性囊肿、卵巢黏液性囊肿和卵巢皮样囊肿等；后者主要有滤泡囊肿、黄体囊肿、黄素囊肿、卵巢冠囊肿及卵巢子宫内膜异位囊肿。大部分卵巢囊肿无显著临床症状，囊肿较大时将导致邻近脏器受压迫，影响患者的身心健康。部分卵巢囊肿可能会出现蒂扭转、破裂、出血、感染等风险。

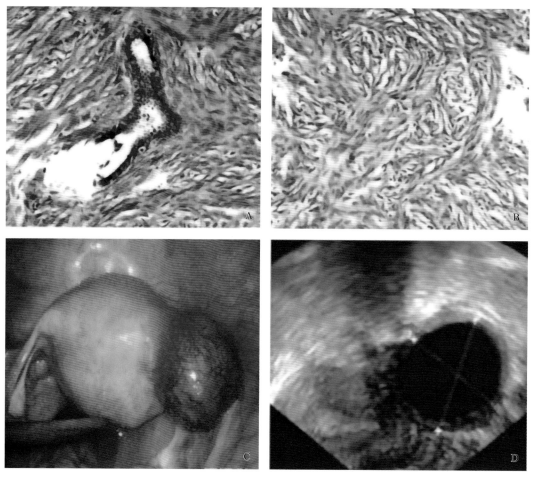

图5-4-1　镜下组织学定性诊断

注：A.镜下观，囊肿壁的子宫内膜腺体；B.镜下观，子宫内膜腺体、间质组织；C.腹腔镜下直视，"巧克力"囊肿；D.附件囊肿声学影像。

子宫内膜异位囊肿（endometrial cyst）是子宫内膜异位症的表现之一，是由子宫内膜组织的生长或膨胀引起的。子宫内膜异位囊肿具有遗传性、异质性，发生多种生化变化，即使用免疫、基因多态性等假说仍不能完全解释其复杂的发病机制。研究发现，一级女性亲属患有子宫内膜异位囊肿的女性，有6%～9%的更高风险患病，子宫内膜异位囊肿具有家族聚集性。子宫内膜异位症好发于卵巢，卵巢内的子宫内膜异位病灶反复出血形成囊肿，内含暗黑色黏稠陈旧性血液，似液体巧克力，常称为"巧克力囊肿"，其典型临床表现为周期性痛经和不孕。

超声引导硬化剂注射治疗卵巢囊肿可有效消除囊肿，有利于保护卵巢组织，具有更小的创伤、更少并发症、更加安全的优势。

一、诊断

根据临床表现、影像学及实验室检查综合判断，重点是排除恶性肿瘤。

1. **临床表现**　成年女性，下腹部包块，伴或不伴痛经、不孕。

2. **超声表现**　①盆腔内大小不等的圆形或椭圆形无回声区，囊壁薄而光滑，囊内透声好者，后伴增强效应，囊肿滑动征存在者多为卵巢囊肿。②囊壁毛糙、稍厚，滑动征消失，囊内伴细小密集回声或呈"云雾状""毛玻璃样"改变，囊肿大小随月经周期而变化者多为子宫内膜异位囊肿；超声造影表现为囊肿壁边缘线状的轻微高增强，囊肿内无增强。

3. **MRI检查**　①卵巢囊肿及盆腔包裹性积液的囊壁薄而光滑，T_1WI低信号，T_2WI为高信号，MRI信号类似膀胱（图5-4-2）。②子宫内膜异位囊肿囊壁厚薄不均匀；囊肿反复出血而致囊壁破裂，囊液外渗后被重新包裹，可形成大囊肿周围伴小囊肿的"卫星囊"。③T_1WI多呈高信号表现，T_2WI信号因出血时间不一，存在较大的变异。

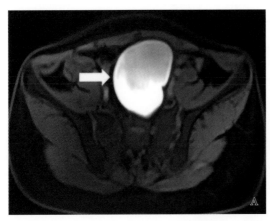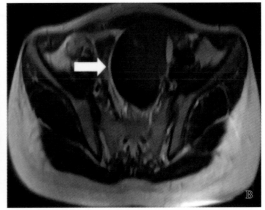

图5-4-2　卵巢囊肿MRI表现

注：A.T_1WI呈高信号；B.T_2WI呈低信号。

4. **实验室检查**　①卵巢囊肿及盆腔包裹性积液的肿瘤标志物多为正常或轻度升高。②子宫内膜异位囊肿血清糖类抗原125（CA125）、糖类抗原19-9（CA19-9）升高，血清人附睾蛋白4（human epididymis protein 4，HE4）不升高。

二、适应证及禁忌证

1. **适应证**　卵巢单纯性囊肿、卵巢冠囊肿、卵巢子宫内膜异位囊肿等良性病变及盆腔包裹性积液。

2. **绝对禁忌证** ①聚桂醇、乙醇过敏；②凝血功能障碍；③严重心、肺疾病；④患者不能配合治疗；⑤没有安全穿刺路径；⑥临床诊断不明或难以排除恶性病变者。

3. **相对禁忌证** ①合并严重基础性疾病者；②具有发热等临床症状者；③妊娠期或哺乳期女性；④黏液性囊腺瘤。

三、术前准备

1. **患者知情同意** 术前告知患者介入治疗的必要性、治疗过程及术中注意事项，可能的不良反应、并发症及处理方法并签署知情同意书。

2. **术前检查与评估** ①了解病史；②体格检查；③实验室检查项目：血常规、尿常规、凝血功能、白带常规、肝肾功能、肿瘤标志物、术前血清传染病四项等，建议患者在术前、术后3个月、术后6个月查性激素6项；④心电图、胸片和局部影像学检查（超声、CT、MRI），超声评估确定穿刺路径（经腹、经阴道注射生理盐水法）。

3. **术前准备** ①治疗时间准备：为非月经期或月经干净后3～21天；②签知情同意书，更换病号服，无需禁食水和备皮。进手术室前排空膀胱；③药品及器械准备：利多卡因注射液、聚桂醇、尿激酶、生理盐水、三通阀，5～50ml各种型号的注射器、18G EV套管针或16～18G PTC穿刺针或猪尾引流管、穿刺包、延长管、以及用于自动抽吸的吸引器管道连接管套（图5-4-3、图5-4-4）。

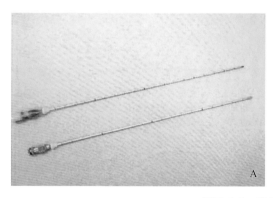
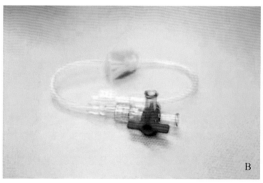

图5-4-3　穿刺针及引流管

注：A.穿刺针；B.引流管，经腹穿刺置管引流选用6～8F引流管。

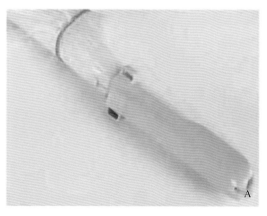
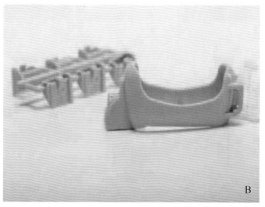

图5-4-4

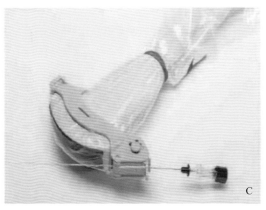
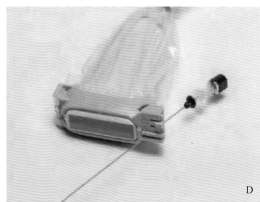

图 5-4-4 超声探头穿刺架（续）

注：A.经阴道超声探头穿刺架；B、C.凸阵探头穿刺架；D.线阵探头穿刺架。

四、规范化操作

1. 选择穿刺路径的原则。病灶显示清晰，穿刺路径短，避免损伤肠道、膀胱、卵巢组织、周围血管等，最大限度降低出血和脏器损伤风险。

2. 经腹穿刺途径的手术流程（图5-4-5）。患者取仰卧位，选择穿刺点，常规碘伏消毒手术术野皮肤、铺无菌手术巾，1%利多卡因局部逐层麻醉皮肤及皮下组织。用无菌探头再次检查明确囊肿位置、囊腔大小及与周围脏器如肠管、膀胱的关系。将穿刺针进至囊腔中心（图5-4-6A），拔出针芯，用20ml或50ml注射器抽净囊液后，按标准注入聚桂醇原液或泡沫进行治疗，治疗结束后拔出穿刺针，局部压迫止血。

3. 经阴道穿刺途径的手术流程（图5-4-7）。患者排空膀胱，取截石位，用碘伏常规消毒外阴及阴道。无需麻醉，将套有一次性消毒探头保护套的阴道探头安装穿刺架后置入阴道，探头前端紧贴穹隆部扫查，确定最短穿刺路径和最安全的进针路径，避开肠管、膀胱和血管，将穿刺针经穹隆部位穿刺进入囊腔（图5-4-6B），拔出针芯，用20～50ml注射器抽尽囊液；黏稠囊液者注入生理盐

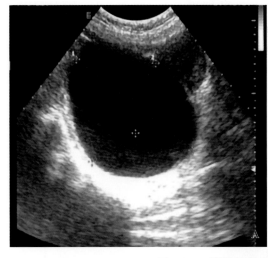
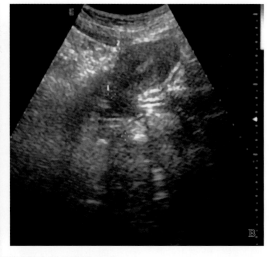

图 5-4-5 卵巢巧克力囊肿超声引导硬化治疗

注：治疗2次，聚桂醇20ml/次，3个月超声随访效果明显。A.卵巢巧克力囊肿术前；B.硬化治疗术后10个月超声随访，囊肿消失，两侧正常卵巢显示。

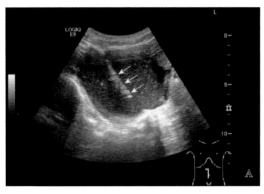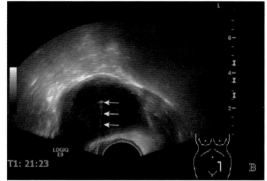

图5-4-6　超声明确穿刺针位置

注：A.经腹超声引导：按压探头使囊壁紧贴腹壁穿刺针进入囊内，箭头显示针在囊肿内；B.经阴道超声引导：将阴道探头置于阴道穹隆后，探头适当加压使之尽量贴近囊肿壁，穿刺针进入囊内，箭头显示针在囊肿内。

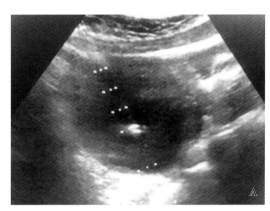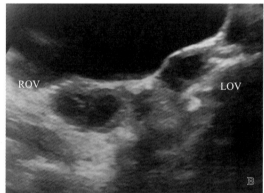

图5-4-7　卵巢子宫内膜异位囊肿经阴道超声引导硬化治疗

注：A.经阴道超声引导囊肿穿刺、注射聚桂醇30ml；B.硬化治疗3个月超声随访，囊肿明显缩小。

水反复冲刷，至囊液清亮。抽尽囊液后，按标准注入聚桂醇原液或泡沫进行治疗，拔针后压迫止血（患者离开前应再次检查有无出血，必要时可使用止血药物）。

4. 清亮而稀薄的囊肿穿刺抽吸容易，抽液囊液后直接使用硬化剂注射治疗。如囊液较浑浊，可用生理盐水反复冲洗至囊液清亮后再硬化剂注射治疗。

5. 黏稠囊液的囊肿抽吸困难，可以选择抽液与生理盐水注入交替进行，将囊液稀释便于完全抽净并反复生理盐水冲刷至囊液清亮；另一种是向囊内注入尿激酶溶液，配制方法是尿激酶粉剂1万U加生理盐水20ml溶解，根据已抽出囊液的量，一次或分次注入尿激酶溶液，有利于稀释黏稠囊液便于抽出，再用抽液与生理盐水交替进行的方式，至囊液清亮后注入硬化剂治疗。

6. 多囊伴分隔的囊肿的处理。将浅部主囊肿编为1号，周围囊肿依次编为2号、3号。抽净1号囊肿囊液，囊液清稀者直接注入硬化剂处理；浑浊或黏稠囊液者，先行清洁冲洗后注入生理盐水充盈囊腔容积的2/3；再以1号囊肿为声窗，经囊间隔穿刺入2号囊肿（图5-4-8），抽吸囊液和冲刷冲洗，冲洗液清亮后抽净，硬化剂处理；回退穿刺针到1号囊肿内，同法穿刺3号甚至4号囊肿，硬化剂处理。最后抽净1号囊肿内生理盐水，进行硬化处理。

7. 自动抽吸装置。当囊肿比较大，巧克力囊肿及黏稠囊液的囊肿，可以运用自动抽吸装置自动抽吸囊液，可以提高囊肿治疗效率和节省人力，降低囊肿穿刺难度。

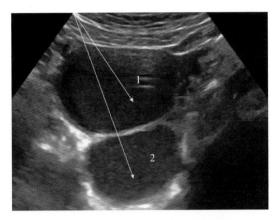

图5-4-8 多囊伴分隔囊肿超声图像

注：先穿刺冲洗浅部1号囊肿，再以1号囊肿为声窗，经囊间隔穿刺并处理2号囊肿。

（1）自动抽吸装置器具：①吸痰器或中心负压吸引装置；②吸痰器专用软管2根；③2ml注射器3具，连接软管2根，三通管2个，长短粗针头各1个，500ml带橡皮塞玻璃空瓶1～2个，或吸引器容器瓶。

（2）制作方法：将一根吸引器专用软管的一头，接吸引器瓶负压头，另一头插入2ml注射器针筒内并用力轻旋到深部，注射器头接粗针头，插入空玻璃瓶橡皮塞内，另一根吸引器专用软管两头均插入2ml注射器针筒深部并固定，注射器乳头装稍长针头，插入空玻璃瓶橡皮塞内，另一头接带三通管的连接管，连接管接穿刺PTC针，开启负压吸引器将玻璃瓶抽吸为负压，瓶内负压吸引另一根连接穿刺针的软管，将囊肿内囊液抽吸入玻璃瓶内，三通管作为抽吸和注入生理盐水及药物的通道，负压抽吸和注药在三通管上可自如交替进行。抽吸结束后测量玻璃瓶内容量，减去生理盐水注入量，即为囊肿囊液量。

8. 囊液常规检查项目。病理学检查、细菌培养等。

五、聚桂醇的用量

1. **中小囊肿** 抽净囊液并用生理盐水反复冲洗至囊液变清亮后，根据所抽出囊液，注入少于囊液总量2/3的1%聚桂醇原液，变换角度针对囊壁各面反复快速加压冲刷，使硬化剂充分与囊壁接触，时间3～10分钟，至囊液呈清亮酒红色后抽出，再保留5%～10%囊液量的1%聚桂醇原液（但总量少于40ml）于囊内。

2. **中大囊肿** 囊液多于800ml者，为防囊壁褶皱与硬化剂接触不充分，用少于囊液量2/3的聚桂醇原液冲洗后，可将1%聚桂醇原液按1∶3配制成泡沫硬化剂注入囊肿内保留（总量不超过120ml），用泡沫的上浮性、易游走性增加硬化剂与囊壁充分作用，避免囊肿壁硬化治疗不彻底。

3. **巨大囊肿** 囊液多于2000ml者，抽净囊肿留置引流管，用少于200ml的聚桂醇原液冲洗并保留10分钟后抽出，再保留原液（不超过40ml）或原液制成的1∶3泡沫硬化剂（总量不超过120ml）。按上法硬化剂注射治疗可隔天重复2～3次。

六、穿刺治疗后注意事项

1. 卵巢囊肿硬化剂注射治疗时，如遇较黏稠的囊液，可以采取尿激酶＋0.9%氯化钠混合液（1万U尿激酶＋0.9%氯化钠注射液20ml），每次适量注入囊腔内反复抽吸冲洗后抽尽，有利于黏稠囊液的抽吸和洗净。

2. 术中如果发现患者出现疼痛等不良反应，及时观察生命体征并全面超声检查，重点查看腹腔有无异常积液等表现，腹盆腔较多量积液伴腹痛时，而急查血常规血红蛋白无明显下降者，可能为囊肿破裂囊液溢出引起的腹膜炎，按囊肿破裂腹膜炎处理。

3. 经阴道穿刺者告知患者术后2周内禁止盆浴及同房。

4. 完成穿刺、冲洗、硬化各步骤后，穿刺针内插入针芯后退出至体外。

5. 皮肤穿刺进针点贴无菌敷贴或输液贴，按压穿刺点，超声观察囊腔内及周围情况，腹腔有无出血等异常征象。

6. 巨大囊肿行置管引流术时，需将引流管稳妥固定于皮肤，保持引流管通畅，避免脱落。

七、并发症的预防及处理

超声引导下卵巢囊肿硬化剂注射治疗安全、有效、微创，术中患者耐受性好，无严重并发症，远期疗效好，复发率低，患者容易接受。常见不良反应和轻微并发症的预防及处理措施如下。

1. **出血**　少见，为穿刺针尖刺伤腹膜、网膜、囊壁血管引起。经局部按压及硬化剂注射治疗，出血一般即可停止，大量出血可用止血剂、消融、栓塞等处理，囊内出血可用凝血酶等注入囊内快速止血。

2. **感染**　部分卵巢囊肿合并盆腔炎、盆腔脓肿等。如消毒不严格，囊肿穿刺可诱发或加重感染。对有感染征象的囊肿，应及时采用抗生素治疗，避免严重感染的发生。

3. **发热**　少数患者硬化剂注射治疗后，出现2～3天低于38.5℃的吸收热，可多饮水及物理降温。体温超过39℃者，可使用退热药，如双氯芬酸钠栓剂。

4. **酒精中毒症状**　少数患者对酒精耐受性低，产生皮肤潮红、头晕、呕吐、多语等症状，对症处理即可。

5. **聚桂醇相关不良反应**　极少数患者聚桂醇硬化治疗后可伴有肌肉痛、口腔金属味、舌麻等特殊表现。这些不良反应可能与剂量过大有关，大多能自行缓解。

6. **疼痛**　常伴有轻微的下腹不适，文献报道其发生率约为8.7%。若操作不熟练，硬化剂渗出刺激腹膜可致剧烈疼痛，可对症治疗。如果硬化剂误注入到盆腔，立即注入生理盐水300～500ml稀释或冲洗，可缓解症状。

7. **低血压**　主要原因：①对乙醇耐受性低，造成相对低血容量性低血压；②盆腔操作刺激腹膜，引起腹膜迷走神经反射；③穿刺较大囊肿后，打破腹腔压力平衡，反射性引起低血压反应。可通过平卧、补液扩容等对症治疗。

八、疗效评估

1. **随访时机和内容**　治疗后应于术后1、3、6、12个月复查超声，12个月后每6个月复查1次。3、12个月时查MRI及CA125。联合内分泌药物治疗者定期监测肝功能和血脂。合并不孕症者查性激素六项及抗米勒管激素（anti-Müllerian hormone，AMH）。超声卵泡监测，评估卵巢功能及妊娠能力。

2. **评估囊肿体积缩小率**　术后囊肿大小变化可作为疗效判断依据：

囊肿体积缩小率＝（囊肿治疗前体积－复查时囊肿体积）/囊肿治疗前体积

囊肿体积不变或增大为无效，囊肿体积缩小率＞50%为有效，囊肿体积缩小率＞75%为显效，囊肿完全消失为临床治愈。

3. **疼痛评分法**　结合痛经缓解程度，用VAS评分对比术前术后分值，评判疗效。

4. **血清CA125值**　子宫内膜异位囊肿治疗有效者相关指标可降低至正常。

如术后复发或者6个月后囊肿直径＞5cm，可以再次行超声引导穿刺硬化剂注射治疗。

九、后期药物治疗和管理

非子宫内膜异位囊肿，术后无需特殊用药，定期复查，监测囊肿缩小率。炎性脓肿可以针对性抗感染、脓肿引流等对症治疗，可以获得完全治愈。子宫内膜异位囊肿由于高复发性、绝经期后自然痊愈性特点，可以将生育和内分泌药物作为"源头治疗"。

（一）一线药物

1. **短效避孕药**　如去氧孕烯炔雌醇片（妈富隆）、屈螺酮炔雌醇片（优思明、优思悦）等。

2. **高效孕激素**　如地诺孕素（具有强大的排卵抑制作用）。

（二）二线药物

促性腺激素释放激素激动剂（gonadotropin-releasinghormone agonist，GnRH-a），如亮丙瑞林（通过抑制垂体－性腺轴的功能，抑制性激素分泌）等。

新药噁拉戈利，是GnRH受体阻滞剂，用于治疗中重度子宫内膜异位症相关疼痛的口服制剂，研究表明可以弥补目前药物和手术治疗的缺陷，没有GnRH-a首次给药引起的短暂刺激垂体细胞的反跳作用，即触发效应（flare-up effect）。

（三）药物选择原则

子宫内膜异位囊肿内分泌药物治疗不良反应存在个体差异。首选一线短效避孕药点对点持续口服3～6个月，次选高效孕激素等。一线药物存在不良反应且不耐受时，可选用二线药物治疗。使用短效避孕药的不良反应主要是月经淋漓不尽，有血脂升高、血栓形成的潜在风险。二线药物的主要不良反应是低雌激素血症，如潮热和骨质丢失。

（四）生育管理

有生育要求的子宫内膜异位囊肿患者，先用一或二线药物治疗3个月，囊肿消失或囊肿最大径＜3cm后，直接行体外受精胚胎移植术（in vitro fertilization and embryo transfer，IVF-ET）辅助妊娠；或者行卵泡监测自然怀孕，3～6个月不成功者再行IVF-ET技术辅助妊娠。

（五）病程管理

卵巢囊肿分类多样，良恶性肿瘤、生理性囊肿并存，按囊肿对机体的影响，定期检查，分门别类，长期管理。基本原则：①时有时无、时大时小的卵巢囊肿多为生理性囊肿，以月经干净后3～5天检查核实，无需特殊治疗；②连续3个月经周期检查囊肿不消失，逐渐增大，直径大于4～5cm者，没有恶性肿瘤特征，纳入超声引导穿刺治疗对象，行进一步检查评估；③育龄伴有痛经、卵巢囊肿壁稍厚不光滑，内部透声差与子宫滑动征消失，考虑子宫内膜异位囊肿，直径＞4cm者，超声引导穿刺治疗是首选，术后加或不加内分泌药物治疗；有生育要求者，与自然怀孕、卵泡监测、IVF-ET技术统筹考虑，序贯处理；④卵巢囊肿不管大小，只要有恶性征象，如壁不均匀性增厚、乳头状突起，或实性肿块，尽早明确诊断，尽早开腹手术治疗；⑤所有穿刺治疗的卵巢囊肿和子宫内膜异位囊肿患者，术后均需按1、3、6、12个月复查影像学，之后每年至少2次检查盆腔影像学和肿瘤标志物，防止子宫和卵巢肿瘤。

卵巢囊肿超声引导下穿刺硬化剂注射局部治疗具有微创精准、简便安全、成本低廉、患者恢复快、消除囊肿、缓解疼痛、促进生育的优势。卵巢囊肿与子宫内膜异位囊肿变化多样，治疗方法多种，预后也不相同，在治疗方法的具体选择上需要仔细权衡，个体化、阶梯化、精准化，以改善患者的临床结局为中心，充分考虑各种方法的不良反应。

参 考 文 献

［1］郎景和. 关于子宫内膜异位症的再认识及其意义［J］. 中国工程科学，2009，11（10）：137-142.

［2］郎景和. 以转化医学的观念促进子宫内膜异位症的研究［J］. 国际妇产科学杂志，2011，38（4）：261-262.

［3］从蓉俊，符圆圆，江晓红，等. 腹腔镜下卵巢巧克力囊肿剥除术后辅以不同药物治疗的疗效比较［J］. 中国妇幼保健，2017，32（4）：689-691.

［4］中华医学会超声医学分会介入超声学组，中国研究型医院学会肿瘤介入专业委员会. 多脏器囊肿硬化治疗中国专家共识（2021版）［J］. 中华超声影像学杂志，2021，30（8）：645-654.

［5］国家放射与治疗临床医学研究中心，中华医学会超声分会超声介入学组，中国医师协会介入医师分会超声介入委员会，等. 卵巢子宫内膜异位囊肿超声引导穿刺硬化治疗的专家共识［J］. 中华超声影像学杂志，2020，29（12）：1013-1024.

［6］许芙蓉，余松远. 超声引导穿刺注入聚桂醇治疗子宫内膜异位囊肿的临床研究［J/CD］. 中华临床医师杂志（电子版），2013，7（14）：6738-6739.

［7］汪龙霞. 子宫内膜异位囊肿及其介入性治疗［J/CD］. 中华医学超声杂志（电子版），2005，2（1）：57-59.

［8］ATILGAN R，OZKAN Z S，KULOGLU T，et al. Impact of intracystic ethanol instillation on ovarian cyst diameter and adjacent ovarian tissue［J］Eur J Obstet Gynecol Reprod Biol，2014，174：133-136.

［9］BULUN S E，WAN Y，MATEI D. Epithelial mutations in endometriosis：link to ovarian cancer［J］. Endocrinology，2019，160（3）：626-638.

［10］IKUTA A，TANAKA Y，MIZOKAMI T，et al. Management of transvaginal ultrasound-guided absolute ethanol sclerotherapy for ovarian endometriotic cysts［J］. J Med Ultrason，2006，33（2）：99-103.

［11］KOLE M B，FRISHMAN G N，WERNER E F. Minimally invasive management of ovarian cysts during pregnancy using ethanol sclerosis［J］. J Minim Invasive Gynecol，2016，23（3）：450-452.

［12］LI C X，LIU H. Pharmacological and clinical evaluation of elagolix in the treatment of endometriosis［J］. Chinese Journal of New Drugs，2019，28（11）：1303-1306.

［13］BECKER C M，MISSMER S A. Endometriosis［J］. N Engl J Med，2020，382（13）：1244-1256.

［14］LI J X，ZHANG H L，YU S Y，et al. Contrast-enhanced ultrasound evaluation of a refractory ovarian endometrial cyst and ultrasound-guided aspiration sclerotherapy using urokinase and lauromacrogol［J］. Clin Hemorheol Microcirc，2021，78（4）：391-400.

［15］SHAO X H，DONG X Q，KONG D J，et al Contrast-enhanced ultrasonographyinsclerotherapyforovarianendometrialcyst［J］. J Ultrasound Med Biol，2018，44（8）：1828-1835.

［16］ZONDERVAN K T，BECKER C M，MISSMER S A. Endometriosis［J］. N Engl J Med，2020，382（13）：1244-1256.

第五章
超声引导下甲状腺囊性或囊实性良性结节硬化剂注射治疗

朱　江

工作单位：浙江大学医学院附属妇产科医院

第一节　疾病概念

　　甲状腺结节临床上非常常见，随着高频超声的广泛应用，甲状腺结节检出率可高达20%～68%（图5-5-1），其中囊性或囊性为主的结节占15%～37%。超声引导下甲状腺囊性或囊实性良性结节硬化剂注射治疗以其微创、有效、美观特点取得了良好临床治疗效果（图5-5-2）。鉴于目前聚桂醇为临床应用广泛的硬化剂，为了规范其在甲状腺囊性或囊实性良性结节硬化剂注射治疗中的临床实践，现就其适应证、禁忌证、使用剂量、操作方法及疗效评价等问题进行讨论。参考国内外相关文献资料，对聚桂醇在甲状腺囊性或囊实性良性结节硬化剂注射治疗的基本概念、诊断和治疗操作规范等进行阐述，供临床医师参考。

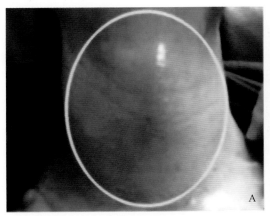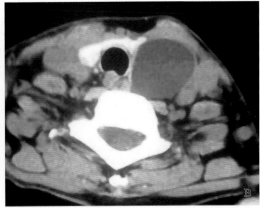

图5-5-1

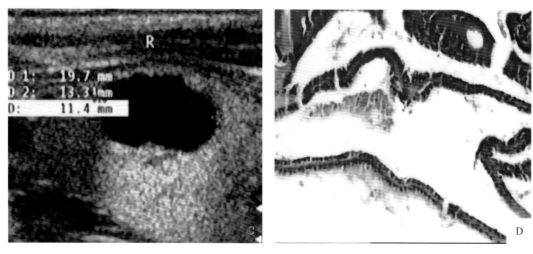

图5-5-1 甲状腺囊肿（续）

注：A.甲状腺囊性结节；B.CT轴位扫描示甲状腺左叶囊肿；C.二维超声，囊肿呈无回声液性暗区；D.镜下观，囊肿壁内衬滤泡上皮细胞。

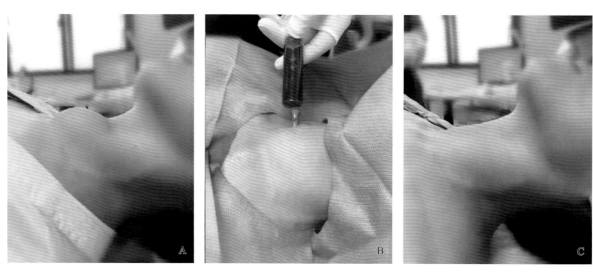

图5-5-2 超声引导下甲状腺囊性或囊实性良性结节硬化剂注射治疗

注：A.治疗前；B.治疗中；C.治疗后。

一、常用硬化剂

1. **聚桂醇** 聚桂醇注射液的化学名称为聚氧乙烯月桂醇醚，是一种国产清洁型硬化剂，其注射液的规格为10ml∶100mg，作用原理是破坏囊壁内皮细胞，使其纤维化失去分泌功能并闭合囊腔。注射聚桂醇至囊腔内时无化学性刺激、不产生剧烈疼痛，除术中冲洗囊腔外，也可以保留部分药液在腔内，术后没有醉酒样反应等其他不良反应。该硬化剂具有疗效确切、安全性好、疼痛轻微等临床优势，是目前临床应用广泛的一种硬化剂。

2. **无水乙醇** 无水乙醇硬化治疗囊肿曾经是临床应用广泛的一种方法，安全性好、作用时间短、疗效确切。但术中注射时多数患者会伴有短暂性的剧烈疼痛，部分呈持续性，部分患者甚至难以耐受而导致治疗失败。另外，由于无水乙醇在组织中具有较强的渗透性，进入囊腔内可渗入至周围的血管及组织中，使得患者出现醉酒样反应。目前，由于没有专用的国药准字号无水乙醇注射液，因此其临床应用受限。

3. 平阳霉素　平阳霉素是从平阳链球菌中提取的抗肿瘤药物，注射入囊腔后，通过抑制细胞DNA的合成，在局部积聚高浓度药物致囊腔内的内皮细胞萎缩变性，达到破坏内皮细胞使囊腔纤维化闭合的目的。平阳霉素注射的主要不良反应包括发热、胃肠道反应、肺部纤维化等。注射量过大易导致组织损伤范围过大、局部组织水肿及感染等，最严重的并发症是过敏性休克。

二、甲状腺囊性或囊实性良性结节概述

甲状腺结节临床上非常常见，随着高频超声的广泛应用，甲状腺结节检出率越来越高，可在20%的人群中发现甲状腺结节，其中囊性或囊性为主的结节占15%～37%，大多数结节在细胞学上是良性的，既不引起局部症状，也不需要治疗。

甲状腺囊性结节可以发生于任何年龄段。结节内多为液体，呈类圆形，直径多在2～5cm。临床症状主要是发现颈前肿物而就诊。查体肿物表面光滑，界限清楚，触诊有囊性感，嘱患者做吞咽运动，可感知肿物活动良好，病变多没有触痛。

甲状腺囊实性结节是甲状腺疾病中的常见类型，多发于女性。此类结节一般由甲状腺良性结节合并出血或部分液化引起，其中囊性部分超声表现可以为无回声或伴有细密光点的囊性回声。

甲状腺囊性结节及囊实性结节绝大多数为良性。其中部分患者可产生如压迫、疼痛、吞咽异物感，甚至呼吸困难、声音改变等症状，或者由于美容需求，需要临床治疗。外科手术是治疗甲状腺结节的传统方法，但手术会导致颈部瘢痕形成，同时可能导致甲状腺功能减退（简称甲减），术后并发症发生率为2%～10%。目前，超声引导下甲状腺囊性或囊实性良性结节的硬化剂注射治疗具有疗效确切、操作简便、可在门诊完成、损伤小、恢复较快、可明显改善症状并达到美容效果、更好地保留了甲状腺功能等特点，特别是对于囊壁薄、囊液清、无囊内分隔的单纯性甲状腺囊性结节治疗效果最佳，已成为此类结节首选的治疗方式。

三、聚桂醇硬化治疗

1. 作用机制　聚桂醇注射入囊腔，因化学作用刺激囊壁，使囊壁内皮细胞变性、脱水、坏死，并产生无菌性炎症，纤维组织增生，从而使囊腔粘连、缩小、闭合，逐步吸收并消失。

2. 硬化治疗的目的　以微创方式治疗囊肿，使囊腔缩小、闭合，减轻、消除或显著改善囊肿引起的临床症状，恢复脏器形态与结构，同时最大限度保留脏器功能，达到不留瘢痕并且美容的治疗效果。

3. 治疗原则　①治疗前充分评估患者病情，严格把握治疗适应证和禁忌证，做好风险防控及并发症处置预案；②结合检查结果对囊肿病变做好定位和定性诊断评估；③合理应用超声、超声造影、X射线透视设备、CT等的引导进行治疗，确保治疗的安全性；④术前告知患者及家属治疗过程、可能的风险及预后。

4. 实验室检查　血、尿、便常规，凝血功能，术前传染病四项，心、肝、肾功能，电解质检查。

5. 术前准备　①了解病史；②体格检查；③心电图、胸片；④结合囊肿部位合理选择影像检查（超声、CT或MRI）；⑤药品准备：聚桂醇、局麻药物（2%盐酸利多卡因注射液）、生理盐水；⑥器

械准备：三通阀、5～50ml注射器、延长管、穿刺针（16～21G）；⑦治疗前与患者及家属沟通并签署知情同意书。

6. 硬化剂使用方法（图5-5-3）

（1）原液保留法：最大直径＜10cm的囊肿，抽尽囊液后，向腔内注射抽出囊液量1/10或1/4的聚桂醇原液，保留于囊腔内。单次治疗最大保留剂量＜20ml。

（2）原液冲洗法：最大直径＜10cm的囊肿，注射抽出囊液量的1/3～1/2聚桂醇原液，进行冲洗，10～20分钟后抽尽。

最大直径≥10cm的囊肿，建议术者对患者进行获益风险评估，并结合术者的操作经验，可缓慢抽尽囊液后使用聚桂醇硬化治疗，也可采取置管引流法分次硬化治疗策略。使用聚桂醇原液的冲洗量为抽取囊液量的1/10～1/4，冲洗5～10分钟后抽尽或保留聚桂醇原液60ml或采用聚桂醇泡沫保留法处理。单次治疗最大冲洗剂量＜120ml。泡沫保留法：最大直径≥10cm的囊肿，可选择使用聚桂醇原液冲洗抽尽后，使用液气比为1：4～1：2的聚桂醇泡沫硬化剂40～80ml进行保留。①泡沫硬化剂制备材料：聚桂醇、气体，配制比例1：4～1：2。②制备方法：以1：4配制比例为例，三通阀连接1个装有2ml聚桂醇的20ml注射器和1个装有8ml气体的20ml注射器，相互多次快速推注注射器内的药液，直至获得乳化状的微泡沫硬化剂。

如患者的全身状况较差，在对患者进行获益－风险评估后，也可选择单次小剂量冲洗保留的方法，多次进行硬化治疗，直至囊肿回缩或消失。

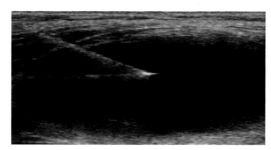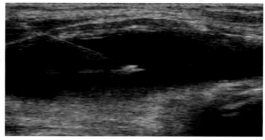

图5-5-3　超声引导下穿刺抽吸囊液，注射聚桂醇

7. 并发症、不良反应及处理

（1）发热：术后1周内可能出现低热，体温在38℃左右，常为坏死组织的吸收热，一般无需处理。如体温高于38.5℃，需给予干预，同时应排除感染可能。

（2）术后局部胀痛：①术后2周内明显，由于囊内渗出液刺激、压力导致。②通常情况下无需处理，可自行吸收缓解。③症状明显者，可穿刺抽出囊内渗出液；术中或术后脏器或囊肿出血：可酌情局部穿刺注药止血或介入栓塞止血，严重者专科处理。

8. 注意事项

（1）严格掌握适应证、禁忌证。

（2）患者体位摆放舒适，选择合适的穿刺针及穿刺点，保持针尖位于囊腔深部1/3处，便于囊液抽吸干净。

（3）注入聚桂醇前应确保针尖或导管在囊腔内，不能确定时禁止注入硬化剂。可在影像监视下试验性注入少量生理盐水，如见囊腔逐渐充盈且注入液可顺利抽出时方可注射硬化剂。

（4）囊液极其稠厚的患者注入α-糜蛋白酶稀释液（由10ml 0.9%氯化钠注射液和4000Uα-糜蛋

白酶混合，可用1∶2支）或尿激酶＋0.9%氯化钠注射液混合液（10 000U尿激酶＋20ml 0.9%氯化钠注射液混合液），冲洗囊腔后抽出。

（5）注意观察囊液的颜色、量、黏稠度，如有鲜红色的血液，高度怀疑穿刺损伤血管，应及时处理。

9. 疗效评估　结合临床症状的消失或改善程度，以术后12个月影像检查对比治疗前后的囊肿体积大小变化为主要评价指标。

（1）治愈：囊肿完全消失，体积缩小率＞90%；临床症状消失。

（2）显效：囊肿体积缩小率51% ～ 90%；临床症状消失。

（3）有效：囊肿体积缩小率≤50%。临床症状缓解。

（4）无效：囊肿体积无缩小甚至增大。临床症状无改善。

第二节　聚桂醇硬化治疗甲状腺囊性或囊实性良性结节技术综述

一、适应证及禁忌证

1. 适应证　①超声提示良性的囊性结节或以囊性为主的囊实性结节（囊性部分＞50%）。②行囊液脱落细胞学和实性部分细胞学检查，或术前组织活检病理学检查证实为良性结节。③可具有结节相关疼痛、压迫症状和/或影响容貌。

2. 绝对禁忌证　①聚桂醇、乙醇过敏者。②有严重心脑血管疾病、严重精神障碍、不能耐受治疗者。③抗凝治疗期间、有出血倾向、凝血功能障碍者。④近期用过头孢类药物。

3. 相对禁忌证　哺乳期、妊娠期、月经期间。

二、术前评估

1. 所有患者均行超声检测甲状腺结节大小并计算其中实性部分及囊性部分大小（图5-5-4），其容积以长（cm）×宽（cm）×厚（cm）×π/6计算（ml），并计算囊性部分所占百分比。

2. 所有病灶均抽取囊液行脱落细胞学检查，囊内实性成分行超声引导下细针穿刺活检及细胞病理学检查，以排除恶性病变。

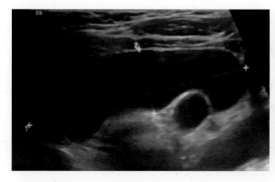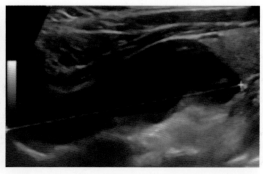

图5-5-4

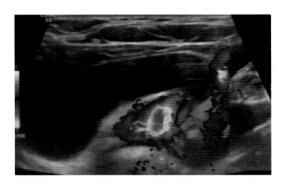

图5-5-4　甲状腺囊性结节（续）

注：胸骨上窝处可见一大小约6.16cm×1.69cm×6.27cm的甲状腺囊性结节。

三、术前检查与准备

1. 了解病史。

2. 体格检查。

3. 实验室检查。血常规、凝血功能、肝肾功能、术前免疫（血清传染病四项）、甲状腺功能[包括三碘甲状腺原氨酸（triiodothyronine，T_3）、甲状腺素（thyroxine，T_4）、促甲状腺激素（thyroid-stimulating hormone，TSH）、甲状腺过氧化物酶自身抗体（thyroid peroxidase autoantibody，TPO-Ab）、抗甲状腺球蛋白抗体（thyroglobulin antibody，TG-Ab）]，降钙素（calcitonin，CT）。

4. 药品及器械准备。聚桂醇、局麻药物（2%盐酸利多卡因注射液）、三通阀、5～50ml注射器、延长管、穿刺针（16～25G）。

5. 患者知情同意。术前告知患者介入治疗的必要性、治疗过程及术中注意事项、可能的不良反应、并发症及处理方法并签署知情同意书。

四、规范化操作

术前对病灶行多角度、多切面超声检查，明确病灶的位置及与周围组织的解剖关系。根据病灶内囊性区域的大小、位置制订治疗方案。

患者取平卧位，并适当垫高颈部，使患者颈部充分暴露。常规消毒铺巾，2%盐酸利多卡因对皮肤、皮下组织逐层浸润麻醉，选取22～25G穿刺针对结节实性部分先行细针穿刺2～3针，行细胞学检查。超声引导下选择最佳穿刺点，以16～18G穿刺针刺入囊腔，拔出针芯，以延长管连接注射器进行抽液，直至图像中无回声区消失为止，手术过程中注意避免损伤周围大血管及神经（图5-5-5、图5-5-6）。

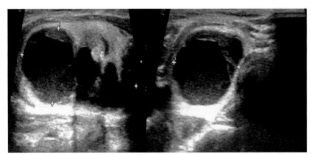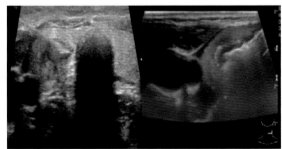

图5-5-5　甲状腺囊性结节硬化剂注射治疗

注：结节大小，4.63cm×1.80cm×1.99cm；结节容积，8.62ml。

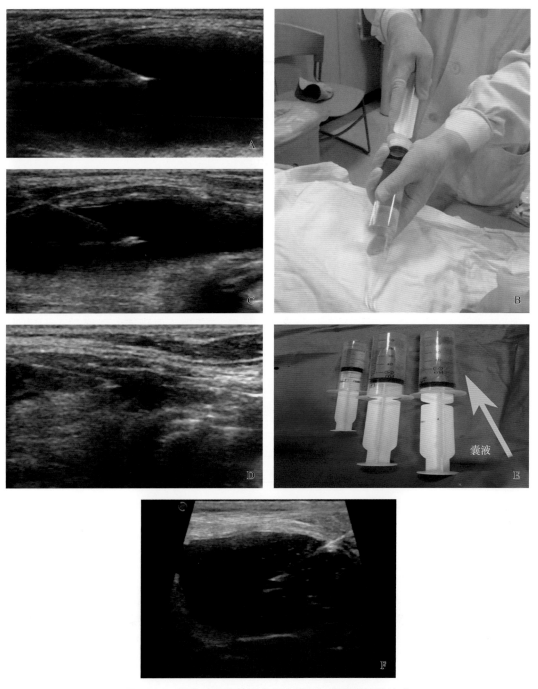

囊液

图5-5-6　甲状腺囊实性结节超声引导下聚桂醇硬化治疗
注：A.选取22～25G穿刺针对结节实性部分先行细针穿刺2～3针，行细胞学检查；B～E.穿刺抽液；F.硬化剂冲洗囊腔。

　　针对囊液极其黏稠的患者，注入适量的含0.9%氯化钠注射液和4000Uα-糜蛋白酶的混合注射液或5%碳酸氢钠注射液反复冲洗稀释囊液20分钟后全部抽出；或者注入保留，1周后再行穿刺硬化治疗；针对囊液稀薄者，用0.9%氯化钠注射液进行冲洗后抽尽。

　　确定针尖位于囊腔内，注入抽出囊液量1/4～1/2的聚桂醇，反复冲洗，并留置10分钟后全部抽出，再注入聚桂醇泡沫或原液硬化剂（囊液量的1/4）保留至囊腔内拔针。无菌敷料覆盖穿刺点，局部适度加压30分钟。治疗过程中观察患者的反应。术后留观1小时后，患者无不适方可离开。

五、疗效判定标准

治疗后1、3、6、12个月行超声复查，超声测量结节大小并计算其体积，与治疗前比较评估其治疗疗效。

结节缩小率：体积缩小率（％）＝（初始体积ml－终末体积ml）/初始体积ml×100（％）。

附：知情同意书标准化模板

××××× 医院

超声引导经皮甲状腺囊性或囊实性良性结节

穿刺抽液、硬化治疗知情同意书

门诊号：

住院号：　　　　　　科室：　　　　　　　　　　　床位号：

姓名		性别		年龄	
病情摘要					
临床诊断	甲状腺良性结节　　□左侧　　□右侧				
处理建议	局部麻醉下进行超声引导经皮穿刺抽液、聚桂醇硬化治疗术。 经治医师签名：＿＿＿＿＿＿＿主治医师签名：＿＿＿＿＿＿＿				
手术潜在风险和对策	超声引导下经皮甲状腺囊性或囊实性良性结节穿刺抽液、硬化治疗术，有助于囊肿的治疗。但由于医学科学的特殊性和个体差异性，在治疗过程中及后期，有可能出现：①感染；②神经反射引起的严重心律失常、心搏骤停等并发症；③操作部位出血或包膜下出血；④术后出血导致结节复发；⑤术后脏器功能（甲状腺、肝、肾等）异常；⑥药物过敏、面部潮红、心悸、气促等，甚至过敏性休克；⑦发生其他难以预料的、危及患者生命、可致残的意外情况等；⑧穿刺失败。				
患者本人或亲属意见	医生已告知本人可替代的治疗方式：①甲状腺腺叶切除术；②甲状腺结节消融术；③药物治疗。 □本人自愿□同意＿＿＿＿＿＿＿选择超声引导下经皮穿刺抽液、聚桂醇硬化治疗术。并对上述可能发生的后果明知。我理解任何手术麻醉都存在风险；我理解任何所用药物都可能产生不良反应，包括轻度的恶心、皮疹等症状到严重的过敏性休克，甚至危及生命；我理解此手术可能发生的风险及医生的对策。 患者：　　　联系方式：　　　　　日期：　　年　　月　　日 患者亲属：　　　　　　　关系： 联系方式：　　　　　　　日期：　　年　　月　　日				
经治医生陈述	我已经告知患者将要进行的治疗方式、此次穿刺抽液硬化治疗术及术中术后可能发生的并发症和风险、可能存在的其他治疗方法，并且解答了患者关于此次治疗手术的相关问题。 医生签名：　　　　　　　日期：　　年　　月　　日				

参 考 文 献

［1］吴涛. 超声引导下采用聚桂醇和无水乙醇抽吸固化治疗老年肾囊肿226例临床研究［J］. 空军医学杂志, 2018, 34（4）: 255-257.

［2］李龙, 张迪, 曾欣巧, 等. 制作1%聚桂醇泡沫硬化剂的最佳液-气比［J］. 介入放射学杂志, 2015, 24（5）: 418-421.

［3］余松远, 张晶, 章建全. 卵巢子宫内膜异位囊肿超声引导穿刺硬化治疗专家共识［J］. 中华超声影像学杂志, 2020, 29（12）: 1013-1024.

［4］沈立新. 超声引导下聚桂醇硬化治疗出血性结节性甲状腺肿的应用价值［J］. 中国超声医学杂志, 2016, 32（12）: 1063-1065.

［5］袁华芳, 李泉水, 赵齐羽, 等. 超声引导下聚桂醇硬化治疗甲状腺囊性病变的疗效及安全性分析［J］. 中国超声医学杂志, 2016, 32（8）: 677-680.

［6］CESAREO R, TABACCO G, NACIU A M, et al. Long-term efficacy and safety of percutaneous ethanol injection（PEI）in cystic thyroid nodules: A systematic review and meta-analysis［J］. Clin Endocrinol（Oxf）, 2022, 96（2）: 97-106.

［7］GUTH S, THEUNE U, ABERLE J, et al. Very high prevalence of thyroid nodules detected by high frequency（13 MHz）ultrasound examination［J］. Eur J Clin Invest, 2009, 39（8）: 699-706.

［8］MCHENRY C R, SLUSARCZYK S J, KHIYAMI A. Recommendations for management of cystic thyroid disease［J］. Surgery, 1999, 126（6）: 1167-1171; discussion 71-72.

［9］YANG C C, HSU Y, LIOU J Y. Efficacy of Ethanol Ablation for Benign Thyroid Cysts and Predominantly Cystic Nodules: A Systematic Review and Meta-Analysis［J］. Endocrinology and metabolism, 2021, 36（1）: 81-95.

第六章
体表囊肿的聚桂醇硬化治疗

秦增辉

工作单位：原武汉妇女儿童医疗保健中心

第一节　腱鞘及滑膜囊肿

（一）概述

　　腱鞘囊肿是关节附近的一种囊性肿块，囊内有透明或为淡黄色的胶冻状物质。腱鞘囊肿常见于女性和青少年，临床上将手足小关节处的滑膜囊肿以及发生于肌腱的腱鞘囊肿统称为腱鞘囊肿。滑膜囊肿可分为原发性与继发性，临床将关节处的滑膜组织经薄弱处向外膨出，形成的滑膜疝统称为滑膜囊肿，以腘窝囊肿和坐骨结节囊肿最为常见。原发性滑膜囊肿多因滑膜的发育异常、受外伤或感染刺激产生滑液分泌增加所引起。

（二）临床表现

　　1. **腱鞘囊肿**　皮下隆起光滑圆形或椭圆形包块，直径常＜2cm，以腕背、腕掌面桡侧屈肌肌腱和足背的发生率最高，手指的掌指关节处也常见（图5-6-1）。主要症状有局部酸胀不适感，囊肿的张力大、质地硬则胀痛感明显。

　　2. **腘窝囊肿**　旧称Baker囊肿，在膝关节后方腘窝部位可以触摸到圆形、光滑、有波动感的囊肿，当膝关节屈曲放松时囊肿全面扩张。临床表现为关节疼痛及活动受限（图5-6-2）。

　　3. **坐骨结节囊肿**　坐骨结节处可以触及到皮下肿物，肿物的质地光滑，与周围组织没有明显粘连，患者在坐立体位时产生疼痛、酸胀等不适症状，久坐则症状加重。

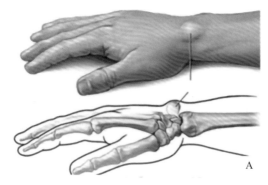
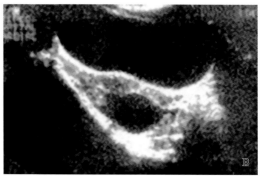

图5-6-1

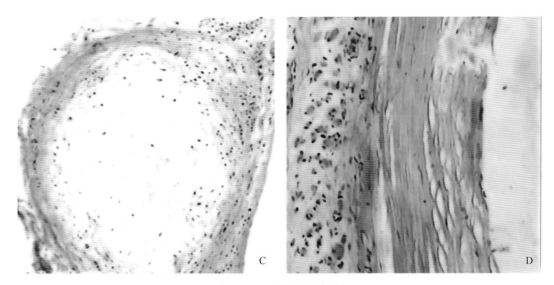

图5-6-1 腱鞘囊肿（续）

注：A.腕关节臂侧腱鞘囊肿；B.腱鞘囊肿超声学影像呈类圆形低回声灶；C.镜下观，囊肿的内壁无内衬细胞；D.镜下观，囊肿仅由纤维结缔组织构成囊壁。

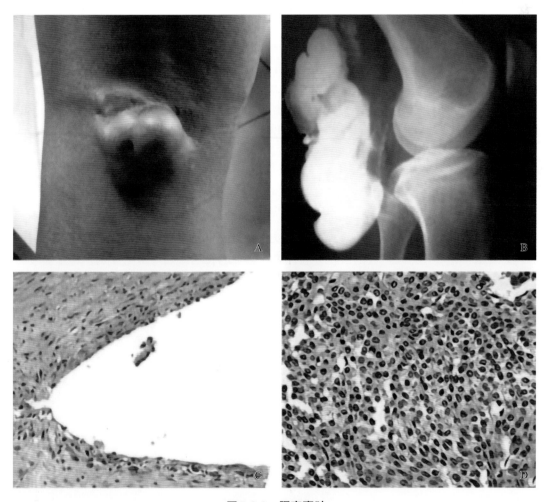

图5-6-2 腘窝囊肿

注：A.腘窝囊肿（Baker's cyst）临床表现；B.囊肿造影了解关节腔是否相通；C.镜下观，囊肿壁内衬滑膜上皮；D.镜下观，囊肿内衬的滑膜上皮细胞。

（三）病因及病理

1. **腱鞘囊肿**　多因外伤、劳损等引起关节囊、韧带及腱鞘组织发生退变，结缔组织中黏蛋白水解呈黏液样变性，外层由纤维包裹而形成的囊性肿块。腱鞘囊肿病理特点：囊肿壁由致密纤维结缔组织构成，内壁无内衬的上皮细胞，多为单房结构，囊液呈胶冻状透明黏液，常与腱鞘或关节囊相粘连。

2. **腘窝囊肿**　多由于慢性劳损所引起，膝关节的过度屈伸和负重活动，造成滑膜组织反复摩擦及重力刺激，引起滑囊炎性积液，关节滑液渗出增多，压力增高，滑液受单向阀门机制影响（只进不出），则经关节与滑膜囊间隙和孔道溢出，形成囊肿。

3. **坐骨结节囊肿**　坐骨结节部位的滑囊组织，受长期的过度摩擦、压迫刺激，引起滑囊充血、水肿，滑液分泌增加形成滑囊积液，是囊肿形成的常见病因。囊肿在短期内扩大明显，多由囊肿出血引起。

4. **滑膜囊肿的病理特点**　正常滑囊外层为纤维结缔组织，内层为滑膜，滑囊内有少量滑液，起到减轻关节摩擦和压力的缓冲作用。病理性滑囊，滑囊壁肿胀增厚、纤维化，囊壁内衬的滑膜上皮细胞充血、增厚呈绒毛状，滑液的分泌增加，滑膜囊肿的形态可以是圆形或分叶状积液、膨大。

（四）诊断

1. **腱鞘囊肿**　手腕、足背皮下肿物与皮肤无粘连。超声检查可见皮下探及直径＜2cm的包膜完整的类圆形低回声灶，囊内无血流信号。

2. **滑膜囊肿**　患侧腘窝、坐骨结节等部位可扪及皮下囊性包块。超声探查有利于了解囊肿大小和解剖位置、囊肿形态及囊液的性质。穿刺囊肿可以抽出清亮或血性的滑液。

3. **超声检查**　将腘窝囊肿分为三种类型：①单纯囊肿型，腘窝软组织类圆囊肿，壁光滑完整，透声性较好，与深部关节腔不相通。②分叶囊肿型，基底部见管状结构与关节联通。③囊液浑浊型，囊壁增厚、毛糙，囊液探及混杂回声，提示囊肿出血。

（五）囊肿硬化剂注射治疗

囊肿硬化剂注射治疗是以经皮穿刺引流囊肿的内容物、硬化剂囊肿冲洗＋囊内保留、囊肿的加压包扎等为主要的治疗处置步骤。

1. **囊肿经皮穿刺引流（图5-6-3）**　超声定位经皮穿刺点及进针深度，通过抽吸方式引流囊肿的内容物，针对囊液黏稠以及巨大的滑膜囊肿，可在囊肿的长轴两端行两点穿刺，建立囊液的流入、流出通道，一端接注射器负压抽吸，对应端注入生理盐水稀释则有利囊内黏稠物质抽出。

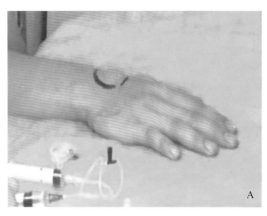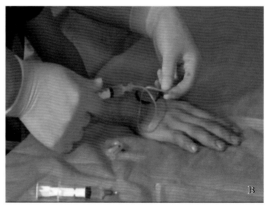

图5-6-3　经皮穿刺引流＋硬化治疗

注：A.手腕部腱鞘囊肿；B.5G头皮针双针穿刺抽吸治疗。

2. **硬化剂囊内冲洗＋保留（图5-6-4、图5-6-5）** 囊肿内容物导出后，经穿刺引流通道酌情选用1%聚桂醇原液或泡沫硬化剂做囊腔内冲洗，常规冲洗2～3次，硬化剂用量视囊肿大小而定，每次冲洗后需要更新硬化剂。冲洗结束可以用硬化剂原液做囊内保留。

3. **囊肿加压包扎** 硬化剂注射术后，实施囊肿部位的加压包扎有利囊肿闭合，常规选用弹力绷带做加压包扎2周左右。

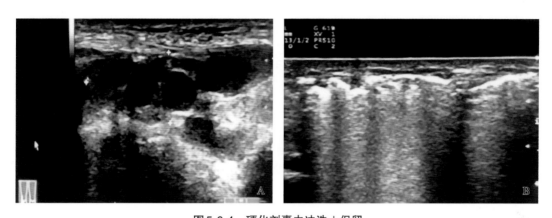

图5-6-4 硬化剂囊内冲洗＋保留

注：A.腱鞘囊肿术前超声影像；B.吸尽囊液，聚桂醇微泡沫剂在囊内弥散保留，呈现较强回声改变。

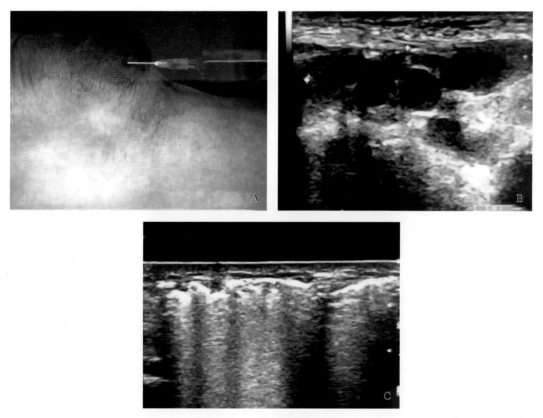

图5-6-5 腘窝囊肿硬化治疗

注：A.膝关节下缘囊肿；B.超声探查囊肿大小范围，造影证实与关节腔无交通；C.超声观察，注射聚桂醇泡沫硬化剂后呈回升增强影像，囊腔缩小塌陷。

（六）术后处理

1. 滑膜囊肿受硬化剂的化学刺激产生的炎性渗出，表现为囊肿张力增高、局部胀痛，需要及时行穿刺引流，祛除不适症状促进囊肿收缩闭塞。通常在治疗2周左右出现，引流囊液后加压包扎1周。

2. 四肢滑膜囊肿，可以借助弹力袜、护膝、护肘等护具，适当延长局部加压时间，有利缩短治疗周期。

3. 术后3个月囊肿缩小不明显、症状无改善者，可以择期开展二次硬化剂注射治疗。

（七）技术小结

1. 囊肿的两点穿刺双通道引流方法，能够较为顺畅地引出黏稠内容物，有利于充分地排空巨大囊肿腔内的囊液，提高硬化剂注射治疗的成功率。

2. 根据超声定位、测量合理选择穿刺点、穿刺针，能缩短治疗时间和提高效率，囊肿穿刺成功后，应连接延长管保持穿刺针尖在囊内位置的固定，防止治疗过程中脱出。

3. 囊液黏稠者可以用泡沫硬化剂冲洗，双引流通道有利于黏稠囊液与泡沫硬化剂的置换，腱鞘囊肿硬化剂冲洗可每次3～5ml，滑膜囊肿每次10～20ml，完成囊肿冲洗后常规行液体硬化剂囊内保留，滑膜囊肿10～20ml，腱鞘囊肿3～5ml。

第二节　甲状舌管囊肿

（一）概述

甲状舌管囊肿是由胚胎时期甲状舌管退化吸收不完全，残留的甲状舌管上皮组织分泌物＋渗出物的潴留、聚集形成的先天性囊肿。囊肿紧邻舌骨，表现为颈部中线区域皮下肿块，局部有胀痛和咽部不适症状。手术切除囊肿是传统治疗方法，术后囊肿的复发、颈部手术瘢痕是手术治疗的棘手问题，硬化剂注射治疗较好地解除以上顾虑，是一种值得推崇的治疗方法。

（二）临床表现

甲状舌管囊肿好发部位为颈部的舌盲孔至胸骨切迹范围，其质软，周界清楚，与表面皮肤和周围组织无粘连（图5-6-6）。可因连通口腔而继发感染，囊肿破溃形成甲状舌管瘘。囊肿可随吞咽上下移动，伸舌时于囊肿上方可触及条索状物，合并感染时囊肿增大迅速，伴有局部疼痛及压痛，同

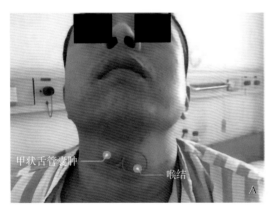
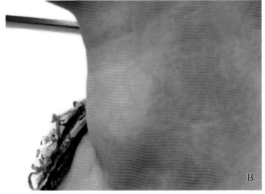

甲状舌管囊肿　　　　喉结

图 5-6-6

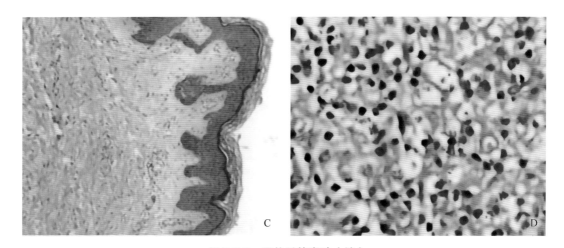

图 5-6-6　甲状舌管囊肿（续）

注：A、B.甲状舌管囊肿临床表现；C.镜下观，囊壁内衬柱状上皮；D.镜下囊肿内衬的上皮细胞。

时可出现吞咽不适、咽部异物感等症状。

（三）病因及病理

1. 病因　甲状舌管是胚胎期甲状腺发育的原始管状结构，在胚胎第6周时，甲状舌管会自行退化吸收，形成舌盲孔。如果甲状舌管退化吸收不全，残存的舌管上皮的分泌物积聚可以形成先天性甲状舌管囊肿。当残留甲状舌管与之相关的淋巴组织感染，也是形成囊肿的病理因素。

2. 病理　残留甲状舌管囊状扩张、膨大，腔内充满乳糜状黏稠分泌物，含有柱状和鳞状上皮细胞。

（四）诊断

1. 颈前舌骨平面上、下出现圆形、表面光滑、囊性感皮下肿块，可随吞咽上下移动。沿舌骨方向可触及索状物，张口伸舌时可觉肿块回缩上提。囊肿继发感染时，局部红肿、触痛、增大。

2. B超与CT检查可见颈部皮下与舌骨联系紧密的囊性肿物。

（五）囊肿硬化剂注射治疗（图5-6-7）

1. 囊液黏稠者建议取囊肿两点穿刺，7～8G静脉头皮针可以满足穿刺，经设计的流入针道推注适量生理盐水，再从流出针道做负压抽吸、引流，直至囊性肿块消失。

2. 应用泡沫硬化剂对囊肿冲洗治疗2次左右，再行硬化剂囊内保留，视囊肿大小，常规保留聚

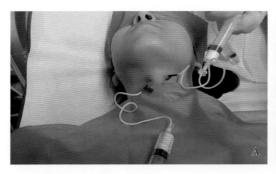
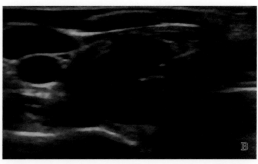

图 5-6-7

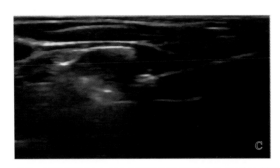

图5-6-7　甲状舌管囊肿超声引导下囊液抽吸联合聚桂醇注射治疗（续）

注：A.双针法穿刺硬化治疗；B.穿刺针穿刺囊肿中心并抽吸囊液、囊腔缩小；C.聚桂醇注入至囊腔并弥散分布囊壁。

桂醇注射液5～10ml即可。

3．局部加压包扎1周，嘱患者术后1～3个月超声随访。

（六）术后处理

一般术后无需特殊处理，术后1～2周囊肿受硬化剂的化学刺激，渗出增加而产生不适症状时，可以做囊肿穿刺引流处理，术中囊肿生理盐水冲洗后，无需补充硬化剂治疗。

（七）技术小结

甲状舌管囊肿的囊液通常黏稠，取囊肿两点穿刺，建立双向引流通道则有利于黏稠内容物的充分引流。硬化剂注射治疗前，用生理盐水做囊内冲洗，能够提高硬化剂注射治疗的疗效。

第三节　鳃裂囊肿

（一）概述

鳃裂囊肿是一种先天性鳃器发育异常形成的颈部囊性病变，Ascherson（1932）将其命名为鳃源性囊肿。胚胎期的第3～4周发育有5对鳃弓，鳃弓之间的凹陷结构称为鳃裂，鳃弓发育不全时鳃裂仅开口端闭合，鳃裂间隙未能闭合时，则形成鳃裂囊肿。囊肿大多数由第2鳃裂与咽囊的胚胎组织残留形成，较少由第一或第三至五鳃裂和咽囊转化而来。囊肿多发生在下颌角到胸骨上窝的胸锁乳突肌前缘，胸锁乳突肌前缘的中上1/3连接处最为常见。

（二）临床表现

1．主要表现为颈部无痛性包块，可呈分叶状，质地软，有波动感。囊肿生长常缓慢，患者常无自觉症状。发生感染后可以骤然增大，则有胀痛等不适症状。

2．根据发生的区域进行囊肿来源初步诊断。

（1）第一鳃裂囊肿：发生于下颌角及腮腺区域者，第一鳃裂来源少见。

（2）第二鳃裂囊肿：临床多见，相当肩胛舌骨肌水平以上者多为第二鳃裂来源。

（3）第三鳃裂囊肿：发生于颈根部区域者，多为第三、第四鳃裂来源，其中第三咽囊在胚胎时形成胸腺咽管，故亦称胸腺咽管囊肿，临床较罕见。

（三）病因及病理

鳃裂囊肿是一种头颈部的先天性疾病。目前对于鳃裂囊肿的起源尚有不同观点，多数认为是由胚胎期鳃裂残余组织所形成。病理学分型，鳃裂与咽囊的残留形成的咽部及皮肤外有双侧开口者称为鳃瘘；仅有单侧开口者称为窦道；两侧均无开口，有残留的上皮间隙并且有分泌物潴留者称为鳃裂囊肿。囊肿被覆的上皮有两种，来自鳃沟的为外胚层鳞状上皮，起源于咽囊的为内胚层纤毛柱状上皮，囊肿内可以有外胚层及内胚层的两种上皮组织存在。

（四）诊断

1. **临床表现**　颈部无痛性囊性包块，胸锁乳突肌前缘的中上1/3部位多见。
2. **超声**　常见胸锁乳突肌上1/3深面及前缘，无回声的类圆形肿块，合并感染则囊肿壁增厚毛糙。
3. **CT**　可见沿胸锁乳突肌走行的类圆形软组织肿块，其中心区密度减低无强化，包膜有强化，边缘清晰。
4. **穿刺诊断**　囊肿抽出淡黄或灰白黏稠上皮样分泌物，镜下可见胆固醇晶体、鳞状上皮及柱状上皮及其角化物即可明确诊断。

（五）囊肿硬化剂注射治疗

1. 可以参照甲状舌管囊肿穿刺引流方法，充分引出囊肿内容物。
2. 硬化剂囊肿冲洗＋保留，硬化剂囊内保留量为抽出囊液总量的1/2。
3. 局部加压包扎1周。

（六）术后处理

嘱患者术后1～3个月超声随访，3个月后囊肿吸收欠理想者，可以择期做硬化剂补充治疗。

（七）技术小结

1. 囊肿穿刺用超声引导成功率和安全性高。
2. 充分引流囊肿的内容物，有利提高硬化剂注射治疗的疗效。
3. 术前应明确鳃瘘、窦道及鳃裂囊肿的鉴别诊断。

第四节　乳腺囊肿

（一）概述

乳腺囊肿是女性乳腺的良性疾病，是指各种原因引起乳腺小叶的乳导管高度扩张、囊性变的乳腺疾病。乳腺囊肿以单纯性囊肿常见，好发于乳房外上象限，多与雌、孕激素分泌失衡引起乳腺小叶囊性增生有关。乳腺的积乳囊肿则见于哺乳期女性，由乳腺导管堵塞引起乳汁潴留产生。

（二）临床表现

主要临床表现为单侧或者双侧乳房胀痛，可触及乳房肿块及乳头溢液，部分患者乳房胀痛与月经相关，具有周期性，月经期后症状将逐渐减轻。

（三）病因及病理

1. 乳腺单纯性囊肿　常因精神因素，产生的雌、孕激素分泌比例失调，雌激素水平增高、孕激素水平下降。乳腺腺体中的女性激素受体因质量的异常，引起乳腺的腺体结构紊乱，出现乳腺导管囊性增生、扩张形成囊肿。

2. 乳腺积乳囊肿　哺乳期的乳汁潴留在乳腺导管内，使乳腺导管扩张形成囊肿，又称为乳汁潴留样囊肿。

（四）诊断

1. 乳房可扪及单个或多个肿物，乳房肿块质韧，偶有轻度触痛，可与周围组织分界不清，未触及腋窝肿大淋巴结。

2. 乳腺彩超、乳腺钼靶影像学检查，考虑肿物为乳腺囊肿，初步排除乳腺恶性肿瘤。

3. 囊肿穿刺细胞学检查，可以确诊单纯性囊肿或积乳囊肿。

（五）囊肿硬化剂注射治疗

1. 患者取仰卧位，充分暴露患侧乳房，超声引导下完成经皮囊肿穿刺，常规选择有症状的囊肿，囊肿穿刺选用长度10cm、18～20G穿刺针即可。

2. 充分抽吸、引流囊肿的囊液，积乳囊肿可用生理盐水＋甲硝唑做囊肿冲洗，再行硬化剂注射治疗。

3. 硬化剂囊肿冲洗＋囊内保留，硬化剂保留剂量为抽出囊液总量1/2。

4. 穿刺部位加压包扎后结束治疗。

（六）术后处理

术后无需特殊处理，嘱患者1～3个月内超声随访观察疗效。

（七）技术小结

传统的乳腺囊肿注射治疗，应用曲安奈德注射液囊内注射保留的方法，有一定的临床治愈率，但总体的有效率低，术后乳腺囊肿的复发率偏高。应用聚桂醇注射液类的专业药用硬化剂，经过规范化的硬化剂注射治疗操作，显著提高了治愈率，为乳腺囊肿的非手术切除提供了一种微创和安全、有效的治疗途径。

参 考 文 献

［1］张春. 聚桂醇用于腱鞘囊肿治疗［J］. 养生保健指南，2021，（28）：65.

［2］史高峰，李虎，高凤山. 1%聚桂醇注射液在腱鞘囊肿治疗中的应用［J］. 中外医学研究，2015，13（26）：132-133.

［3］蒋朝龙，李虎，史高峰，等. α-糜蛋白酶囊内冲洗联合聚桂醇囊内注射在腘窝囊肿硬化治疗中的应用［J］. 中外医学研究，2017，15（22）：5-7.

［4］王立丹，黄穗，陈瑜，等. 聚桂醇硬化治疗儿童鳃裂囊肿疗效分析及随访［J］. 影像诊断与介入放射学，2020，29（4）：282-286.

［5］汪令成，李芳，高迎飞，等. 聚桂醇泡沫硬化治疗鳃裂囊肿的临床观察［J］. 湖北医药学院学报，2013，32（6）：528-529.

［6］陈静，李志强. 超声引导下囊液抽吸联合聚桂醇注射治疗甲状舌骨囊肿的疗效及安全性分析［J］. 中国地方病防治，2020，35（2）：187-189.

［7］王向英，梁建成，马晓晖，等. 超声引导下囊内注射聚桂醇治疗甲状舌骨囊肿疗效分析［J］. 影像研究与医学应用，2017，1（7）：127-128.

［8］刘云峰，唐华明，周赟，等. 超声引导下聚桂醇硬化术治疗良性乳腺囊肿的疗效及安全性分析［J］. 现代医药卫生，2021，37（11）：1896-1898.

第七章
超声引导下子宫肌瘤的聚桂醇硬化治疗

谢阳桂

工作单位：南通大学附属医院

子宫肌瘤是育龄女性最常见的良性肿瘤，可生长在子宫的任何部位，好发年龄30～50岁。临床对症状性、多发性子宫肌瘤患者一般采取经腹、经阴道或腹腔镜下子宫肌瘤剔除术、次全子宫切除术及全子宫切除术，有的采取子宫动脉栓塞等保守治疗。虽然子宫肌瘤剔除术能保留子宫，但子宫创面大，需要有一定的恢复时间；子宫切除能彻底治疗子宫肌瘤，但对患者来说手术创伤大，患者失去了生育能力，造成严重的心理和生理创伤；子宫动脉栓塞有放射性损伤及卵巢血供受损的风险。随着医学水平的提高，患者希望在保留子宫的基础上得到有效的微创治疗。近年来，超声引导下热消融术，如高强度聚焦超声（high intensity focused ultrasound，HIFU）、射频消融、微波消融等治疗子宫肌瘤均取得一定的疗效，但热消融术操作要求高，其并发症为阴道黏膜烫伤、皮肤灼伤、肠穿孔及膀胱损伤等。超声引导下子宫肌瘤聚桂醇硬化治疗是一种新的超微创精准治疗方法，聚桂醇硬化剂注入瘤体内，产生化学性炎症，损伤肌瘤血管内皮，促进血管纤维化，导致血栓形成，阻塞血管造成血管永久性闭塞，从而阻断肌瘤血供，使肌瘤逐渐缩小至消失。该技术已成为子宫肌瘤微创治疗的有效方法。

一、病因与病理

子宫肌瘤病因不明，普遍认为肌瘤生长与雌激素有关。育龄女性肌瘤生长，绝经后因雌激素水平下降，肌瘤随子宫萎缩而退缩。子宫肌瘤主要是由子宫平滑肌细胞增生而成。其大体病理为球形包块，切面灰白色，表面光滑，瘤体周边正常肌层受压形成假包膜，其与肌瘤之间有一层疏松网隙区域。肌细胞与纤维结缔组织交叉排列呈旋涡状或纺织状结构。肌瘤的血供从假包膜或蒂部呈放射状供给瘤体营养。显微镜下表现细胞增生、肥大，胞质丰富。根据肌瘤生长部位与生长方式采用国际妇产科联盟（International Federation of Gynecology and Obstetrics，FIGO）制定的标准化子宫肌瘤亚型分类系统分为0～8型（图5-7-1）。

0型：完全位于宫腔内的黏膜下肌瘤。

1型：肌瘤大部分位于宫腔内，肌瘤位于肌壁间的部分＜50%。

2型：肌壁间突向黏膜下的肌瘤，肌瘤位于肌壁间的部分＞50%。

3型：肌瘤完全位于肌壁间，但其位置紧贴黏膜。

4型：肌瘤完全位于肌壁间，既不突向浆膜层又不突向黏膜层。

5型：肌瘤突向浆膜，但位于肌壁间部分＞50%。

6型：肌瘤突向浆膜，但位于肌壁间部分＜50%。

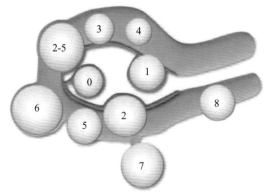

图5-7-1　子宫肌瘤FIGO亚型分类示意图

7型：有蒂的浆膜下肌瘤。

8型：其他类型（特殊部位如宫颈、阔韧带肌瘤）。

其中0、1、2型为黏膜下肌瘤的细化。

二、临床表现

子宫肌瘤临床表现与肌瘤生长部位、大小、数目、有无变性有关，有的肌瘤小、生长缓慢，无症状。多数患者因经期延长、月经量增多、继发性贫血、下腹部肿块、压迫症状等就诊。

三、诊断

子宫肌瘤根据临床表现和体征就可诊断，也可以通过超声、MRI、宫腔镜、腹腔镜、子宫输卵管造影等辅助诊断。目前，超声检查是最为常用的诊断方法，尤其经阴道超声可以清晰显示肌瘤数目、部位、大小及肌瘤内部回声是否均匀、有无液化、囊变等。超声检查既有助于诊断子宫肌瘤，并为区别肌瘤是否有变性提供可靠依据，又有助于与卵巢肿瘤或其他盆腔肿块鉴别。

四、子宫肌瘤聚桂醇硬化治疗

（一）适应证

1. 经超声或MRI确诊的症状性子宫肌瘤。

2. 浆膜下或肌壁肌瘤直径4～10cm，黏膜下肌瘤直径＞2cm，带蒂的浆膜下肌瘤蒂宽＞1cm，肌瘤血流信号2～3级的患者。

3. 经其他方法（手术剔除、HIFU、微波、射频等）治疗后肌瘤及其相关症状复发。

4. 有生育要求的无症状性子宫小肌瘤患者、肌瘤血供2～3级或经随访肌瘤逐渐增大。

5. 育龄女性，强烈要求保留子宫，自愿选择聚桂醇硬化治疗子宫肌瘤，拒绝手术切除或其他保守治疗方法。

（二）禁忌证

1. 妊娠期、月经期、哺乳期。

2. 细蒂浆膜下子宫肌瘤。

3. 严重的凝血功能障碍及心、肝、肾功能不全。

4. 内外生殖器炎症。

5. 宫颈液基薄层细胞学检查（thin-prep cytology test，TCT）发现癌细胞或宫颈上皮内瘤变（cervical intraepithelial neoplasia，CIN）3级以上。

6. 肌瘤短期内迅速增大，不能除外肌瘤恶变。

7. 合并附件肿瘤、腹腔及后腹膜肿瘤。

8. 乙醇过敏。

（三）治疗前准备

1. 患者准备

（1）了解病史：有无阴道流血史、盆腔炎史、盆腔手术史及服用抗凝药物史。

（2）知情告知：向患者详细介绍聚桂醇硬化治疗子宫肌瘤的优势与不足、预期疗效、可能发生的并发症及不良反应，术后有可能发生药物变态反应、腹痛、不规则阴道流血等症状，患者本人或授权委托人签署知情同意书。

（3）完善治疗前常规检查：血常规、出凝血时间、肝肾功能、胸片、宫颈TCT、白带常规及盆腔超声检查等。

（4）经阴道途径硬化治疗的患者，术前必须排空膀胱；经腹途径硬化治疗的患者，术前必须少量膀胱充盈。

（5）填写子宫肌瘤相关症状及健康相关生活质量问卷表。

2. 介入治疗室、治疗包、器械及药物准备

（1）介入治疗室层流或紫外线照射12小时消毒。

（2）超声仪器处于正常状态。

（3）备好治疗包、超声探头穿刺引导装置、无菌探头保护套、无菌手术衣、19～21G PTC针。

（4）备好抢救设施（氧气及急救药物）。

（5）备好聚桂醇，医用透明质酸钠凝胶、20ml注射器3支、三通阀1只。

（四）确定介入治疗途径

根据不同的子宫位置及肌瘤所在部位确定硬化剂注射治疗途径。

1. 经腹途径 适用于未婚或已婚女性；前位、中位子宫且肌瘤位于子宫前壁或宫底部，后位子宫且肌瘤位于子宫前壁的患者。

2. 经阴道途径 适用于已婚女性；前位、中位子宫且肌瘤位于子宫后壁，后位子宫且肌瘤位于宫底部或后壁的患者。

（五）确定聚桂醇用量与类型

1. 根据子宫肌瘤直径确定聚桂醇用量 肌瘤直径≤3cm，瘤内注射聚桂醇原液10ml；肌瘤直径3～5cm，瘤内注射聚桂醇原液10～15ml；肌瘤直径5～8cm，瘤内注射聚桂醇原液15～20ml；肌瘤直径＞8cm，瘤内注射聚桂醇原液20～30ml。

2. 根据子宫肌瘤类型确定注入聚桂醇类型 0型、1～2型、5～6型黏膜下肌瘤采取瘤内注射聚桂醇原液，可有效避免聚桂醇原液注入宫腔。3～4型子宫肌瘤采取包膜注射聚桂醇原液或聚桂醇泡沫硬化剂。7型带蒂的浆膜下肌瘤蒂部注射聚桂醇原液。

（六）介入治疗过程

1. 经腹途径 治疗前需少量膀胱充盈或排空膀胱，患者取平卧位，常规消毒下腹部、铺单，探头置于一次性消毒套后，安装无菌穿刺架，调出超声穿刺引导线。首先超声检测，确认进针路径无肠管、血管及膀胱等重要脏器。大于3cm的肌瘤采取立体布针，进针点局麻，在超声引导下将穿刺针沿着穿刺架进针，刺入肌瘤深部，拔出针芯，注射器回抽无血液回流，一边缓慢推注聚桂醇原液或聚桂醇泡沫硬化剂，一边缓慢退针，在推注过程中呈现雾状高回声区逐渐增大，最终均匀弥散覆盖整个瘤体，则停止推注聚桂醇。观察穿刺针无药液外溢，插入针芯，然后拔出穿刺针。再次消毒穿刺点，最后用无菌纱布覆盖穿刺点。

2. **经阴道途径**　治疗前排空膀胱，患者取膀胱截石位，常规消毒外阴、阴道。将阴道探头置于一次性无菌套后，安装无菌阴道探头穿刺架，调出超声穿刺引导线。确认进针路径无肠管、血管及膀胱等重要脏器，在超声引导下，经阴道后穹隆途径将穿刺针沿着穿刺架穿刺进针，刺入肌瘤深部，大于3cm的肌瘤采取立体布针。推注聚桂醇方法同经腹途径，最后再次消毒阴道。

典型子宫肌瘤病例的术前及术后彩色多普勒血流图见图5-7-2至图5-7-4。

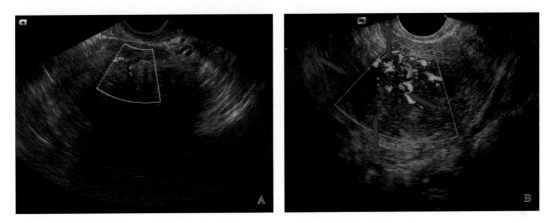

图5-7-2　病例1子宫肌瘤彩色多普勒血流图

注：A.治疗前，箭头所示为肌壁间肌瘤包膜滋养血管；B.治疗中，箭头所示为推注聚桂醇硬化剂后，肌瘤包膜周边形成环状高回声覆盖整个瘤体。

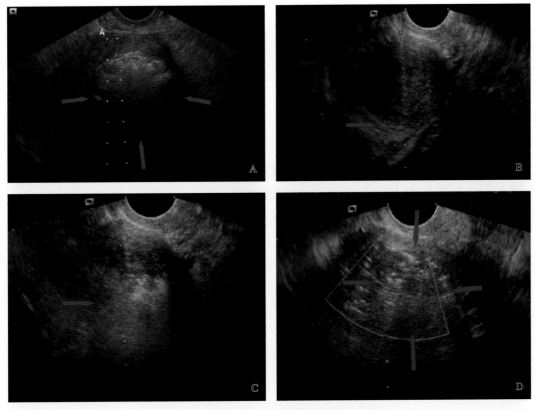

图5-7-3　病例2子宫肌瘤彩色多普勒血流图

注：A.治疗前，箭头所示为浆膜下肌瘤丰富的血流信号；B.治疗中，箭头所示针头刺入瘤体深部；C.治疗中，箭头所示瘤体深部推注聚桂醇即刻形成高回声区；D.治疗中，箭头所示一边推注聚桂醇一边退针至瘤体边缘，高回声区覆盖整个瘤体。

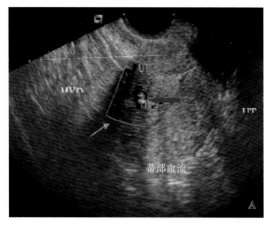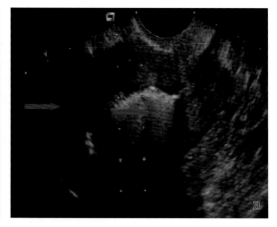

图5-7-4　病例3子宫肌瘤彩色多普勒血流图

注：A.治疗前，箭头所示黏膜下肌瘤滋养血管；B.治疗中，箭头所示黏膜下肌瘤推注聚桂醇，高回声覆盖整个瘤体。

五、术后并发症的处理

1. 腹痛　部分患者在介入治疗后1小时内可出现下腹部轻度疼痛，大多能耐受，1小时后可自行缓解，无需特殊治疗。中或重度疼痛不能耐受者，予以对症处理。

2. 阴道流血或少量阴道排液　常发生于黏膜下肌瘤患者介入治疗后，出现少量阴道流血或阴道排液，多在1～2周内此症状自行消失，术后予抗生素预防感染。还见于经阴道途径介入治疗患者，术后即刻出现阴道流血，多由于阴道后穹隆穿刺点出血，即刻用碘伏纱布擦洗阴道，并阴道内填塞纱布1～2块，纱布末端暴露在阴道外，1小时后患者自行取出，可达到止血目的。

3. 恶心、呕吐　较大肌瘤患者介入治疗后出现恶心、呕吐症状，仅需对症处理。

4. 低热　聚桂醇硬化治疗后短期内出现低热，37.5～38.0℃，为吸收热，一般血常规正常，无需处理。当体温超过38.5℃，必须严防感染，需检测血常规有无异常、盆腔脏器有无压痛，必要时抗炎治疗。

六、术后小结

子宫肌瘤超声引导下聚桂醇硬化治疗是一种新的微创精准治疗方法，要取得满意的疗效、避免并发症发生，必须掌握适应证，严格无菌操作，选择最短的穿刺入路，最安全的穿刺路径，避免损伤膀胱、肠管、血管及子宫内膜。聚桂醇药液在瘤内或包膜内均匀弥散是取得疗效、预防腹痛的核心。子宫肌瘤硬化剂注射治疗操作简便、无创伤、安全、价廉、临床疗效显著、不良反应小，能保留子宫，为子宫肌瘤患者开辟了一条新的治疗途径。

参 考 文 献

［1］李龙，张迪，曾欣巧，等. 制作1%聚桂醇泡沫硬化剂最佳液-气比［J］. 介入放射学杂志，2015，24（5）：418-421.

［2］谭建福，艾婷，赵云，等. 介入硬化剂聚桂醇的临床应用及研究进展［J］. 中国全科医学，2013，16（35）：3509-3511.

［3］王永光. 聚桂醇：新型的微创硬化治疗技术［J］. 微创医学，2011，6（1）：1-3.

［4］周霞，谢阳桂，崔琪，等. 超声引导下聚桂醇硬化治疗子宫肌瘤的疗效观察［J］. 中华医学杂志，2014，94（28）：2204-2206.

［5］周霞，谢阳桂. 超声弹性成像技术在子宫病变的应用现况［J］. 交通医学，2014，28（1）：42-44.

［6］谢阳桂，于秀，施公胜，等. 超声微波消融离体子宫肌瘤的实验研究［J］. 中国超声医学杂志，2010，26（11）：1021-1023.

［7］MUNRO M G，CRITCHLEY H O，FRASER I S. The FIGO classification of causes of abnormal uterine bleeding in the reproductive years［J］. Fertil Steril，2011，95（7）：2204-2208.

［8］RABE E，BREU F，CAVEZZI A，et al. European guidelines for sclerotherapy in chronic venous disorders［J］. Phlebology，2013，29（6）：338-354.

［9］TOMLINSON D，VON BAEYER C L，STINSON J N，et al. A systematic review of faces scales for the self-report of pain intensity in children［J］. Pediatrics，2010，126（5）：1168-1198.

第八章
妇科恶性肿瘤盆腔淋巴结切除术后盆腔淋巴囊肿聚桂醇硬化治疗

叶志球

工作单位：广东省妇幼保健院

盆腔淋巴囊肿是临床上盆腔恶性肿瘤患者术后较为常见的并发症，主要发生在手术后5～8天。根据临床表现及症状，盆腔淋巴囊肿分为无症状型和症状型两类。无症状型盆腔淋巴囊肿多在术后肿瘤常规随访时偶然发现，大多可逐渐自行吸收；少部分盆腔淋巴囊肿为症状型，直径多大于5cm，临床表现主要与囊肿的大小及是否合并感染有关。

一、病理与病因

目前对盆腔淋巴囊肿形成的确切机制尚不完全清楚。一般认为，淋巴囊肿是妇科恶性肿瘤盆腔淋巴结切除术后存留于腹后腔中的液体间隙。切除淋巴结后腹膜后存在死腔，或者局部间隙较大，由下肢回流的淋巴液、手术渗液及出血聚集于腹膜后死腔而形成淋巴囊肿。

二、临床表现

盆腔淋巴囊肿一般发生在术后4～6周内。盆腔淋巴囊肿的临床症状主要取决于其大小和发生的部位。盆腔淋巴囊肿直径多为2～30cm，直径＜5cm时多无临床症状，较大的淋巴囊肿则可产生相应的压迫症状，可引起肠梗阻、肾积水、下肢水肿和静脉血栓形成等。若淋巴囊肿伴发感染，则可导致发热和败血症等症状，特别是化疗后免疫功能减退的患者。

三、诊断

1. **触诊**　可触及张力较大、边界清晰和不可移动的包块，可伴有不同程度的压痛。在术后6个月内腹部触及包块首先考虑盆腔淋巴囊肿；术后超过6个月发生者，需注意与肿瘤复发相鉴别。
2. **超声**　盆腔或腹股沟超声检查可见圆形或椭圆形囊性薄壁、大小不等的无回声或液性暗区。
3. **CT和MRI**　CT检查结果提示为髂血管区或腹股沟区的囊状水样密度影，囊肿壁薄、内部密度均匀、边缘光滑、与周围组织分界清楚。MRI检查结果提示为呈圆形或类圆形长 T_1、长 T_2 信号影，边界清、囊壁薄而均匀（图5-8-1）。

四、鉴别诊断

1. **慢性盆腔炎性包块**　慢性盆腔炎性包块患者大部分无明显的全身症状，主要表现为下腹部坠痛及腰骶部不适。下腹部触诊有压痛、反跳痛和肌紧张。抗生素治疗有效。

2. **盆腔血肿**　血肿多于术后短时间内发生，超声检查提示盆腔包裹性积液，超声引导下进行盆腔血肿穿刺，可抽出血性或咖啡色样液体。

3. **肿瘤复发转移**　根据患者病史、临床症状、肿瘤标志物检测和影像学检查结果可与盆腔淋巴囊肿相鉴别。

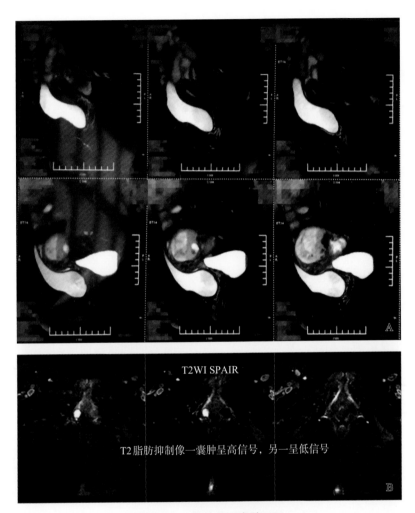

图5-8-1　盆腔淋巴囊肿MRI

五、聚桂醇硬化治疗的适应证与禁忌证

（一）适应证

1. 症状型淋巴囊肿，影像学提示包膜完整，囊壁无明显实性突起及明显血流信号。
2. 淋巴囊肿合并感染，压迫导致严重疼痛、输尿管扩张或肾积水及血栓形成等并发症出现时。
3. 复发囊肿的二次介入治疗。

（二）禁忌证

1. 严重凝血功能障碍者。

2．严重肝肾功能损伤者。

3．淋巴囊肿呈密集多房性、液体黏稠不易抽吸者。

4．无适宜的进针途径，穿刺针无法避开肠道、大血管及重要脏器者。

5．有硬化剂过敏史者。

介入穿刺前需进行常规影像学检查，如超声检查、增强CT或MRI检查等，明确病变性质，确定囊肿位置、大小、形态、影像学特点，准确评价穿刺路径的安全性，确定穿刺点。

六、盆腔淋巴囊肿的介入治疗

盆腔淋巴囊肿的治疗遵循个体化原则。无症状型一般不需特殊治疗，定期随访观察即可。症状型淋巴囊肿的治疗原则为排出囊液、解除压迫、闭合囊腔。治疗手段包括介入治疗、手术治疗等，合并感染者应积极配合抗生素治疗，酌情辅助应用中医药治疗。

介入治疗创伤小、见效快，是症状性淋巴囊肿，尤其是继发感染者的主要治疗方法。根据治疗方式分为穿刺抽吸术、穿刺置管引流术、腔内硬化治疗及介入淋巴管栓塞术。根据引导方式分为超声引导和CT引导，超声是最常用的引导手段，对于超声无法准确引导及定位者可采用CT引导。根据穿刺路径的不同，分为经腹、经阴道或经臀部穿刺入路。

（一）介入治疗方式的选择

1. 穿刺抽吸术、穿刺置管引流术、腔内硬化治疗的选择　这几种治疗方式较为常用，方法简单易行、创伤小，能够短时间内缓解压迫症状，但前2种技术方法往往难以达到囊腔（腹膜后死腔）内壁的无菌性坏死及治愈性粘连，复发率较高，因引流置管时间较长而增加感染的风险，住院时间延长，还将增加卫生经济负担。若引流管梗阻或囊肿为多囊腔时常需多次穿刺引流。一步法置管适用于较大囊肿（＞5cm），两步法可借助导丝引导置入6～8F多侧孔引流管，适用于难度较大的淋巴囊肿。

2. 实时超声引导下经腹或经阴道介入穿刺的选择　经腹超声引导介入穿刺的优点在于囊肿内液体抽吸均在超声实时监控下进行，具有较好的安全性。对于腹壁水肿增厚，或因胃肠胀气等因素难以良好经腹显示病变，或盆腔淋巴囊肿位于盆腔底部靠近阴道穹隆者，可考虑经阴道超声引导介入穿刺治疗。该法不适宜于无性生活史女性、严重盆腔粘连及不能配合阴道操作者，优点是操作简便，穿刺针直接进入囊肿内，可有效避开盆腔内脏器，具有可重复性，可根据病情随时抽液，安全性优于经腹穿刺，缺点是引流管的固定较为困难，容易脱管。

目前，临床上主要采用经皮穿刺抽吸囊液后直接注入硬化剂或置管引流排尽囊液后注入硬化剂治疗。穿刺引流联合硬化剂注射治疗较单纯导管引流更有效，具有操作简便、并发症不高于单纯导管引流的优点。相关共识推荐超声引导下经皮穿刺硬化剂注射疗法为盆腔淋巴囊肿的首选治疗方法。

3. CT引导下经腹或经臀介入穿刺　CT引导下经腹或臀部穿刺抽液或置管引流应用较少，适用于难以经过超声介入穿刺治疗者。操作时应尽量选择病灶最大截面为穿刺平面，选择合理的穿刺点以避开血管、神经、肠管及膀胱等重要脏器，测量皮肤穿刺点至囊肿前、后壁及中心点的直线距离，确定进针深度及角度，按预定深度及角度快速进针。置入后再次CT扫描图像调整穿刺针角度及深度，确定穿刺针尖在囊腔内后抽取囊液或通过导丝引导送入引流管。

（二）腔内硬化治疗

1. 治疗原理及特点　硬化剂注入囊腔后，使囊内损伤的毛细淋巴管产生严重的炎症反应及瘢痕化，从而使淋巴管微小漏口及囊壁粘连以致完全闭合，并与囊壁内所有的淋巴上皮细胞充分接触，使其迅速凝固变性，从而达到治疗效果。

2. **硬化剂类型**　临床上常用硬化剂包括无水乙醇、聚桂醇、平阳霉素等。目前临床常用无水乙醇或聚桂醇。医用无水乙醇刺激性较大，囊肿凝固后可出现疼痛、变态反应等不良反应，因此目前临床上更常使用聚桂醇进行治疗，其相对于无水乙醇性质温和，可多次注射，安全性良好。如遇复发性或难治性淋巴囊肿，推荐使用聚桂醇联合平阳霉素或博来霉素加强硬化治疗。

3. **规范化操作**　硬化剂注入量一般为囊液的1/3～2/3，一次最大量一般不超过100ml，保留10～30分钟。囊肿体积较大者也可置管引流后多次重复硬化剂注射治疗。穿刺后囊液应常规送检肿瘤标志物、瘤细胞、细菌培养、蛋白定性试验等。感染囊肿应根据细菌培养、药敏结果调整抗生素的应用。穿刺液的蛋白定性试验还可用以鉴别淋巴囊肿与尿漏，如蛋白定性试验阴性，则暂缓硬化剂注射治疗，进一步静脉肾盂造影以排除尿漏的可能。置管期间，需观察每天淋巴囊肿引流液的量和颜色，直至每天引流量小于10ml持续1周以上时，可考虑拔除引流管。拔管前进行彩超或CT等影像学检查评估淋巴囊肿是否消失，若囊肿仍然存在，或患者症状尚未明显减轻但引流量明显减少者，应考虑引流管梗阻可能。此时，应在无菌条件下经引流管加压注入生理盐水，尝试疏通引流管。若反复疏通失败，而患者的压迫症状持续存在或加重，应考虑导丝引导下更换引流管，必要时二次介入治疗。囊肿伴感染者，先穿刺引流排出感染囊液，也可置管引流导入甲硝唑等抗生素溶液冲洗囊腔，待感染控制后再予以硬化治疗。囊肿压迫导致下肢深静脉血栓形成者，除穿刺抽吸解除压迫外，还需配合抗凝、溶栓、下肢制动等综合治疗。

（三）疗效评价

介入治疗后1个月及3个月各随访1次，疗效判定标准如下：

1. **治愈**　囊肿及症状完全消失，3个月后无复发。
2. **好转**　囊肿明显缩小，最大直径小于原囊肿1/2，相关症状明显缓解。
3. **无效**　囊肿无缩小或最大直径超过原囊肿，相关症状无缓解或缓解不明显，需再次治疗。

七、盆腔淋巴囊肿的预防

1. **术后充分盆腔引流**　在预防盆腔淋巴清扫术后淋巴囊肿形成中具有重要的预防作用，放置腹膜后引流可明显降低淋巴囊肿的发生率。

2. **保持盆腔后腹膜开放**　传统观点认为腹膜完整可减少腹腔、盆腔感染和避免肠粘连。但是关闭腹膜可增加炎症和异物反应，导致缝线周围组织局部缺血，而且缝合盆腔后腹膜多留有死腔，自下肢回流的淋巴液滞留于局部间隙中，更易导致淋巴囊肿的发生。

3. **术中结扎淋巴管**　在淋巴结清除术时，应尽可能结扎淋巴管，特别是较大的淋巴主干，这样可有效预防淋巴囊肿的形成。

4. **网膜成形术和网膜固定术**　游离结肠脾曲，锐性分离横结肠和网膜之间的无血管区，打开小腹膜囊，使网膜能填充盆腔，形成一个带蒂的活瓣。网膜具有丰富的毛细血管，其强大的重吸收功能，可使腹腔内的液体和颗粒向网膜的淋巴系统转运。

5. **生物蛋白胶的使用**　生物蛋白胶的作用主要是使盆腔中的小淋巴管阻塞，从而减少淋巴液的流出。

八、小结

妇科恶性肿瘤盆腔淋巴结切除术后盆腔淋巴囊肿聚桂醇硬化治疗，疗效显著，且穿刺及硬化治疗过程中无明显不良反应发生，患者耐受性好，无痛苦，是一种安全、有效、可靠的方法，技术操作简单、易于推广，具有重要的临床应用价值。

参 考 文 献

［1］许志辉. 超声引导下介入疗法治疗盆腔恶性肿瘤术后淋巴囊肿的效果与安全性分析［J］. 中国超声医学杂志，2019，35（6）：528-530.

［2］郝良玉. 聚桂醇注射与单纯置管引流治疗盆腔淋巴囊肿的疗效对比［J］. 内蒙古医学杂志，2015，47（11）：1356-1357. DOI：10.16096/J.cnki.nmgyxzz.2015.47.11.031.

［3］程莉，赵志华，王海霞，等. 经阴道超声盆腔淋巴囊肿诊断及介入治疗［J］. 中华实用诊断与治疗杂志，2010，24（6）：582-583.

［4］GASPARRI M L, RUSCITO I, BOLLA D, et al. The Efficacy of fibrin Sealant Patches in Reducing the Incidence of Lymphatic Mobidity After Radical Lymphadenectomy: A Meta-Analysis［J］. InternationI Journal of Gynecological Cancer, 2017, 27（6）1283.

［5］TAM KF, LAM K W, CHAN K K, et al. Natural history of pelvic lymphocysts as observed by ultrasonography after bilateral pelvic lymphadenectomy［J］. UItrasound in Obstetrics & GynecoMogy, 2010, 32（1）87-90.

第九章
聚桂醇联合抗生素治疗肝脓肿

王锡斌

工作单位：厦门市第五医院

肝脓肿（liver abscess，LA）是化脓病菌作用下发生的肝组织局灶性化脓性炎症。根据病因分为细菌性肝脓肿（bacterial liver abscess，ALA）、阿米巴肝脓肿、真菌性肝脓肿和结核性肝脓肿，其中以细菌性肝脓肿和阿米巴肝脓肿多见。细菌性肝脓肿常为多种细菌所致的混合感染，约占肝脓肿的80%以上，阿米巴肝脓肿和真菌性肝脓肿占比都低于10%。

一、病因与病理

细菌性肝脓肿是由化脓性细菌侵入肝所引起的继发性感染，故亦称化脓性肝脓肿。从病因学来看，当机体抵抗力下降，如存在全身感染、胆道系统疾病或合并糖尿病等情况时，极易引起肝脓肿。有报道糖尿病合并肝脓肿比例高达32.3%。肝脓肿可单发或多发，一般以右叶多发。其病理构成，中央为细菌坏死区，包括坏死肝细胞碎屑，周围肝细胞退行性变，炎症细胞浸润伴纤维组织增生。小的肝脓肿有效治疗后被机体吸收缩小、机化；无有效治疗则可继续进展，脓腔扩大，并向远外播散形成更多的小脓肿或大脓肿。细菌性肝脓肿多为混合性感染，往往同时检查多重细菌，以内源性细菌为主。60%以上为肠道革兰阴性杆菌，最常见的是大肠埃希菌，克雷伯菌已上升至首位。最常见的阳性球菌为金黄色葡萄球菌。克雷伯菌、变形杆菌和铜绿假单胞菌均是长期住院和应用抗生素治疗的患者产生肝脓肿的重要致病菌。约半数以上肝脓肿患者脓液中检出厌氧菌，最常分离出的厌氧菌为脆弱拟杆菌、具核梭形杆菌等。

当细菌侵入肝后，随即引起炎症反应。当机体抵抗力较强或经过一定治疗后，炎症可自行吸收，甚至有些已经形成小脓肿，经治疗后也可吸收机化而痊愈。相反，当机体抵抗力低下，治疗又不及时的情况下，炎症进一步扩散。尤其是在致病灶比较集中的部位，由于肝细胞破坏，多个小脓肿逐渐扩大，并相互融合为一个或数个较大脓肿腔，故肝脓肿多为单发，也可多发。一般而言，血源性感染者常为多发，病变以右肝为主或累及全肝。胆管源性肝脓肿起源于多个小脓肿，它的分布与肝内胆管病变的分布一致，位于肝的一侧、一叶或一段。脓腔常与胆管相通，胆管内也充满脓液。如果未能得到及时治疗控制，可向膈下、腹腔、胸腔穿破。

二、临床表现

肝脓肿在糖尿病患者、老年体弱者多发。以高热、寒战、肝区胀痛、白细胞计数升高为主要临床体征。严重者可出现毒血症及全身症状。若不积极治疗，病死率较高。多囊肝、多囊肾合并囊内感染也可引起局灶性肝脓肿、肾脓肿，积极控制囊内感染是非常重要的环节。

三、诊断

肝脓肿临床诊断主要依靠影像学检查。平扫CT表现为团块状低密度影，增强CT造影可见脓腔壁的强化，脓腔低密度无强化。常规超声为首选检查方法。超声造影以安全、简便等特点，是诊断和鉴别诊断的重要依据，清晰显示脓肿的发生部位、大小，根据对比剂灌注，可以观察脓肿液化程度、范围及脓腔内分隔情况，对选择性治疗以及疗效评估提供精准依据。以下主要介绍肝脓肿的超声表现。

1. **二维超声**　常规二维超声，早期肝实质内见局灶性回声增强团块，边缘不规则，内部回声不均匀，可见声晕，病灶内可见血流信号。脓肿形成期，病灶内呈不规则无回声暗区，内见密集光点或索条状高回声，透声差，见边缘血流信号，脓液黏稠均匀时，呈均匀低回声，沉积后壁，似实质性病变（图5-9-1）。

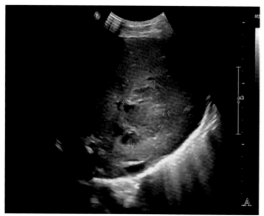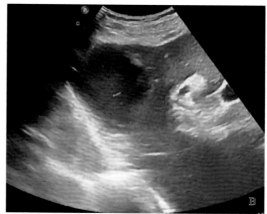

图5-9-1　肝脓肿二维超声图像
注：A.早期病灶团状高回声团块；B.脓肿形成期病灶无回声区。

2. **三维超声**　三维超声可良好显示病灶空间立体结构及周边比邻关系，早期和脓肿形成期三维超声可显示病灶内和病灶周边空间结构的不同，并对鉴别诊断及疗效评估有一定价值（图5-9-2～图5-9-4）。

3. **超声造影（ultrasound contrast，USCE）**　肝脓肿的超声造影表现与病变发展过程密切相关，不同时期肝组织结构在超声造影中有不同的变化，因此，肝脓肿在不同时期有不同的表现。根据肝脓肿病情进展过程可分为以下几种造影特点。

（1）肝脓肿早期（炎性充血期）：动脉期病灶整体快速高增强或等增强，其内见细小蜂窝状无增强，部分见病灶内点状或片状高增强；门脉期呈等增强或低增强；在整个造影过程中，病灶呈快进快出增强模式（图5-9-5～图5-9-7）。

（2）脓肿形成期：动脉期病灶呈网状高增强，门脉期呈等增强或低增强，病灶内见诸多小无灌注区融合形成大小不等无灌注区（图5-9-8、图5-9-9）。

（3）恢复期：肝脓肿后期或治疗后，病灶呈低灌注，无灌注区细小并缩小（图5-9-10、图5-9-11）。

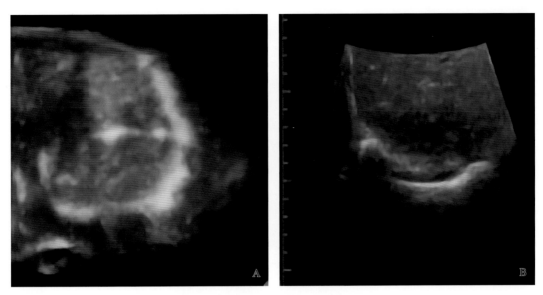

图5-9-2 肝脓肿治疗前三维超声（1）
注：A.病灶未完全液化；B.病灶钙化。

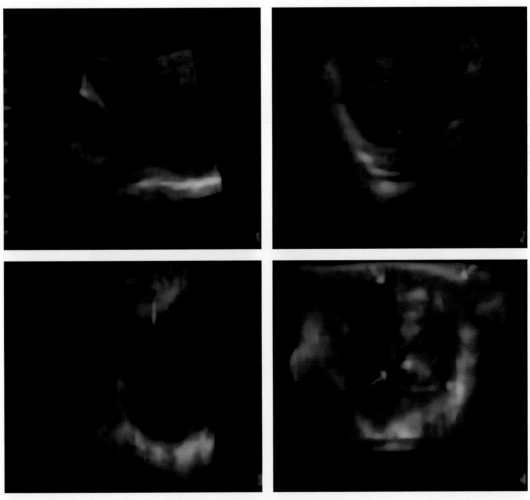

图5-9-3 肝脓肿治疗前三维超声（2）
注：脓腔内沉积物。

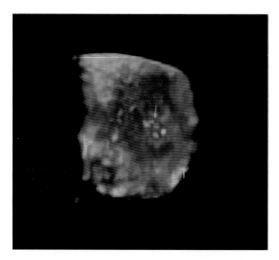

图5-9-4　肝脓肿治疗后三维超声

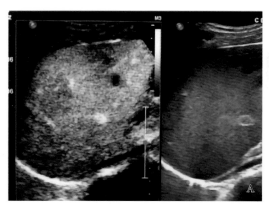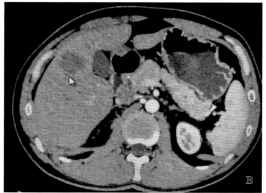

图5-9-5　肝脓肿早期超声造影CT（1）

注：A.超声造影显示病灶呈低灌注；B.CT显示病灶呈低密度灶。

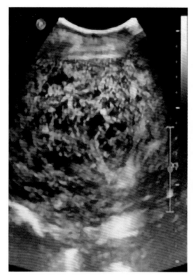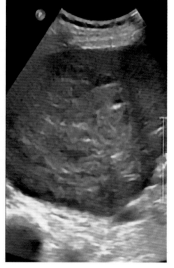

图5-9-6　肝脓肿早期超声造影（2）

注：超声造影显示病灶未完全液化呈网格状。

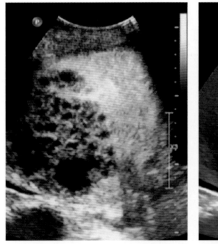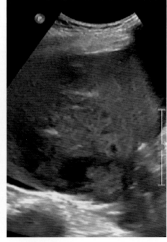

图 5-9-7　肝脓肿早期超声造影（3）

注：超声造影见病灶内局灶无灌注区。

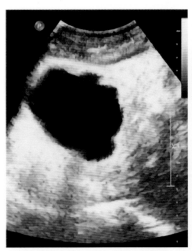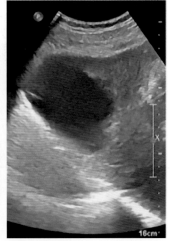

图 5-9-8　肝脓肿形成期超声造影（1）

注：完全液化病灶超声造影呈无灌注。

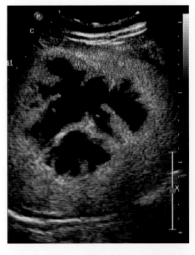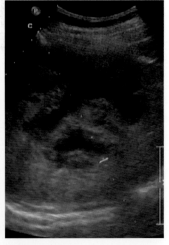

图 5-9-9　肝脓肿形成期超声造影（2）

注：液化不完全病灶超声造影内分隔。

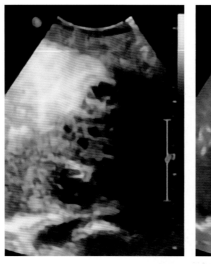
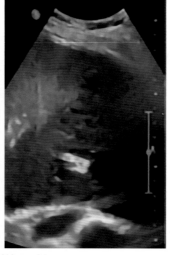

图 5-9-10　肝脓肿恢复期超声造影（1）
注：治疗后恢复期病内灶钙化。

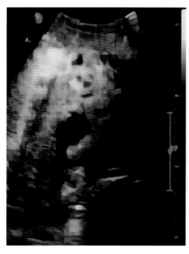
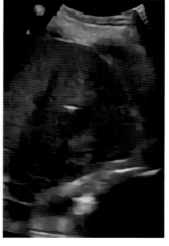

图 5-9-11　肝脓肿恢复期超声造影（2）
注：治疗后恢复期病灶无灌注缩小。

四、超声引导介入治疗

肝脓肿的传统治疗方法是内科药物治疗和外科手术治疗，前者治疗时间长，药物到达病灶浓度少，病灶治愈率较低；后者创伤大，有较高的手术并发症发生率和病死率。随着超声引导介入技术的不断发展，超声引导下经皮经肝穿刺和置管引流已成为治疗肝脓肿的首选方法，因具有操作简便、治愈率高、创伤小、并发症少等优点，广泛应用临床，尤其对年老体弱、不能耐受开腹手术的肝脓肿患者尤为适宜。

超声引导介入治疗是在无创实时超声引导和监视下完成微创诊断和治疗的一种精准、微创、高效的诊疗技术。对肝脓肿的超声引导介入治疗可采用两种方法：超声引导下穿刺，应用18G PTC针对脓腔进行抽吸脓液、聚桂醇固定、抗生素反复冲洗治疗；超声引导下穿刺置入导管，进行引流及同上方法治疗（图 5-9-12、图 5-9-13）。

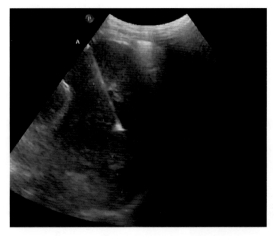

图5-9-12　超声所示PTC针穿入脓腔内

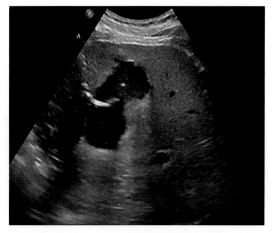

图5-9-13　超声所示引流管置入脓腔内

（一）超声引导下穿刺PTC针治疗

超声引导下穿刺PTC针，直接穿入脓腔抽吸脓液。然后应用聚桂醇冲洗（减少出血），再用庆大霉素＋甲硝唑合剂反复冲洗治疗并留置。该疗法主要应用于肝脓肿未完全液化，脓腔较小和/或多间隙的液化脓腔进行治疗（图5-9-14）。

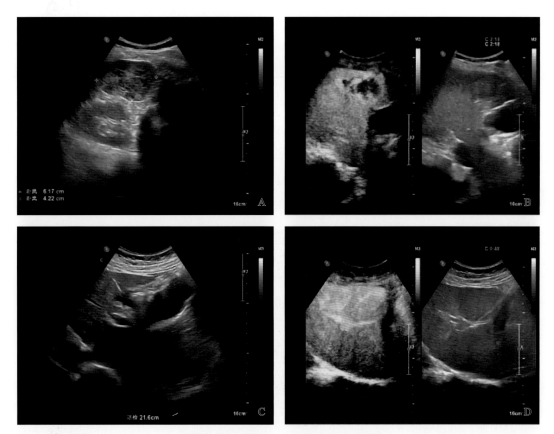

图5-9-14　超声引导下穿刺PTC针治疗

注：A.病灶呈网状低回声团块；B.超声造影病灶未完全液化；C.超声引导下穿刺PTC针抽液、注入聚桂醇、抗生素冲洗治疗；D.治疗1个月复查病灶消失。

（二）超声引导穿刺置管引流治疗

超声引导下穿刺，将导管置入脓腔内，进行脓液引流、抗生素冲洗治疗（引流有出血情况，应用聚桂醇缓慢冲洗）。该疗法主要应用于肝脓肿液化较完全，脓腔较大时（图5-9-15）。

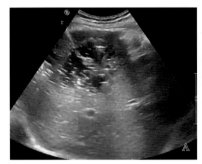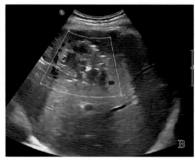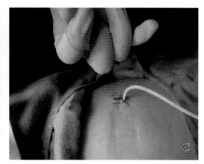

图5-9-15　超声引导穿刺置管引流治疗

注：A.引流管置入脓腔注射聚桂醇冲洗；B.导管置入脓腔内注射抗生素冲洗治疗；C.导管置入后缝合固定。

（三）并发症

超声引导下穿刺针抽吸或置管引流，都是在实时超声无创引导和监视下精准完成的，诊断或治疗均在超声实时监视下完成全过程，故并发症较少见。可能或容易出现的并发症有以下几种。

1. **出血**　肝破裂或凝血功能异常，可引起大出血。穿刺前检测凝血功能至关重要；穿刺进针过程中，可应用盐酸利多卡因胶浆局麻咽部，预防患者突然咳嗽；术前训练患者平静呼吸，预防过度呼吸造成的不良反应。

2. **感染扩散**　在穿刺退针或导管置入过程中，脓液进入腹腔或胸腔，引起腹膜炎或胸膜炎；也可在冲洗过程中，出现静脉反流引起菌血症。因此，在整个治疗过程中，严格执行无菌操作，使用一次性无菌器具；减少穿刺次数，降低及杜绝并发症的发生。

3. **胆漏**　脓肿较大，或距胆囊或胆管较近时，穿刺可能造成损伤，采用穿刺架预先做好定位及穿刺引导线精准引导，确保精准无误。

（四）注意事项

1. 精准选择穿刺入路，必须避开血管和胆管。
2. 对张力较大肝脓肿，进针后迅速抽吸脓液减压，防止脓液外渗流入腹腔造成感染。
3. 冲洗脓腔时注入液体的剂量不可大于抽出量，一般在抽出量的50%～60%为佳。

五、聚桂醇联合抗生素治疗肝脓肿

在肝脓肿超声引导介入治疗中，无论有没有液化完全，在抽吸脓液时都不同程度存在出血问题。这是由于脓肿形成早期，病理学改变为局部肝细胞坏死，部分肝组织溶解出现液化形成小脓腔，小血管破裂而出血。随着脓液增加，压力使小血管受压而停止出血或减少出血，当脓液抽出，压力降低，引起小血管出血，给治疗带来困难。

聚桂醇注射液，化学名称为聚氧乙烯月桂醇醚，是一种新型硬化剂，在临床得到广泛应用。应用于囊性病变时，可使囊壁上皮细胞变形、脱水、坏死，产生无菌性炎症，纤维组织增生，使囊腔闭合，吸收消失。还可直接作用损伤血管内皮，促进血栓形成，黏附于注射部位血管内，导致病理性血管永久闭塞，起到止血的作用。

　　我们对138例肝脓肿应用聚桂醇＋抗生素合剂（庆大霉素＋甲硝唑）进行冲洗治疗，其中76例为未完全液化肝脓肿；62例为液化完全肝脓肿。在抽尽脓液后，首先应用聚桂醇注射脓腔内冲洗，使脓腔壁小血管闭塞，起到止血的作用，再应用抗生素合剂对脓腔反复冲洗、间断性留置治疗。此外，聚桂醇对脓腔内坏死组织有凝固、坏死作用，阻止炎症细胞蔓延。结果显示：未完全液化脓腔，经穿刺针1～3次治疗，治愈率显著提高；完全液化脓腔，经置入导管进行同药物治疗，术中经聚桂醇冲洗，出血明显减少，抗生素反复冲洗，疗效更显著（图5-9-16～图5-9-20）。

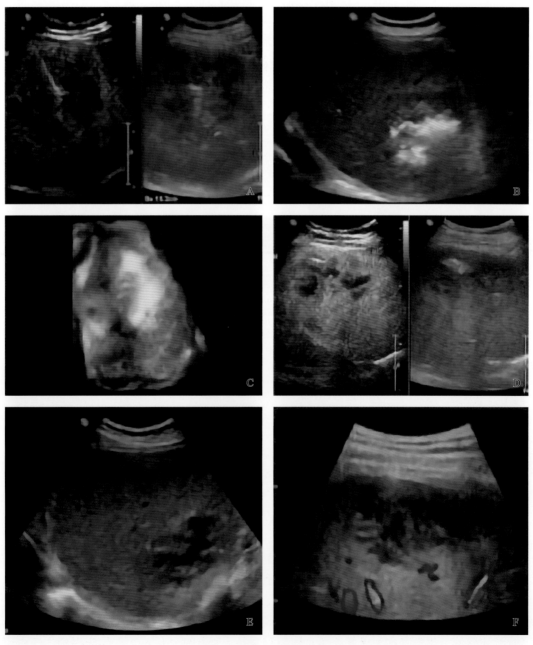

图 5-9-16

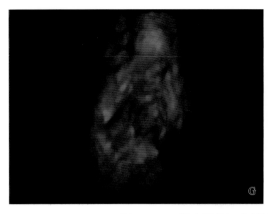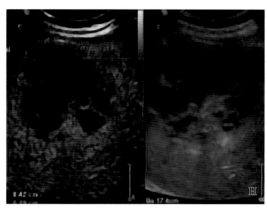

图5-9-16　超声引导下穿刺针聚桂醇联合抗生素治疗（续）

注：A.术前二维超声病灶呈低回声团块；B.术前病灶内未见血流信号；C.术前三维超声病灶内见不均匀结构；D.超声造影病灶呈无灌注；E.超声造影引导穿刺针进入脓腔；F.注入聚桂醇、抗生素冲洗治疗，形成高回声；G.三维超声显示病灶呈高回声，分布均匀；H.术后超声造影病灶明显缩小。

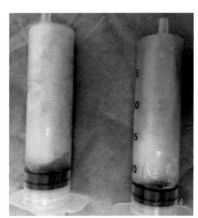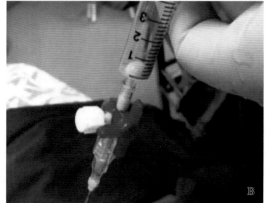

图5-9-17　肝脓肿治疗过程中抽吸脓液

注：A.冲洗坏死组织；B.抽出黏稠脓液。

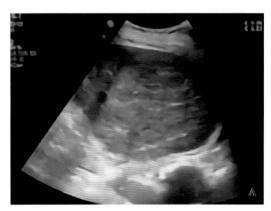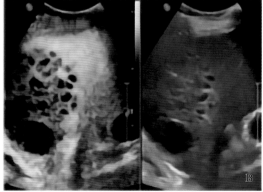

图5-9-18

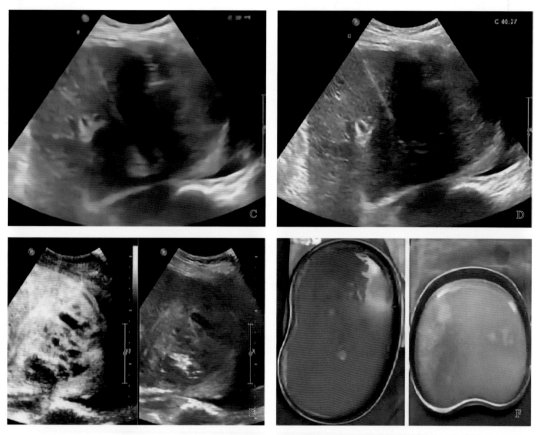

图 5-9-18　超声引导下穿刺针聚桂醇联合抗生素治疗（续）

注：A.二维超声病灶呈稍高回声团块；B.超声造影不均匀灌注内见小无灌注区；C.超声引导下穿刺针脓腔内注入聚桂醇冲洗；D.用抗生素冲洗；E.治疗后超声造影无灌注区缩小；F.应用聚桂醇冲洗陈旧血液和坏死组织，反复置换后，颜色变浅，有效提高抗生素疗效。

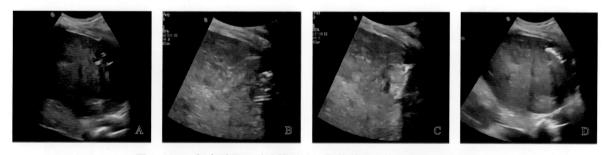

图 5-9-19　超声引导下引流管引流＋聚桂醇联合抗生素治疗肝脓肿

注：A.超声引导下引流管置入脓腔；B.注射聚桂醇冲洗；C.注射抗生素冲洗治疗；D.脓腔呈条状高回声。

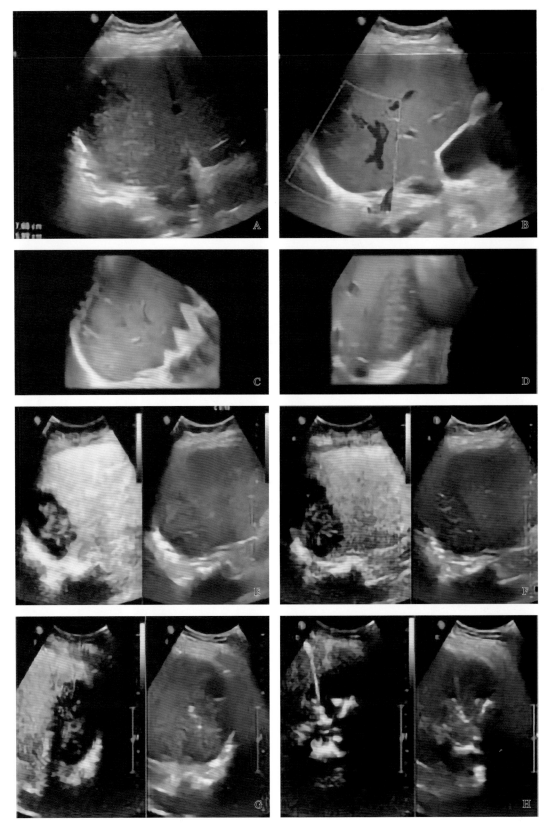

图5-9-20 超声引导下引流管引流＋聚桂醇联合抗生素治疗肝脓肿

注：A.二维超声显示病灶呈稍高回声团块；B.彩色多普勒见病灶内血流信号；C、D.不同角度病灶结构；E.超声造影见病灶内低灌注；F.静脉期病灶内未消退；G.超声造影下置入引流管；H.病灶内非血管造影显示引流管位于病灶内。

多囊肝、多囊肾感染引起的肝脓肿、肾脓肿，使原本存在肝、肾功能不全患者出现危重症。采用超声引导穿刺抽吸脓液、抗生素冲洗是首选的治疗方法。

术中注意事项如下：

1. 选择针道距体表最近距离，避免针道经过周边囊腔，以防造成直接感染，形成新的脓肿。

2. 进针后抽尽脓腔内脓液，用生理盐水反复冲洗直至清亮。

3. 脓腔内注射超声对比剂，观察脓腔与周边囊腔有无相通。

4. 确定脓腔与周边囊腔不相通的前提下，向脓腔内注射聚桂醇，缓慢冲洗（脓腔壁比较薄，易外渗），3～5分钟全部抽出，应用抗生素合剂（庆大霉素＋甲硝唑混合液）反复冲洗脓腔，出针前向脓腔内注射抗生素合剂5ml保留（可根据脓腔大小而定）（图5-9-21）。

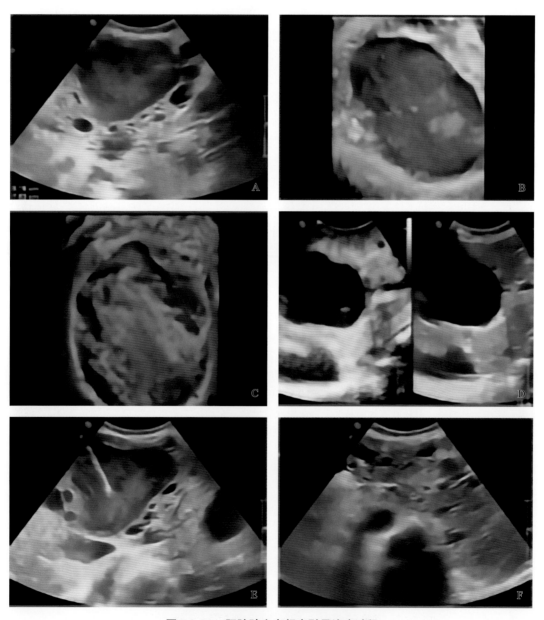

图5-9-21 肝脓肿患者超声引导治疗过程

注：A.脓腔内密集光电回声；B、C.三维超声显示脓腔空间结构；D.超声造影脓腔呈无灌注；E.选择距体表最近距离进针；F.抽吸脓液、聚桂醇冲洗、抗生素冲洗。

六、技术小结

超声引导下穿刺PTC抽吸针或置管引流治疗肝脓肿具有简单、微创、精准、高效等特点，使其预后得到了明显改善，病死率从原来的70%下降至1%～5%，已成为肝脓肿治疗的首选方法。实践证明，脓肿直径＞5cm首选超声引导下穿刺PTC针抽吸、药物注射冲洗；脓肿直径＞5cm应采用超声引导下穿刺置管引流、药物注射冲洗。

笔者在大量的实践中体会到：在直径＜5cm尤其液化不全的脓肿，超声引导下穿刺PTC针抽吸、聚桂醇冲洗（起到止血作用的同时，破坏脓腔内坏死组织，有利于病变好转）、抗生素冲洗起到良好的效果，避免以往脓肿液化不全不能接受治疗、延误病情的弊端，起到早期治疗及阻止病灶蔓延的作用。对于脓肿直径＞5cm，可采取超声引导下穿刺PTC针冲洗治疗，也可置管引流。需强调的是，在引流过程中导管置入后，即可注入聚桂醇止血及破坏坏死组织，实质凝固抽出。每6小时应用抗生素冲洗、留置。对于不均匀液化，即呈"花瓣样"改变，可采用PTC针选择较大脓腔，抽吸、注射药物反复冲洗，可使相通脓腔得到冲洗治疗，防止病变扩散。超声引导经皮穿刺治疗后，脓肿完全消失所需要时间为2～9周。尽管超声引导下穿刺置管引流方法，脓腔塌陷的时间较穿刺针方法要早，但脓肿完全消失的时间相似。有报道，偶尔小残余脓腔可能持续几年，但临床无症状。我们的体会：应用聚桂醇和抗生素联合冲洗治疗较单纯抗生素冲洗治疗，治愈率显著提高，脓腔残留时间缩短，这可能与脓腔内坏死组织清理有关。

近年来，超声引导下穿刺治疗肝脓肿已基本取代外科手术治疗。据相关文献报道，穿刺冲洗治愈率为79%～100%，多次反复穿刺冲洗可提高治愈率。穿刺冲洗较置管引流的优点是损伤小，避免置管护理中导管不通畅、卷曲引流不畅等带来的困境，对多发脓腔可同时抽吸、冲洗多个脓腔。Singh及Kashyap报道，经多次穿刺冲洗有二次细菌感染可能。在我们治疗病例中未发生因穿刺感染的病例。

参 考 文 献

[1] 赵岩，李守龙，王兴国. 超声介入联合抗生素治疗肺炎克雷伯菌肝脓肿临床分析. 中国医师杂志，2021，3（10）：1457-1459.

[2] 郭飞，吴星刚，江岭，等. 超声引导下经皮穿刺留置中心静脉导管引流并反复无水乙醇硬化联合抗生素冲洗治疗单纯性肝脓肿. 临床医学杂志，2013，33（10）：30-31.

[3] 琳杰，张彬，张海峰. 肝脓肿致病菌及抗生素使用现状分析. 交通医学杂志，2022，36（3）：243-244.

[4] 刘瑶，刘瑾晴，傅雷，等. 细菌性肝脓肿患者528例的临床特征分析. 中国传染病杂志，2021，39（9）：536-537.

[5] 中华医学会急症医学分会. 细菌性肝脓肿诊治专家共识. 中华急诊医学杂志，2022，31（3）：273-277.

第十章
脾囊肿的硬化剂注射治疗

赵齐羽

工作单位：浙江大学医学院附属第一医院

一、疾病概述

脾囊肿是临床较为少见的脾良性占位，好发于年轻患者。脾囊肿缺乏特异性临床表现，大多数患者于体检时发现，可表现为无痛性左上腹肿块，当囊肿较大压迫和刺激邻近脏器时，常表现为器官受压症状（图5-10-1）。

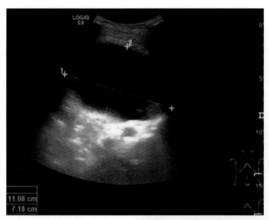
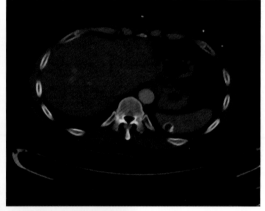
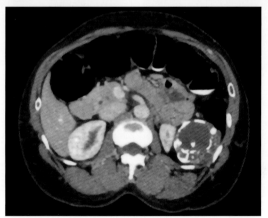

图5-10-1　脾囊肿影像图

二、病因病理

脾囊肿在临床上较为少见，一般人群中发病率为0.07%。脾囊肿根据病理类型可分为寄生虫性脾囊肿和非寄生虫性脾囊肿。

1. **寄生虫性脾囊肿**　主要由细粒棘球蚴（包虫）所致，又称脾包虫病，在流行地区也极为罕见，发病率0.5%～4.0%。

2. **非寄生虫性脾囊肿**　根据其囊壁有无上皮覆盖分为真性囊肿和假性囊肿。真性囊肿有表皮样囊肿、皮样囊肿、血管和淋巴管囊肿等，囊内覆盖上皮细胞，大多为先天性囊肿，以青少年多见；假性囊肿较多见，约占非寄生虫性脾囊肿的80%，囊内无内皮细胞覆盖，可继发于腹部创伤、脾梗死、脾出血等。

三、临床表现

脾囊肿通常没有症状，当囊肿体积增大到一定程度才会出现左上腹部肿块和疼痛，以及邻近器官受压的表现，如压迫胃肠道出现早期饱腹感、腹胀、恶心、呕吐，刺激膈肌引起的持续咳嗽、胸膜疼痛以及左侧肾受压的症状，偶尔出现血小板减少的症状。脾囊肿的主要并发症为感染、脾破裂和出血。寄生虫性脾囊肿破裂还能引起腹膜炎、荨麻疹、过敏性休克，甚至死亡。

四、诊断

有寄生虫感染史、外伤史，出现左上腹腹痛、邻近器官压迫症状，腹膜炎、荨麻疹等临床表现，可行影像学检查及血清学检查确诊。

1. **影像学检查**　超声、CT和MRI是脾囊肿诊断及鉴别诊断中最常用的影像学检查方法，可评估囊肿的形态、囊内容物的性质和囊肿的确切位置及其与相邻结构的关系。对于手术指征不明确的脾或胰尾囊性病变，在超声或超声内镜引导下细针穿刺抽吸，进行细胞学和肿瘤标志物检测，具有重要的诊断价值。

2. **血清学检查**　包括对流免疫电泳试验、酶联免疫吸附试验（enzyme linked immunosorbent assay，ELISA）、间接血凝试验以及乳胶凝集试验等，可用于包虫性囊肿的诊断，没有累及肝和肺时，血清学常为阴性，因此血清学检查阴性不能排除寄生虫性脾囊肿。另外，先天性脾囊肿的内衬上皮细胞可分泌糖类抗原19-9（carbohydrate antigen 19-9，CA19-9）和/或癌胚抗原（carcinoembryonic antigen，CEA），因此血清肿瘤标志物CA19-9、CEA水平升高对脾囊肿的分类有参考价值，但CA19-9、CEA水平升高可见于多种消化道肿瘤，对于鉴别其他类型的脾囊性病变价值有限。

五、治疗

无症状、直径＜5cm的脾囊肿可定期观察，有自发性吸收的可能，不需要手术处理，尤其是非寄生虫性脾囊肿；如果脾囊肿出现明显临床症状或直径超过5cm，有感染、破裂和出血的风险，或患者迫切要求治疗的脾囊肿应进行处理。治疗方法主要有两种，一是外科治疗，包括开腹手术和腹腔镜下手术，二是超声引导下囊肿硬化剂注射治疗。

1. **外科手术治疗**　目前最常用的手术方式为脾囊肿开窗去顶术、摘除术、脾部分切除术和全脾摘除术。既往，脾囊肿常用的外科手术方法是开腹全脾切除术。近些年，全脾切除术后脓毒症的严重性逐渐被重视，其发病率虽低，但病死率较高，脾切除后至少要保留25%的脾实质，才能保证脾的免疫功能。为保护脾的免疫功能，减少术后并发症，目前全脾切除术应用极少。然而，剩余脾实质不足25%以及邻近脾门或者大血管、多发性脾囊肿、复杂性脾囊肿（发生感染、出血、破裂等）

仍推荐全脾切除术。目前保脾手术已成为外科治疗脾囊肿的主要术式，其中脾部分切除术对技术要求较高，且脾质脆易出血，术中大量出血常是导致患者死亡的原因，虽然目前超声刀等止血设备在手术中应用较多，但脾部分切除术仍存在较大风险，基层医院难以有效开展。脾囊肿开窗去顶术、剥离术等常因囊肿剥离不充分，残留囊壁术后继续分泌液体，导致患者术后囊肿重新形成，复发率高达50%，且术中囊肿破裂概率较大，寄生虫性脾囊肿一旦发生破裂易引起腹膜炎和过敏性休克。更要指出的是，腹腔镜手术、开腹手术等都是有创手术，患者术后恢复时间长，增加术后并发症。

2. 超声引导下囊肿硬化剂注射治疗　近年来，随着微创技术的发展，超声引导下硬化剂注射治疗在脾囊肿中应用越来越多，可最大程度保留脾功能，具有操作安全、创伤小、痛苦少、恢复快的优点，患者住院时间短，甚至可以在门诊进行，因此，超声引导下硬化剂注射治疗已成为脾囊肿应用较为广泛的治疗方法之一。

（1）硬化剂的选择：脾囊肿硬化剂注射治疗中，硬化剂的选择至关重要，可应用于囊肿治疗的硬化剂种类繁多，如四环素、高张葡萄糖、无水乙醇、聚桂醇等。目前临床应用较广泛的为无水乙醇和聚桂醇。

1）无水乙醇：疗效肯定，价格便宜，使囊壁上皮细胞失活，膜蛋白变性，产生无菌性炎症使囊壁粘连，从而使囊壁闭合，囊肿消失，无水乙醇应用于脾囊肿的两种方法主要是冲洗法和保留法，两种方法疗效肯定。然而无水乙醇硬化剂的不良反应较多：①注射时伴随短暂的剧痛。②患者可有明显醉酒样反应。③对肝肾有潜在损害。

2）聚桂醇：与无水乙醇相比，聚桂醇是更为安全、有效的硬化剂。聚桂醇注射液化学名为聚氧乙烯月桂醇醚，分子内具有固定的疏水端与亲水端，可在溶液表面定向排列，以干扰细胞膜的表面活性分子，破坏细胞膜结构稳定性并使其表面张力降低而纤维化。宏观上，聚桂醇同无水乙醇一样都可使囊壁产生无菌性炎症，除此之外，聚桂醇可作用于血管上皮细胞，导致囊壁微血管形成微血栓，囊壁缺血坏死，两种效应都使囊壁发生纤维化从而闭合。聚桂醇变态反应很少见，局部或全身不良反应短暂、轻微，无明显不良反应。聚桂醇易制成泡沫制剂，泡沫制剂相较于液体硬化剂治疗效果更佳，具有抗稀释、扩大容积增强疗效、利于声像示踪、微泡性质稳定等优点。聚桂醇为原国家食品药品监督管理总局（China Food and Drug Administration，CFDA）批准的唯一专业硬化剂，中国医师协会修订的《微创硬化治疗技术指南（2012版）》提出，新型硬化剂聚桂醇可用于囊肿的硬化治疗，有望成为无水乙醇的替代品，故本文重点介绍应用聚桂醇的脾囊肿硬化治疗。

（2）操作过程：①患者右侧卧位，常规消毒皮肤铺巾，超声下显示囊肿位置。②穿刺：穿刺点应选取最短路径，避开邻近器官、大血管，使用18～22G穿刺针或6F引流管，穿刺针先端抵腹膜时，嘱患者屏气，快速刺入囊肿内，使尖部保持在囊肿后方的1/3～1/2处。③抽吸：将穿刺针针芯拔出，连接延长管或注射器将囊肿内的液体抽出，一直到囊肿变小，超声显示囊肿已经消失或接近消失时停止抽吸，记录抽取出的囊液量。④注射硬化剂：向脾囊肿中注射硬化剂，注入量以囊液体积的1/5～1/4最佳，直径＜8cm的囊肿，囊液＜300ml，建议使用聚桂醇原液冲洗或原液保留；直径＞8cm，囊液＞300ml，建议使用聚桂醇原液冲洗及泡沫硬化剂保留，对抽出液的颜色变化做好观察，直至抽出液为无色清亮。⑤术毕，拔出穿刺针或导管，加压包扎30分钟，若无明显疼痛及其他不适，复查超声未见明显异常即可返回病房。

六、术后处理

住院期间密切观察患者生命体征及有无腹部不适等情况，若生命体征平稳，无明显不适，超声复查无明显出血征象，患者即可出院。术后3～6个月，超声随访对比治疗前后囊肿吸收、临床症状的改善程度（图5-10-2）。直径5～10cm的囊肿内注射聚桂醇1次，3～6个月复查症状未完全缓解或囊肿缩小＜50%可酌情考虑再次治疗。

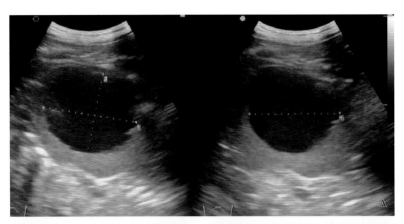

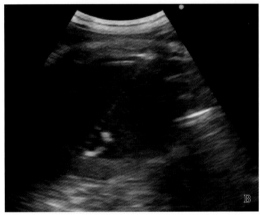
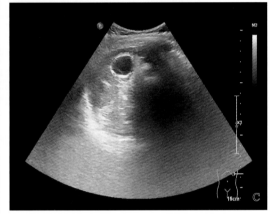

图5-10-2　脾囊肿治疗前后超声影像对比

注：患者，男性，22岁，发现脾囊肿5个月。A.治疗前；B.超声引导下脾囊肿聚桂醇硬化治疗；C.脾囊肿硬化剂注射治疗后6个月超声影像。

七、技术小结

超声引导下使用聚桂醇治疗单纯性脾囊肿具有微创、疗效好、复发率低且不良反应少的特点，更重要的是与外科手术相比，此技术更易掌握，适合在各层医院开展，因此超声引导下硬化剂注射治疗技术可行性强，值得临床推广应用。

参 考 文 献

［1］秦增辉，林晓曦，骆泉丰. 微创硬化治疗技术指南（2012版）［J］. 微创医学，2012，7（6）：573-581.

［2］ACCINNI A，BERTOCCHINI A，MADAFFERI S，et al. Ultrasound-guided percutaneous sclerosis of congenital splenic cysts using ethyl alcohol 96% and minocycline hydrochloride 10%：A pediatric series［J］. J Pediatr Surg，2016，51（9）：1480-1484.

［3］GOLMOHAMMADZADEH H，MADDAH G，SHAMS HOJJATI Y，et al. Splenic cysts：Analysis of 16 cases［J］. Caspian J Intern Med，2016，7（3）：217-221.

［4］GIOVAGNONI A，GIORGI C，GOTERI G. Tumours of the spleen［J］. Cancer Imaging，2005，5（1）：73-77.

［5］HAJJAR R，PLASSE M，VANDENBROUCKE-MENU F，et al. Giant splenic cyst and solid pseudopapillary tumour of the pancreas managed with distal pancreatectomy and splenectomy［J］. Ann R Coll Surg Engl，2020，102（4）：e1-e3.

［6］HANSEN M B，MOLLER A C. Splenic cysts［J］. Surg Laparosc Endosc Percutan Tech，2004，14（6）：316-322.

［7］JIANG R D，ZHANG Z L，LI T. Calcified Cyst in the Spleen［J］. JAMA Surg，2016，151（7）：675-676.

［8］LARSSEN T B，RØRVIK J，HORN A，et al. Biochemical and cytologic analysis of cystic contents in benign non-parasitic symptomatic hepatic cysts before and after ethanol sclerotherapy［J］. Acta Radiol，2004，45（5）：504-509.

［9］PARSI K. Interaction of detergent sclerosants with cell membranes［J］. Phlebology，2015，30（5）：306-315.

［10］RES L C，KNOOK M T T，HAZELBAG H M，et al. Spontaneous rupture of a non-parasitic splenic cyst［J］. BMJ Case Rep，2019.12（10）：e231473.

［11］TASSOPOULOS A，WEIN M，SEGURA A. Traumatic rupture of a giant congenital splenic cyst presenting as peritonitis［J］. Radiol Case Rep，2017，12（2）：401-404.

［12］TAN H L，KAM J H，KABIR T. A Surprise in the Spleen in a Young Woman［J］. Gastroenterology，2021，161（4）：e11-e13.

［13］ZVIZDIC Z，KARAVDIC K. Spleen-preserving surgery in treatment of large mesothelial splenic cyst in children--a case report and review of the literature［J］. Bosn J Basic Med Sci，2013，13（2）：126-128.

第十一章
微创聚桂醇硬化治疗剖宫产切口部妊娠

李晓红

工作单位：山西省煤炭中心医院

一、疾病概述

剖宫产切口部妊娠（cesarean scar pregnancy，CSP）是指受精卵着床于前次剖宫产子宫切口瘢痕处的一种异位妊娠。该疾病是剖宫产术后一种非常严重的远期并发症，若没有及时进行治疗，随着患者妊娠期的延长，绒毛和子宫肌层互相粘连，严重时会引发子宫穿孔甚至破裂，导致患者出现无法控制的阴道大出血，若处理不及时或处理不当极易发生子宫破裂，导致难以控制的大出血，甚至需行子宫切除术，严重危及女性身体健康，甚至危及患者的生命。

目前探寻一种适用于基层医院，且安全、微创的治疗方案意义重大。近年来，随着我国三孩政策的开放，有剖宫产史并再次妊娠的孕妇数量不断增长，导致剖宫产切口部妊娠的发生率也随之呈逐年上升的趋势。因此，近年来临床对其重视度逐渐提高。针对存在剖宫产史的孕妇，确定其妊娠后需及时地进行彩超检查，同时认真核查囊胚和剖宫产切口之间的关系，如果确定为剖宫产切口部妊娠，建议尽早终止妊娠。

目前对于CSP的临床治疗较为常用的有甲氨蝶呤联合清宫术、子宫动脉栓塞联合清宫术、腹腔镜下或经阴道清宫及瘢痕修复术等。超声引导下聚桂醇硬化治疗是目前在临床上部分推广的新型治疗方法，是一种不良事件发生率低、可保留子宫完整性、保护生育力且成功率高、出血风险小的新型治疗方案。

聚桂醇是目前国内临床应用最广泛的清洁型硬化剂，其化学名称为聚氧乙烯月桂醇。2008年，国产聚桂醇获得国家药品监督管理局批准上市开始广泛临床应用，现在是国家医保乙类药品、20年专利保护品种。随着临床医学的快速发展，聚桂醇及聚桂醇硬化治疗技术的临床应用愈加广泛，在食管-胃底静脉曲张、下肢静脉曲张、囊肿性疾病、血管瘤、内痔等适应证中的疗效及安全性得到了广大医师的一致认可和循证医学的验证。聚桂醇在临床的广泛应用，提高了微创治疗技术的精细程度和安全性，也拓宽了其适应证。

二、病因与病理

CSP是一种较为少见的异位妊娠类型，据报道，CSP的发生率占异位妊娠的1%～6%。CSP的受精卵植入部位含有大量纤维组织，且子宫瘢痕是子宫壁的薄弱环节，早期就能入侵子宫肌层，若未及时有效处理后果严重。

目前，CSP的发病机制还不明确，大多数学者支持子宫切口缺损理论：剖宫产可损伤子宫肌层及子宫内膜基底层，形成瘢痕和纤维化，子宫切口部位未完全愈合、存在缺损，或子宫肌层变薄而失去连续性。子宫内膜缺陷后，形成微裂隙，使子宫肌层与子宫腔相通。再次妊娠时，受各种因素的影响，受精卵种植在子宫切口有子宫内膜缺损的瘢痕处，局部底蜕膜缺失或蜕膜化不足，从而滋养层直接侵入子宫肌层，甚至穿透子宫壁，最终形成CSP。此外，慢性促炎因子的趋化性、剖宫产切口部瘢痕的缺氧环境有利于妊娠滋养细胞的植入和生长。导致伤口愈合不良的因素包括子宫切口闭合不足、术后感染以及糖尿病或胶原蛋白生长紊乱等。

根据相关的文献研究，CSP的高危因素，即导致瘢痕愈合不良的因素包括：①多次子宫手术，如剖宫产、刮宫术、子宫肌瘤切除术、宫腔镜检查及手术取胎盘等会损伤子宫内膜或子宫肌层。②既往剖宫产原因，如臀位、双胎、前置胎盘、胎盘植入和宫缩乏力。子宫下段形成不充分，更容易导致瘢痕愈合不良。③缝合方式、切口对合不佳、感染，研究显示单层无翻转连续缝合切口愈合不良的发生率高，易导致CSP的发生，而双层子宫切口缝合术，大部分患者切口愈合良好。此外，子宫后倾过度会导致子宫前壁下段肌层张力过大，导致局部血供不足，影响瘢痕愈合。

三、临床表现

CSP没有特定的临床表现，首诊多是阴道不规则出血，通常少于或类似于月经出血。也可能突然增加，伴随大量的血凝块。人工流产时出血通常是大量的。人工流产后出血持续或突然增加；药物流产后无明显的绒毛膜组织或膜组织排出，可见少量阴道出血，或突然增多；怀疑药物流产不全行刮宫可引起大出血。长时间出血可有头晕、疲劳等贫血表现；出血过快过多，可出现血压下降，甚至出现出血性休克、弥散性血管内凝血（disseminated intravascular coagulation，DIC）等症状。如患者出现突发撕裂样剧烈腹痛、晕厥、休克或腹腔内出血，则提示子宫破裂。

四、诊断

（一）分型

病理生理分型：根据"妊娠囊植入子宫瘢痕处的程度和妊娠囊的生长方向"分型（图5-11-1）。

2016年，国内专家提出，根据妊娠囊的生长方向及子宫前壁与膀胱间子宫肌层的厚度，可将CSP进行超声分类。

Ⅰ型（图5-11-2）：①妊娠囊部分植入子宫瘢痕，部分或大部分位于宫腔，少数甚至到达宫腔底部。②妊娠囊明显变形、拉长、下端成锐角。③妊娠囊与膀胱间的子宫肌层变薄，厚度＞3mm。④CDFI：滋养细胞血流类型以低阻力血流为主。

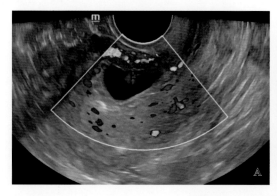 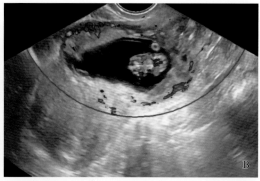

图5-11-1　CSP病理生理分型

注：A.内生型，可发展为宫内活胎，甚至足月分娩，但有前置胎盘或胎盘植入的风险；B.外生型，可发展为凶险性前置胎盘，甚至子宫破裂。

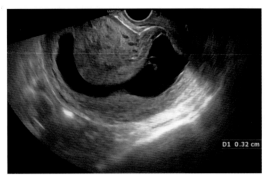
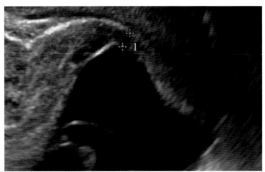

图5-11-2　GSP超声分类Ⅰ型

Ⅱ型（图5-11-3）：①部分妊娠囊植入子宫瘢痕，部分或大部分位于子宫腔，少数甚至到达子宫腔底部。②妊娠囊明显变形、拉长、下端成锐角。③妊娠囊与膀胱间的子宫肌层变薄，厚度≤3mm。④CDFI：子宫瘢痕处滋养层血流型以低阻力血流为主。

Ⅲ型（图5-11-4）：①妊娠囊完全植入子宫瘢痕处子宫肌层，向子宫浆膜层凸出。②宫腔及宫颈管内空虚。③妊娠囊与膀胱间的子宫肌层变薄甚至缺失，厚度≤3mm。④CDFI：子宫瘢痕处滋养层血流型以低阻力血流为主。

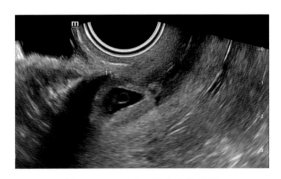
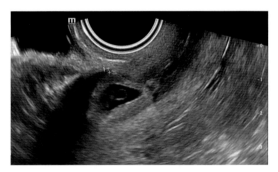

图5-11-3　GSP超声分类Ⅱ型
注：妊娠囊明显变形、拉长、下端成锐角。

图5-11-4　GSP超声分类Ⅲ型
注：CDFI示瘢痕处见滋养层血流信号（低阻血流）。

包块型（图5-11-5）：超声可见囊实性的包块，主要由CSP流产后残留妊娠和子宫瘢痕出血引起。

（二）辅助检查

CSP的诊断主要根据患者病史、临床表现、实验室检查、影像学检查和组织病理学检查，宫腔镜检查或腹腔镜检查也可以实现检查和治疗的双重目的。

1. **超声**　超声是CSP的首选检查手段，具有操作简单、经济实用、无创、可重复等优点，尤其是经阴道超声（transvaginal sonography，TVS）。

2. **MRI**　MRI对软组织有较高分辨率，可多平面连续扫描成像，能清晰显示及测量CSP患者子宫

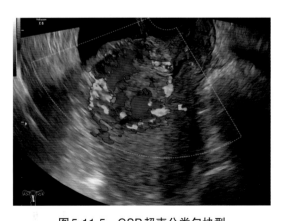

图5-11-5　GSP超声分类包块型
注：CDFI示包块周边见较丰富的血流信号，可为低阻血流，少数也可仅见少许血流信号或无血流信号。

下段前壁病灶的大小，并能明确妊娠囊着床的具体位置、血流信号及与子宫肌层和周围组织之间的关系。MRI克服了超声诊断鉴别妊娠囊局部种植与滞留困难的缺点，尤其在发生胎盘植入时明显优于超声，能清楚地显示切口部妊娠组织浸润肌层的深度，以及对膀胱、周围组织器官有无浸润等，明显提高诊断的准确性，更好地指导临床治疗方案特别是手术方式的选择，为CSP正确诊治提供更为充分的依据。但因费用昂贵，且操作时间长，对于急症、大出血患者应用有限，不作为常规检查，多在病情允许且较为复杂、彩超难以分辨时用于辅助诊断，指导临床诊疗。

五、治疗

　　CSP的临床表现无特异性，通常因阴道不规则出血就诊，有些患者甚至没有临床症状，因此，疾病早期容易被误诊和漏诊。随着CSP的发展，子宫破裂、大出血和继发感染的风险逐渐增加。因此，早期诊断和及时终止妊娠是首选。CSP的治疗目的是及时终止妊娠，避免大出血、子宫破裂等危及生命的严重并发症的发生，并尽可能保留患者的生育功能。在选择治疗方案时，应综合考虑患者年龄、症状、病史、病情。CSP的治疗原则为早诊断、早终止、早清除。尽量保护患者的生育功能，减少子宫破裂、大出血等严重并发症的发生（图5-11-6）。

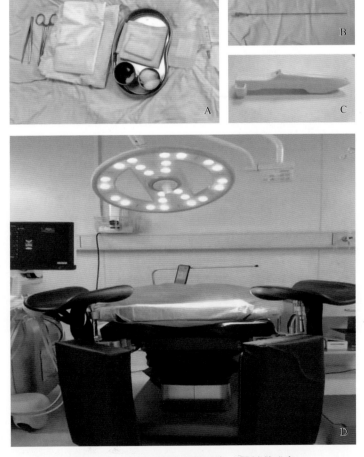

图5-11-6　GSP治疗术前设备、器械的准备

注：A.常规介入器械；B.PTC针（18-21G）；C.腔内探头引导架；D.介入手术床。

目前，临床对剖宫产切口部妊娠的最快捷、有效的处理方法是彻底清除妊娠物，但因剖宫产切口部妊娠较为特殊，通常绒毛与子宫瘢痕处肌层处于粘连甚至植入状态，从而导致单纯的清宫术难以安全地将剖宫产切口部妊娠物彻底地清除。同时，因子宫瘢痕处肌层相对菲薄，且瘢痕组织弹性较小，导致患者在接受清宫操作时子宫瘢痕局部肌层收缩欠佳，其表面破裂的血管不能压迫关闭，极易引发大出血及子宫穿孔。因此，近年来临床对于剖宫产切口部妊娠常通过肌内注射甲氨蝶呤联合清宫术或宫腔镜手术进行治疗。作为一种叶酸拮抗剂，肌内注射甲氨蝶呤后可有效地抑制细胞中胸腺嘧啶核苷酸与嘌呤核苷酸合成，从而阻断妊娠囊的营养供给，致使妊娠囊于较短时间内因缺血、缺氧而坏死。但经大量临床研究发现，对剖宫产切口部妊娠患者采用甲氨蝶呤肌内注射联合清宫术治疗后，患者易存在妊娠物残留，从而致使患者出血淋漓不尽、不得不再次行清宫术治疗，对患者身心健康造成不良影响。

聚桂醇多以硬化剂应用于临床中，其作用机制为注射于静脉血管旁后，损伤血管内皮细胞，产生无菌性炎症反应，并促进血栓形成，使得血管腔内组织纤维化，导致静脉血管闭塞，从而达到阻断血管止血的目的。其最早应用于食管-胃底静脉曲张的治疗，现已被广泛应用于妇科疾病的治疗，如对子宫肌瘤、子宫腺肌瘤以及盆腔包裹性积液的治疗等，安全性已得到国际认可。在超声引导下将聚桂醇注射入子宫前壁肌层处，利用其硬化剂作用，阻断前壁肌层妊娠囊周边血管，同时降低妊娠囊活性，降低清宫术时手术风险，是近年来逐渐兴起的一种新型治疗方案。

治疗流程：针对剖宫产瘢痕妊娠患者采用超声介入下注射聚桂醇治疗可达到良好疗效，且具有操作简便、安全性高、患者接受率强等优点。其用药后能够导致孕囊局部浅表小面积血管硬化，实现压迫止血之效，可明显降低患者治疗时的流血量，且不会使患者的子宫其他血管受损。具体操作流程如下：行超声介入下聚桂醇注射治疗，将膀胱排空后协助患者选膀胱结石体位，消毒、铺巾后，于超声引导下以21G一次性穿刺针穿刺，顺着患者的宫颈前壁刺入子宫前壁峡部，于孕囊周围及周边肌层进行缓慢多点注射，直至超声发现孕囊呈片状或环状强化，四周血流显著变少，间隔3～24小时即可进行手术（图5-11-7）。

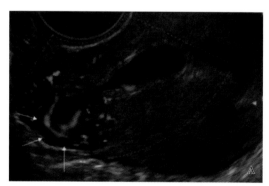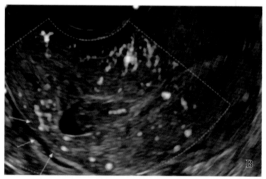

图5-11-7　聚桂醇注射术前、术后孕囊附着瘢痕处的血供情况比较

注：A.箭头所示为聚桂醇注射前多普勒彩超显示瘢痕处血供情况；B.箭头所示为聚桂醇注射后多普勒彩超显示瘢痕处血供情况。

相关研究指出，对剖宫产切口部妊娠患者肌内注射聚桂醇可使妊娠囊着床处子宫肌层血管及血管周围发生纤维化，发挥血管闭合的作用，最终可有效地减少术中阴道出血量，而且药物不良反应极少见。聚桂醇注射于妊娠囊附着处子宫瘢痕肌层，不影响患者的卵巢功能，也不会导致子宫壁发生局部缺血坏死现象，所以患者术后通常不会出现疼痛、发热等一系列栓塞并发症。同时，聚桂醇还有局部镇痛作用，患者在接受介入治疗期间，无需使用其他麻醉药物进行麻醉镇痛处理。另外，对剖宫产切口部妊娠患者局部注射聚桂醇后，局部血管闭合作用起效迅速，3～24小时便可行清宫术，减少患者术中出血量，有利于手术操作及实时超声监测清晰显像，缩短清宫术操作时间，进而达到提高清宫术成功率的目的。

据此推测聚桂醇局部注射使局部的血管内皮损伤，促使血栓形成，血管闭塞，减少妊娠囊局部血供，从而使清宫术中出血明显减少，且治疗前准备简单、安全性高、创伤小、起效时间快，术后24小时内完成清宫术，明显改善了单纯甲氨蝶呤治疗存在的治疗时间过长、血清hCG转阴时间长、药物不良反应多、术中出血多，清宫时出血不可控，个别患者需中转开腹或介入治疗等缺点。

六、病例分享

（1）患者，女性，38岁。因"停经39天，阴道流血2天"入院。β-hCG：29 729.00IU/L（图5-11-8A）。2020年1月12日行聚桂醇硬化治疗（图5-11-8B），术后14小时行清宫术，术中患者出血量10ml（6-10-8C），术后1天β-hCG：13 975.00IU/L，术后病理："宫腔"绒毛组织症状消失（图5-11-8D）。

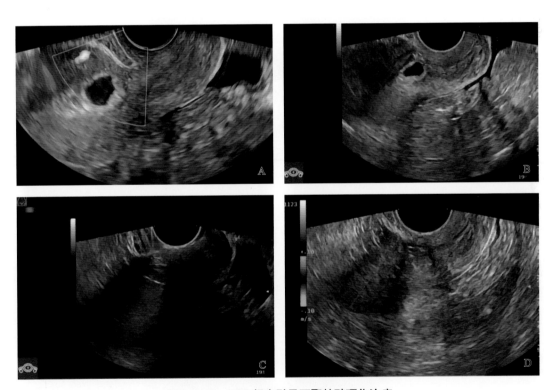

图5-11-8　CSP超声引导下聚桂醇硬化治疗
注：A.B超显示CSP；B.聚桂醇硬化治疗；C.硬化治疗术后清宫术；D.术后绒毛组织消失。

（2）患者，女性，32岁。因"停经41天，发现瘢痕妊娠1天，要求终止妊娠"入院，β-hCG：24 195.00IU/L（图5-11-9A）。2020年3月10日行聚桂醇硬化治疗、术后19小时行清宫术，术中出血量5ml（图5-11-9B），术后1天β-hCG：6121.00IU/L，术后病理："宫腔"绒毛组织症状消失（图5-11-9C）。

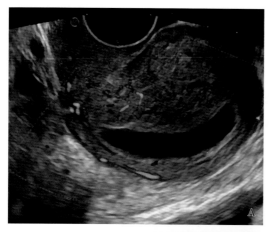
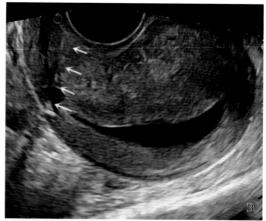
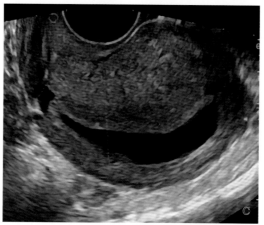

图5-11-9　CSPⅢ型超声引导下聚桂醇硬化治疗
注：A. B超显示CSP；B.聚桂醇硬化治疗；C.术后宫腔内绒毛组织消失。

七、技术小结

剖宫产切口部妊娠是一种罕见的异位妊娠，其临床症状不典型，容易漏诊，导致大出血、子宫破裂等严重并发症。随着生育数量的提高，CSP的发病率也是逐年上升。如何早期诊断剖宫产切口部妊娠以及选择合适的治疗手段变得尤为重要。超声引导下聚桂醇硬化治疗在治疗CSP中具有以下优点：①避免卵巢的损伤。②符合快速康复理念，子宫损伤小，不增加输血风险，住院时间短。③治疗费用低，门诊随访安全可靠。④操作简便，具备超声介入条件的基层医院均可以推广。

参 考 文 献

［1］童水娟，张淑珍，周涛，等. 聚桂醇联合宫腔镜辅助下清宫术治疗子宫瘢痕妊娠疗效研究［J］. 中国实用妇科与产科杂志，2022，38（7）：760-762. DOI：10.19538/j.fk2022070120.

［2］孙妍，杨学敏，严海燕. 超声介入下聚桂醇注射联合清宫术与MTX肌注联合清宫术治疗剖宫产瘢痕妊娠的疗效对比观察［J］. 中国医药科学，2018，8（4）：90-92.

［3］张淑珍，赵玲利，李明奎，等. 超声介入下注射聚桂醇在治疗剖宫产瘢痕妊娠61例中的应用［J］. 实用妇产科杂志，2015，31（2）：112-115.

［4］李红玲. 在超声介入下注入聚氧乙烯月桂醇醚（聚桂醇）硬化剂治疗剖宫产瘢痕妊娠的临床效果分析［J］. 中外医疗，2021，40（23）：185-187. DOI：10.16662/j.cnki.1674-0742.2021.23.185.

［5］朱美凤，谌为红，刘四新，等．超声介入下注射聚桂醇治疗剖宫产瘢痕妊娠效果探讨［J］．药品评价，2017，14（18）：36-38，41.

［6］丁吉丽．超声介入下注射聚桂醇联合宫腔镜下清宫术治疗剖宫产术后子宫瘢痕妊娠12例［J］．中国乡村医药，2016，23（17）：24-25．DOI：10.19542/j.cnki.1006-5180.2016.17.015.

［7］李丽玲，朱琳，吴道明，等．超声引导下聚桂醇注射联合清宫术治疗剖宫产瘢痕妊娠的临床疗效影响因素分析［J］．中国超声医学杂志，2022，38（5）：550-553.

［8］朱琳，吴道明，陈圣，等．剖宫产瘢痕妊娠清宫术前超声引导下聚桂醇注射术与子宫动脉栓塞术疗效对比［J］．中国超声医学杂志，2021，37（10）：1155-1158.

［9］张伦，吕永曼．阴道超声引导下硬化剂注入联合清宫术治疗剖宫产瘢痕妊娠效果观察［J］．山东医药，2018，58（46）：80-82.

［10］徐琛，李明珠，楼叶琳，等．超声介入下聚桂醇联合氨甲蝶呤局部注射治疗高龄剖宫产子宫瘢痕妊娠的临床观察［J］．中华全科医学，2020，18（4）：605-608，633．DOI：10.16766/j.cnki.issn.1674-4152.001309.

［11］孟迪云，杜英，任月芳，等．超声引导下聚桂醇联合氨甲蝶呤孕囊注射治疗剖宫产瘢痕妊娠的疗效观察［J］．浙江医学，2018，40（10）：1059-1061.

［12］董俊杰，陈美珍，余力，等．聚桂醇联合清宫术对剖宫产子宫瘢痕妊娠的疗效［J］．中国妇幼健康研究，2018，29（10）：1331-1334.

第六篇
血管瘤、静脉畸形硬化治疗

第一章
血管瘤的聚桂醇硬化治疗

张　靖

工作单位：广东省人民医院

一、疾病概述

婴幼儿血管瘤（Infantile hemangioma，IH）是先天性良性肿瘤或血管畸形，多见于婴儿出生时或出生后不久，它起源于残余的胚胎成血管细胞，活跃的内皮样胚芽向邻近组织侵入，形成内皮样条索，经管化后与遗留下的血管相连而形成血管瘤，瘤内血管自成系统，不与周围血管相连。发生于口腔颌面部的血管瘤占全身血管瘤的60%，其中大多数发生于颜面皮肤、皮下组织及口腔黏膜、如舌、唇、口底等组织，少数发生于颌骨内或深部组织（图6-1-1）。

虽然血管瘤自然消退的概率很高（60%～90%），但是体积较大、生长迅速的血管瘤可能在消退后留下色素沉着、血管扩张、脂肪组织堆积和瘢痕等，从而影响美观，部分血管瘤可能出现破溃、出血、感染及疼痛，影响患儿的生活质量；发生于特殊部位的血管瘤，可能造成器官功能障碍等更严重的并发症。另外，在颌面部的血管瘤，由于影响外观的原因容易对患儿及其亲属产生很大的心理压力，需要更积极的处理。

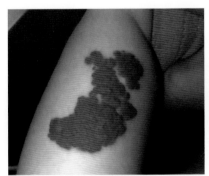 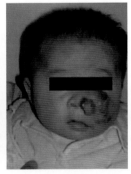 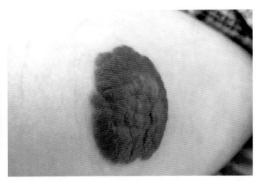

图6-1-1　口腔颌面部、皮肤组织血管瘤

现阶段血管瘤的治疗方法非常多，其中硬化注射治疗是很常用的治疗方法。多项临床研究证明：在对小儿血管瘤进行治疗时，聚桂醇治疗的临床疗效比较显著，而且并发症发生率较低，能对患儿预后进行显著改善，值得临床广泛应用。

国产硬化剂聚桂醇在使用过程中患者无痛苦，药品有局麻作用，患儿安静易治疗，创面小不易感染。聚桂醇对机体无免疫抑制作用不抑制骨髓造血功能，不会引起溶血改变，更不会破坏周围正常结构，完全符合血管瘤保容保功能的治疗原则，是最新治疗各种血管瘤的理想药品（图6-1-2）。

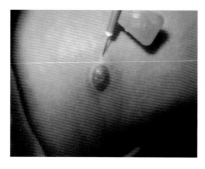
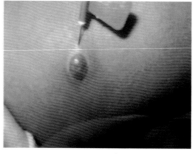
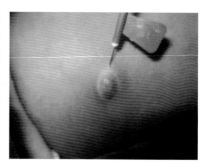

图6-1-2　聚桂醇局部注射治疗血管瘤

二、婴幼儿血管瘤（infantile hemangioma）的病理学特点

血管瘤增殖期：见于1岁以内的婴儿，瘤血管内皮细胞增殖、分裂活跃。组织学改变以增殖的内皮细胞呈分叶或团块状，无明显包膜为特点。内皮细胞由血管外皮包裹形成管状并可见红细胞，借助网状纤维染色：显示网状纤维包裹内皮细胞提示瘤血管的形成，瘤血管以毛细血管、微静脉、小静脉等构成血管丛（图6-1-3）。

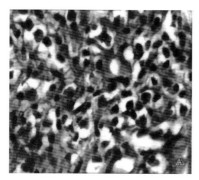
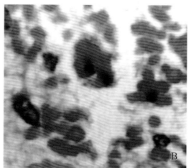
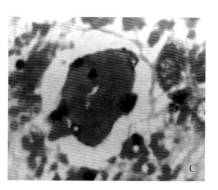

图6-1-3　血管瘤增殖期的组织学改变

注：A.镜下瘤组织见丰富的内皮细胞；B.血管瘤动物模型，增殖期血管内皮；C.已形成内含血液的血管结构。

血管瘤消退期：常见于＞1岁的小儿，瘤组织镜下见血管内皮细胞的核分裂减少，内皮细胞变扁平，瘤血管的数目减少，可见纤维脂肪组织在小叶内或叶间形成分隔，后期随着血管成分的退化减少，瘤组织呈纤维或脂肪化改变（图6-1-4）。

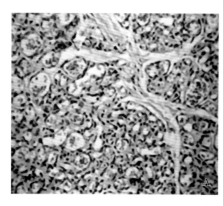
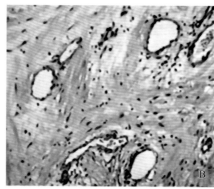
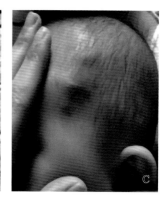

图6-1-4　血管瘤消退期的组织学改变

注：A.镜下见血管成分减少，纤维组织增生，形成小叶内/间分隔；B.消退后期瘤组织纤维、脂肪化；C.血管瘤消退期。

三、血管瘤新分类

1982年，John B.Mulliken首次提出基于血管内皮细胞生物学特性的分类法，将传统的"血管瘤"（vascular anomalies）分为血管瘤（hemangioma）和脉管畸形（vascular malformation）。这一分类观点被广泛认同（表6-1-1、图6-1-5）。

表6-1-1　脉管性疾病的现代分类系统

血管瘤（hemangioma）

浅表（皮肤）血管瘤（superficial hemangioma）：皮肤血管瘤

深部血管瘤（deep hemangioma）：组织成分同浅表血管瘤，只是位置深

混合型血管瘤（compound hemangioma）：浅表（皮肤）血管瘤和皮下的深部血管瘤并存脉管畸形（vascular malfonnation）

静脉畸形（venous malformation）

微静脉畸形（venularmalformation）：包括中线型微静脉畸形和微静脉畸形（葡萄酒色斑）

淋巴管畸形（lymphatic malformation）

微囊型淋巴管畸形（microcystic）

大囊型淋巴管畸形（macrocystic）：表现为囊性水瘤动静脉畸形（arteriovenous malformation）

混合性脉管畸形（mixed malformation）

静脉－淋巴管畸形（venous-lymphatic malformation）

静脉－微静脉畸形（venous-venular malformation）

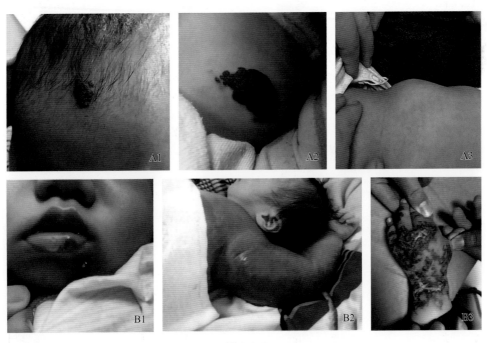

图6-1-5

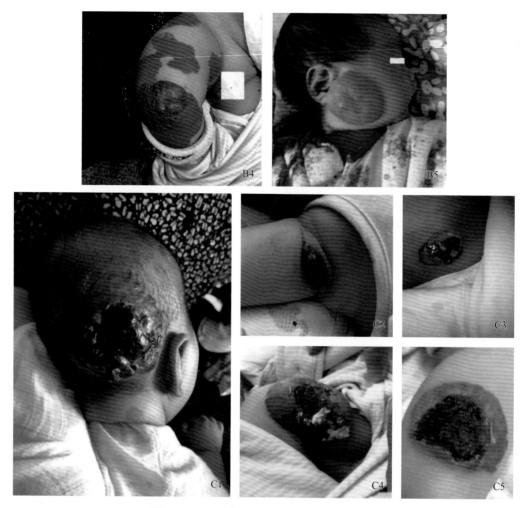

图6-1-5 不同类型血管瘤的临床表现（续）

注：A.普通婴幼儿血管瘤，A1为浅表型，A2为混合型，A3为深部型；B.特殊分型血管瘤；B1为肉芽肿型；B2为KM综合征；B3为角化型；B4为先天性难消退型；B5为先天性快速消退型；C.1～5已经溃烂的血管瘤。

四、婴儿血管瘤的影像学特点

处于增殖期的婴儿血管瘤，通过影像学检查方法可以获得病变范围、血运丰富程度以及供血关系等影像信息。超声检查最为实用，该检查具有无辐射，成像迅速优点，频谱多普勒能够评估瘤血管的血流量与流速。对于侵袭范围广泛、生长部位特殊的血管瘤应用动脉途径血管造影，能够明确血管瘤供血动脉以及静脉引流情况（图6-1-6）。

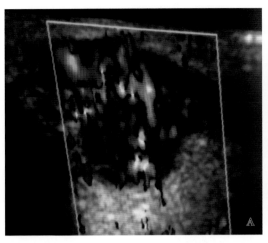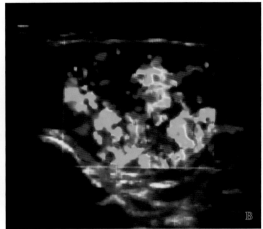

图6-1-6　婴幼儿血管瘤超声影像

注：A.超声清晰显示皮下范围，血流状况；B.多普勒超声瘤内血流信号丰富。

五、聚桂醇硬化治疗血管瘤的作用机制

聚桂醇注入到靶血管，迅速损伤血管内皮细胞，使作用部位的纤维蛋白、血小板、红细胞聚集、沉积，形成血栓，阻塞血管。

同时，由于药品的化学作用，使血管内膜及淋巴内皮细胞产生无菌性炎症，纤维细胞增殖，管腔闭塞，引起靶血管损伤，血栓纤维化，使其逐渐吸收、缩小至消失（图6-1-7）。

经皮穿刺瘤血管内释放聚桂醇液体或微泡剂，引起增殖、分裂血管内皮细胞产生凝固性坏死。通过化学消融实现闭塞瘤血管，抑制瘤血管生成，促使血管瘤由增殖期转至消退期（图6-1-8）。

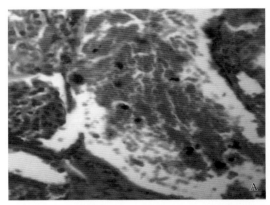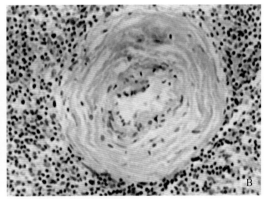

图6-1-7　血管瘤聚桂醇硬化注射治疗的作用机制

注：A.硬化剂使组织细胞脱水、蛋白质凝固；B.靶静脉内皮剥脱、胶原皱缩及纤维化产生永久性闭塞。

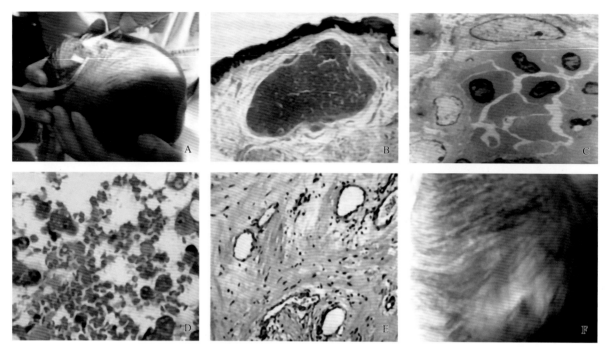

图6-1-8　血管瘤聚桂醇硬化注射治疗组织病理变化过程

注：A.血管瘤基底部穿刺抽得回血；B.增殖期血管内皮细胞瘤结节；C.细胞坏死，核溶解、碎裂、固缩；D.血管内皮细胞增殖分裂抑制，纤维组织增生，形成小叶内/间分隔；E.消退期瘤血管被纤维脂肪化组织替代；F.血管瘤消退。

六、硬化注射治疗的适应证及禁忌证

（一）适应证

1. 增殖期婴儿血管瘤。
2. 肉芽肿性血管瘤。
3. 血管疣状增生。
4. 蜘蛛状血管瘤。

（二）禁忌证

1. 对硬化剂过敏。
2. 有严重过敏体质者。
3. 有明显破溃感染者。
4. 全身情况较差者：如有严重心功能不全。
5. 严重凝血功能障碍者。

七、经皮穿刺硬化注射治疗技术详解

（一）治疗目的

控制婴儿血管瘤的快速增殖发展，促进增殖期血管瘤提前转至消退期，减轻瘢痕残留，实现保容、保功能。

（二）操作流程

皮肤消毒后取头皮针（4.5～5G）沿血管瘤周边的正常皮肤，行瘤基底部多点穿刺（常规2～5点穿刺治疗），抽到回血每个穿刺点推注聚桂醇原液0.5～1ml或微泡沫剂2～4ml；总用量＜3ml原液/次。提倡在超声引导下开展治疗，间隔5～7天再次按前述方法进行聚桂醇注射，两次治疗中穿刺点不应重复，均匀围绕血管瘤完成多点治疗。治疗后3天内局部可有红肿、皮温增高等表现需术前、术后告知（图6-1-9～图6-1-12）。

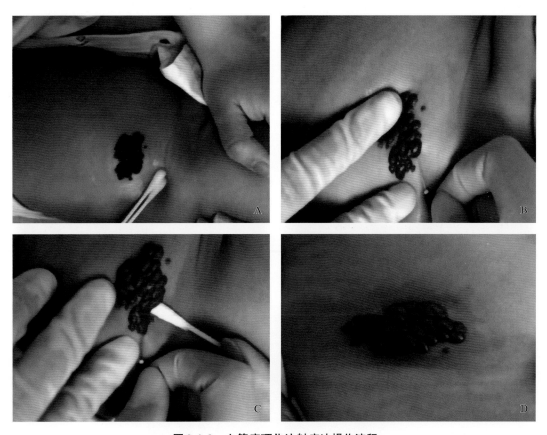

图6-1-9 血管瘤硬化注射疗法操作流程

注：A.血管瘤周围皮肤消毒；B.行瘤基底部穿刺；C.抽到回血注射硬化剂；D.治疗后3天内出现局部红肿，2～5天后自然消退，一般不引起全身反应或严重局部变化。

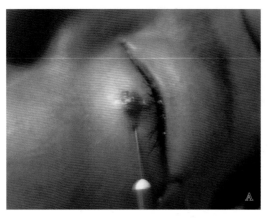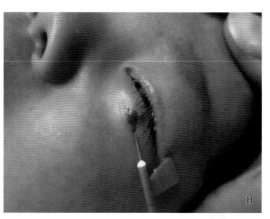

图6-1-10　左下眼睑血管瘤局部硬化治疗

注：A.第一次硬化注射治疗；B.间隔7天后第二次硬化注射治疗。

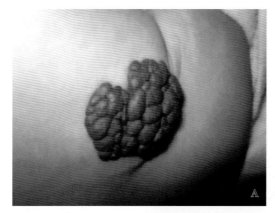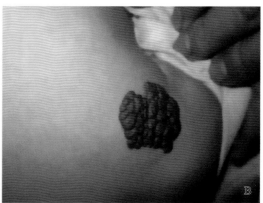

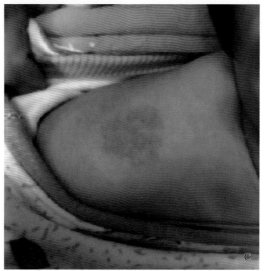

图6-1-11　右肩胛部血管瘤硬化注射治疗

注：A.治疗前；B.第一次硬化治疗后瘤体明显缩小；C.经过3次硬化注射治疗8个月后血管瘤消失。

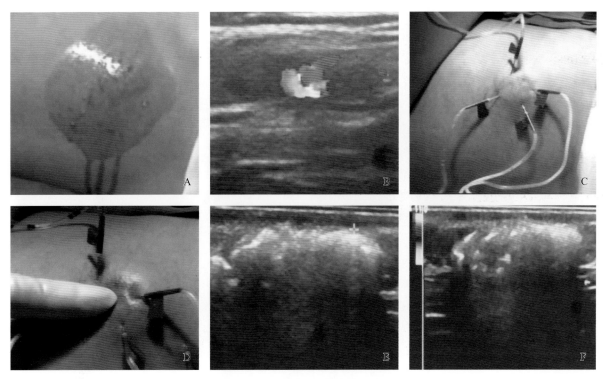

图6-1-12 增殖期血管瘤硬化治疗

注: A.背部血管瘤生长较快; B.超声探及瘤基底部血流信号丰富; C.沿瘤周多点经皮穿刺硬化剂注射; D.抽得回血后分别推注聚桂醇微泡沫每点3～4ml, 局部触及皮下张力增高; E.二维超声显示瘤血管微泡剂弥散, 血管瘤低回声区呈回声增强影像; F.术后靶血管瘤的血流信号消失。

（三）疗程制订

1周内局部穿刺治疗2次为一个疗程, 间隔4周复诊可以酌情增加新的疗程, 每个疗程间隔时间4周。

八、随访

血管瘤经硬化剂干预治疗, 由增殖期跳转至消退期后应停止治疗, 给予临床动态观察和随访。观察时间3～6个月, 1岁以内的婴儿进入消退初期阶段, 可见再次快速生长即反跳现象, 故临床动态观察、随访尤为重要（图6-1-13～图6-1-15）。

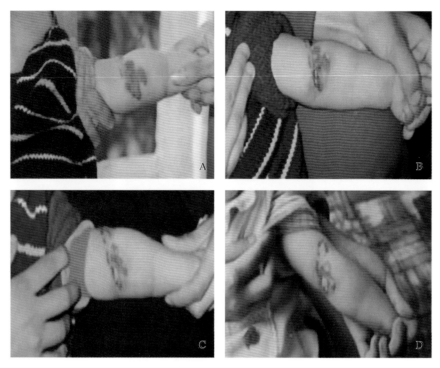

图6-1-13 血管瘤硬化治疗术后随访

注：A.前臂增殖期血管瘤；B.硬化干预治疗1个月随访已跳转至消退期；C.术后2个月随访；D.术后6个月随访，显效：瘤体缩小3/4。

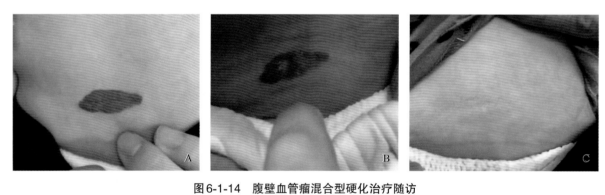

图6-1-14 腹壁血管瘤混合型硬化治疗随访

注：A.治疗前；B.注射聚桂醇1次后；C.注射聚桂醇2次1个月后痊愈：瘤体完全消失，皮肤黏膜正常，无瘢痕、功能障碍。

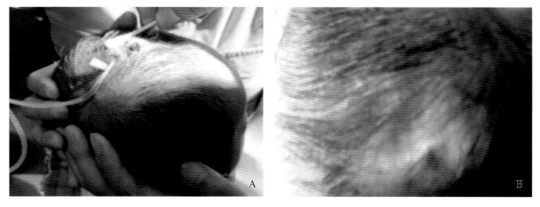

图6-1-15 左后脑血管瘤硬化治疗随访

注：A.头顶增殖期血管瘤，聚桂醇原液3点注射，每点1ml；B.硬化干预2个疗程，6个月后随访显效：瘤体缩小3/4。

九、并发症的预防和处理

1. 硬化治疗后早期可能会出现疼痛、水肿、炎症反应等，多数在患者可接受范围；严重者可给予镇痛剂、冰袋冷敷、抗生素等处理。轻度组织缺血性坏死、浅表溃疡大部分能够自然愈合。

2. 小剂量、多点注射，每周治疗两次为一个疗程，每次治疗间隔5～7天。

3. 合理选择病例，详细评估病情，规范操作技术，控制剂量，均有助于降低并发症和不良反应的发生率。

十、治疗体会与经验

对于血管瘤穿刺部位选择：生长在皮肤与皮下的血管瘤，穿刺点应选择在瘤体周边的正常皮肤进针，向皮下瘤基底部穿刺均能抽得较为顺畅的回血，经声学影像证实，血管瘤基底部血运最为丰富，是液态栓塞剂释放的最佳解剖位置。正常皮肤穿刺可以有效地降低治疗所出现的皮肤或皮下组织的坏死率，载瘤的皮肤毛细血管处于循环末梢，侧支代偿能力差，于该点穿刺常见针道周围的皮肤发生缺血性坏死。

其次，向瘤基底部进针有利于栓塞剂在血管内均匀弥散而提高疗效。要避免过度治疗，对处于消退期的血管瘤，瘤血管已大部分退化、萎陷者不易再行局部硬化剂注射，此时血管内穿刺成功率低，在瘤间质注射后可诱导过度纤维化遗留瘢痕，严重者因出现局部萎缩左右不对称而终身损容。局部治疗技术的可重复性好，对于大面积侵袭的血管瘤，多取分段治疗方案，以增加治疗的次数和疗程时间来换取理想疗效，禁忌过度的局部给药引起不良反应及并发症。

十一、总结

（一）现代治疗学观点

血管外科专家Waner认为对于婴儿血管瘤的治疗应考虑：

1. 治疗能否使血管瘤安全消退。

2. 血管瘤所造成的社会心理影响。

3. Waner认为有效干预治疗可以避免不可逆的社会心理创伤，因而提出在血管瘤的增殖早期给予有效干预最能够影响其最终结果。

（二）聚桂醇硬化注射治疗的临床优势

1. 治疗周期短。

2. 治疗用量小，治疗后无明显瘢痕，药品对机体无免疫抑制作用。

3. 婴儿期的有效干预治疗可以使患儿及其家长避免社会心理创伤。

4. 该疗法操作简便、创伤较小、效果良好，易被患者及家属接受，临床应用广泛。

参 考 文 献

［1］曹萍，王俊玲. 聚桂醇联合普萘洛尔治疗婴幼儿血管瘤的疗效及美学评价［J］. 中国美容医学，2022，31（6）：17-19.

［2］吴永芳，王运成，陆美林，等．硬化疗法及聚桂醇在血管瘤及静脉畸形治疗中的应用研究进展［J］．微创医学，2022，17（2）：224-227．

［3］黄晓霖，程方旭，段晓峰．硬化剂药物治疗颌面部静脉畸形网状Meta分析［J］．医学综述，2022，28（5）：1019-1025，1031．

［4］吴永芳，王运成，陆美林，等．泡沫化聚桂醇灌注治疗体表血管瘤的临床观察［J］．中国医疗美容，2021，11（11）：64-66．

［5］刘剑英，王涛．血管栓塞联合聚桂醇治疗富血供型血管瘤的效果［J］．河南医学研究，2021，30（30）：5600-5603．

［6］周克燕，胡景辉，刘东彪，等．聚桂醇局部注射对不同年龄和部位小儿血管瘤的疗效分析［J］．岭南现代临床外科，2021，21（2）：200-203．

［7］包飞．聚桂醇药物治疗口腔颌面部脉管畸形的临床观察［J］．中国社区医师，2020，36（32）：18-19．

［8］姜磊，都晓英，李阳，等．超声引导下硬化治疗婴幼儿头颈部淋巴管畸形临床疗效分析［J］．河北北方学院学报（自然科学版），2020，36（12）：1-4．

［9］庄曦．小儿血管瘤的临床治疗分析［J］．内蒙古医科大学学报，2016，38（3）：235-238．

［10］方川，薛伶俐，李雅冬．聚桂醇与平阳霉素对血管瘤及静脉畸形疗效及安全性的Meta分析［J］．解放军医学杂志，2019，44（9）：757-762．

［11］蒋丽君，严文杰，黄熙，等．聚桂醇局部注射联合1064nm Nd：YAG激光治疗婴儿血管瘤疗效观察［J］．华夏医学，2016，29（5）：95-97．

［12］张盛高，吴学均．不同方案治疗小儿血管瘤的效果观察［J］．解放军预防医学杂志，2018，36（7）：929-932．

［13］符梅香，张国宏，易浩萍．聚桂醇注射液治疗小儿血管瘤的疗效评价［J］．中国医药指南，2013，11（25）：214-215．

［14］邴海峰．婴幼儿血管瘤使用聚桂醇局部注射的疗效分析以及药理分析［J］．中国现代药物应用，2019，13（5）：62-63．

［15］刘雪莱，李忠万．聚桂醇注射液治疗咽喉部血管瘤［J］．中国耳鼻咽喉头颈外科，2017，24（4）：167-170．

第二章
静脉畸形聚桂醇硬化治疗

郭　磊

工作单位：山东大学齐鲁儿童医院

静脉畸形（venous malformation，VM）曾称海绵状血管瘤，是最常见的低流速血管畸形，主要由迂曲扩张的静脉构成，其静脉壁血管平滑肌细胞稀疏、排列不规则。VM在新生儿中发病率为1：（10 000～20 000），患病率约为1%，以散发性病例为主，少数病例为全身多发病变或广泛弥漫性病变。VM可发生于任何组织或器官，以口腔颌面、头颈部、四肢和躯干最为常见。目前，临床治疗静脉畸形的方法种类众多，主要以传统手术切除、硬化治疗为主。外科手术对范围局限、边界清楚、不波及重要功能结构的静脉畸形疗效明确，但由于传统手术切除难度大、风险高、瘢痕明显，作为综合治疗中阶段性方案，主要用以改善外观、恢复功能、减轻或消除疼痛；聚桂醇硬化治疗静脉畸形具有微创、操作简单、不良反应小及可重复性强等优点，目前已成为最常用的治疗方法。

一、病理生理

根据病理特点，VM主要由内衬薄层血管内皮细胞的血窦组成，血窦大小、形状不一。畸形血管迂曲扩张，管壁薄，血管平滑肌细胞稀少，排列不规则。窦腔内血液湍流常导致血液凝固形成血栓，进而钙化为静脉石。VM不受解剖层次限制，多局限于体表软组织，也可以累及肌肉、神经、关节、器官，甚至骨骼。因此，其临床表现差异较大，从无症状到局部组织肿胀、变形、疼痛、出血，直至挤压邻近结构或器官，影响重要功能，如发声、呼吸及吞咽等。

二、发病机制

静脉畸形的发病机制目前尚不十分清楚。现有研究显示，*TIE2*、*PIK3CA*、*MAP3K3*等基因的体细胞突变可导致VM的发生。其中，*TIE2*通过PI3K/AKT信号通路激活哺乳动物雷帕霉素靶蛋白复合物1（mammalian target of rapamycin 1，mTORC1）及其底物，进而调节细胞的存活、内皮细胞的增殖，促进病变的进展。

三、临床特点

（一）临床表现

静脉畸形位于体表者常在出生时即被发现，随身体增长病灶逐渐增大，表现为局部可压缩性青紫肿物，局部皮温不高，无震颤、搏动、波动感，体位试验阳性。病灶内存在局灶性凝血功能障碍或静脉炎时，患者常诉疼痛或伴明显压痛，偶尔可触及质韧结节。部分患者病灶不明显甚至成年后才发现，多以局部疼痛为主诉，查体可见局部浅表静脉扩张。头颈部静脉畸形可能引起明显外观畸形、反复出血，甚至影响语言、呼吸、吞咽功能。四肢静脉畸形可引起明显疼痛、肢体或局部水肿、运动功能障碍等（图6-2-1）。累及胃肠道的静脉畸形，患者可有不明原因的贫血、乏力及大便隐血试验阳性。

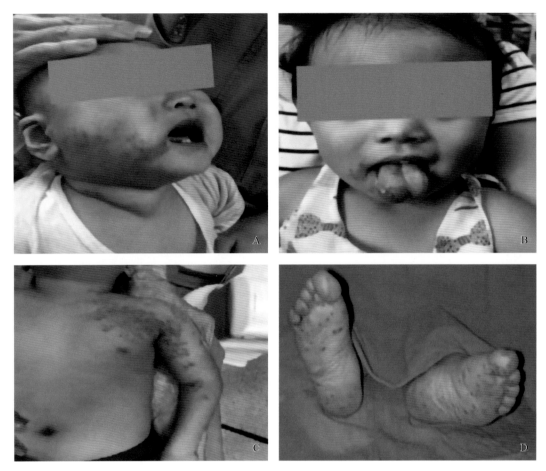

图6-2-1 静脉畸形临床表现

注：A.颌面部静脉畸形；B.舌尖部静脉畸形；C.左肩胛骨部静脉畸形；D.双侧足底静脉畸形。

（二）分型

根据血管造影的影像学特点，静脉畸形分为4种类型（图6-2-2）：Ⅰ型，为孤立的畸形静脉团，无明显引流静脉；Ⅱ型，为畸形静脉团引流入正常静脉；Ⅲ型，为畸形静脉团引流入发育异常的静脉；Ⅳ型，为发育不良性静脉扩张。

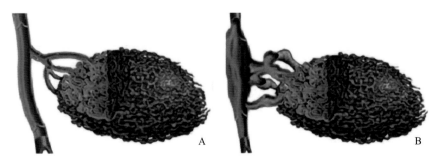

图6-2-2

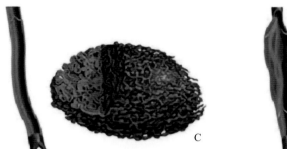
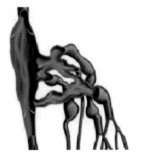

图6-2-2　静脉畸形的类型示意图（续）
注：A. Ⅰ型；B. Ⅱ型；C. Ⅲ型；D. Ⅳ型。

四、静脉畸形的病理学特点

　　毛细血管畸形、静脉畸形及淋巴管畸形，系胚胎时期脉管发育异常而引起脉管扩张或形态学改变，常累及皮肤及皮下组织。其生物学特点是出生时即存在，生长较缓慢，不产生退化。病理学镜下特点：脉管畸形显示增粗、扩张管腔可呈局限或弥漫性改变，可在表浅或深部组织生长。管腔内皮细胞覆盖完整，中膜层平滑肌常不规则缺如，无婴儿血管瘤的小叶结构。淋巴管畸形是儿童及青少年时期常见的脉管畸形之一，管腔衬覆着一层单层扁平内皮细胞，管壁可有菲薄而不完整的平滑肌层，管内充以蛋白性液体及淋巴细胞，可见红细胞（图6-2-3、图6-2-4）。

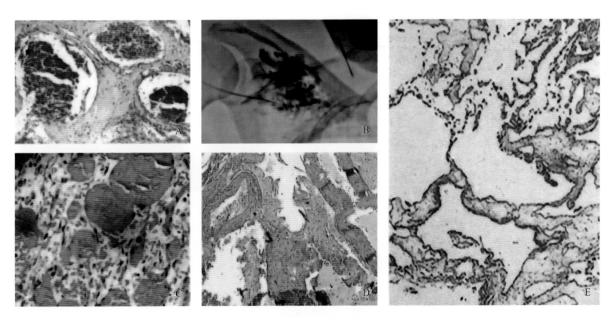

图6-2-3　静脉畸形的组织病理
注：A.镜下观，真皮层毛细血管扩张；B.畸形病变扩张、迂曲，流速缓慢；C.静脉扩张，管壁菲薄中膜缺失；D.组织中无血管瘤小叶结构；E.镜下淋巴管囊状扩张、管壁薄。

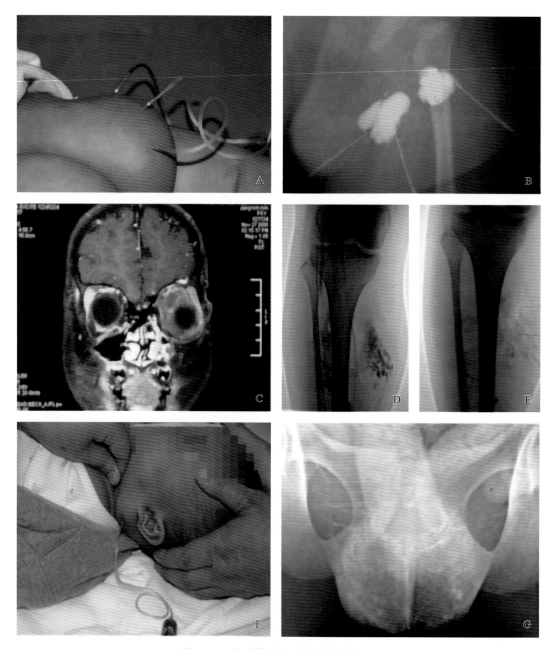

图6-2-4 各种静脉畸形的影像学表现

注：A.脉管畸形取多点穿刺分别抽得血液、淋巴液，为淋巴管、静脉复合畸形；B.造影观察无引流脉管；C.MRI检查，左眼眶区显示高信号囊性病变；D.深静脉造影，肌间VM挤压试验后充盈；E.为经皮穿刺泡沫硬化剂治疗准确导航；F.局部穿刺囊液中含血液成分；G.阴囊微囊型淋巴管畸形造影，见微囊样扩张淋巴管。

五、聚桂醇硬化治疗

（一）静脉畸形硬化注射治疗的作用机制

　　将硬化剂直接注入病变血管内，通过其化学刺激作用造成局部血管内皮损伤，进而发生血栓、内皮剥脱和胶原纤维皱缩，使血管闭塞最终转化为纤维条索（硬化），从而达到祛除病变血管的治疗目的（图6-2-5、图6-2-6）。

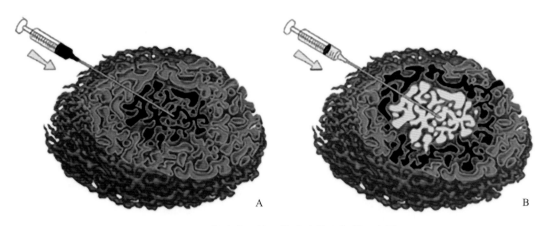

图6-2-5 静脉畸形的硬化治疗作用机制示意图

注：A.聚桂醇注射入病变血管内，破坏血管内皮进而使病变血管纤维皱缩；B.血管闭塞最终转化为纤维条索（硬化）病灶消失。

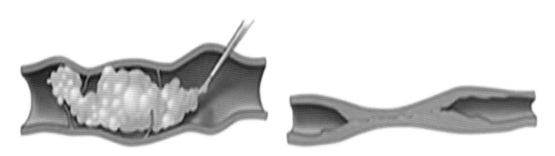

图6-2-6 聚桂醇泡沫剂注射治疗静脉畸形致血管闭塞示意图

（二）适应证

1. 静脉畸形，尤其是 Ⅰ～Ⅲ 型静脉畸形。
2. 其他外科治疗或微创治疗后复发、残余的静脉畸形。

（三）禁忌证

1. **相对禁忌证** ①一般健康状况不佳。②明显的过敏体质。③无症状的卵圆孔未闭。④存在血栓栓塞的高危事件。⑤支气管哮喘。⑥妊娠期、哺乳期女性。⑦既往行泡沫硬化剂注射治疗后出现包括偏头痛在内的神经功能障碍。

2. **绝对禁忌证** ①已知对硬化剂过敏。②术区感染或严重的全身感染。③已知症状的卵圆孔未闭。

（四）治疗原则

儿童静脉畸形通常没有明显症状，但如果存在明显瘤样病灶或伴有疼痛、功能障碍或者明显影响外观时则需要治疗。由于外科手术常造成损毁性不良后果，通常首选介入硬化治疗。原则上，应根据病变的部位、大小、范围、回流速度和技术条件，为患者制订个体化治疗方案。Hassanein等发现静脉畸形存在自然发展过程，以青少年时期进展最快，因此儿童期早期干预可降低VM带来的不良影响，甚至控制在"静止期"，实现"带瘤生活"。

（五）治疗前准备

1. **患者知情同意** 术前应充分告知患者治疗相关的获益和风险、其他替代治疗、治疗步骤、可能出现的并发症（包括严重及常见并发症）及处理措施、治疗成功率和复发率、预期治疗次数和疗程、治疗后管理及定期随访计划等。

2. **术前评估** 术前临床评估包括临床表现、影像学检查等。其中病史采集时应注意询问患者是否有静脉畸形手术史或硬化治疗史，建议术前行超声、MRI检查，了解病变性质、形态、范围以及与周围组织的关系等情况，以协助制订合理的治疗方案。对发生在颈部的静脉畸形，尤其是呼吸道受累患者，需行呼吸道评估。如呼吸道梗阻明显，可根据情况选择术后保留气管插管或术前进行预防性气管切开，以保证患者正常通气。对怀疑因卵圆孔未闭等先天性心血管发育畸形导致的右向左分流患者，应进行心脏超声检查。

（六）治疗操作规范

1. **微静脉畸形的硬化治疗** 微静脉畸形的传统治疗方法有595nm脉冲染料激光、光动力治疗、冷冻、硬化治疗、手术切除等。聚桂醇硬化治疗主要适用于肥厚型微静脉畸形（或微静脉畸形增殖期）的治疗。常规皮肤消毒，2%盐酸利多卡因稀释后局部浸润麻醉，采用4.5号头皮针自增殖结节/增殖区边缘水平进针，回抽有血后缓慢注射聚桂醇原液或聚桂醇泡沫，密切观察注射区病变颜色变化。用药剂量根据病灶的部位、大小而定，剂量不超过2mg/（kg·d）。对于体积较大的病变，采用多点注射，必要时采用双针法注射。推注硬化剂时密切观察瘤体颜色变化，注射结束后用小纱布对针孔部位进行压迫止血，并防止药物外溢。

2. **静脉畸形的硬化治疗（图6-2-7）** 静脉畸形的硬化治疗首选在DSA设备引导下进行（图6-2-8）。手术采用4.5号头皮针穿刺病灶，穿刺后回抽见静脉血，后进行造影确定静脉畸形瘤巢显示，代表穿刺成功。通过静脉造影来判断瘤巢形态、范围及引流静脉回流情况。在路径模式下注入聚桂醇泡沫硬化剂，监视下可见瘤巢内对比剂被冲释移位，直至泡沫硬化剂充满静脉畸形瘤巢及引流静脉后注射结束。术中治疗应全程在DSA监视下进行，切勿将硬化剂注射入正常动静脉中。对于流速快的静脉畸形，由于硬化剂易被稀释，单纯硬化剂注射治疗往往效果不佳；同时，由于硬化剂伴随回流静脉快速回流至体循环，易导致硬化剂诱发的全身并发症，如肺动脉压力升高、急性肝肾功能损伤等。对此类病变，可先对回流静脉进行栓塞，如弹簧圈、组织黏合剂等，降低静脉回流速度后再行泡沫硬化剂注射治疗，可提高治疗效果，降低并发症发生率。

3. **淋巴管畸形的硬化治疗** 通常在超声设备引导下进行。全麻后，经皮穿刺病灶，超声监视下观察针体的行进方向和针尖抵达的深度，必要时刺破囊腔内的分隔，同时避开周边重要的神经血管组织及正常组织；尽可能抽尽囊液，超声显示无液性暗区后，再在超声监视下注入聚桂醇治疗。将聚桂醇注入病灶内后留存，每次治疗注入总量≤10ml（100mg），或先用聚桂醇原液灌洗囊腔（按抽取囊液量的1/4～1/2用量），留滞5～10分钟后将聚桂醇抽出，重复操作2次，最后抽尽聚桂醇。所有患儿注射后轻揉瘤体表面皮肤，使药液均匀地分布于囊腔内，确保疗效。术后密切观察患儿病情变化。

4. **动静脉畸形的辅助治疗** 采用Seldings技术经股动脉穿刺插管，成功后置入血管鞘，常规肝素化。插造影导管选择性至病灶区造影，观察病灶动脉期供血及实质期染色、回流静脉提前显影。常规消毒病灶区周围皮肤，铺无菌巾，在DSA引导下使用18G穿刺针经皮穿刺肿物，注射器注射少量对比剂，示对比剂在瘤内成多个不规则囊状分布及回流静脉显影，经微导管置入弹簧圈栓塞瘤巢及回流静脉，减缓瘤巢内血流速度，并在DSA透视负相监视下，经皮注射聚桂醇泡沫硬化剂进行硬化治疗，完成后再行动脉造影，瘤巢染色部分消失。拔管及鞘后压迫止血15分钟，加压包扎。

5. 化脓性肉芽肿的硬化治疗 在注射前，使用复合利多卡因乳膏对皮肤进行局部麻醉，以减轻患者注射时的疼痛感。常规皮肤消毒、铺巾，使用4.5G针头在距离病灶根部0.5cm处平行进针，行针至病灶根部，将聚桂醇缓慢地注射到病变根部，直至观察到"白化现象"。每2周进行1次随访和评估，包括临床及影像学评估。如果需要，则重复注射，每次间隔时间为2周。

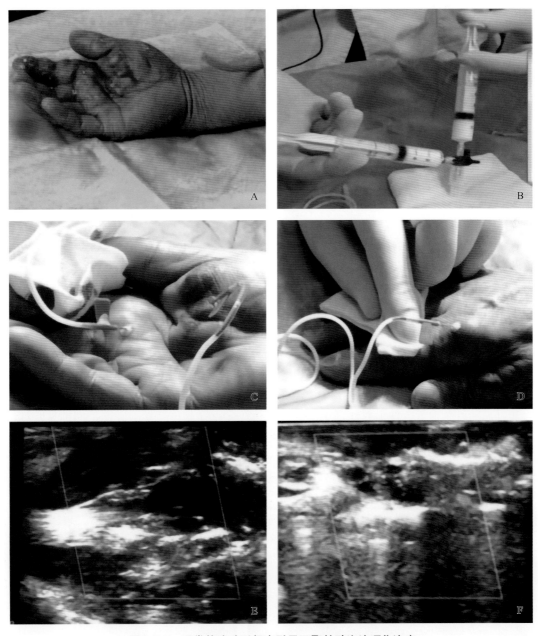

图6-2-7 手掌静脉畸形超声引导下聚桂醇泡沫硬化治疗

注：A.示指、手掌大鱼际静脉畸形；B.取1∶3比例制备聚桂醇微泡剂；C.双针技术释放聚桂醇微泡沫剂；D.单针注射聚桂醇微泡剂；E.超声引导下治疗，术前可见扩张静脉二维图像，局部血流信号欠丰富；F.术后超声探查，血管收缩，聚桂醇微泡在血管内弥散、血栓形成表现为回声增强，多普勒血流信号未探及。

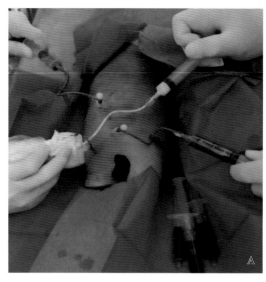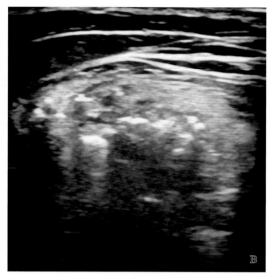

图6-2-8 DSA引导下双针技术：泡沫硬化剂在靶血管弥散呈负性影像

注：A.双针法注射泡沫硬化剂；B.聚桂醇泡沫硬化剂在靶血管内弥散，栓塞效果显著。

（七）病例分享

1. 病例分享

患儿，男性，7岁2个月，左上臂下缘前侧可扪及一大小约4cm×3cm包块，质地软，边界欠清，有压痛，表面皮肤完整，无红肿，无破溃，肘关节活动可，肢端血运正常。

（1）术前超声：左上臂前内侧肌间见梭形低回声团，大小约46mm×20mm，边界欠清，形态不规则，内回声不均，CDFI团块内探及条状血流信号（图6-2-9A）。

（2）MRI：左上臂下缘前侧软组织病变，考虑良性病变（图6-2-9B）。

（3）诊断：左上臂静脉畸形。

（4）治疗：左上臂静脉畸形硬化栓塞术，在DSA引导下，使用穿刺针进入左上臂软组织肿物内，回抽可见暗红色血液，注射对比剂见呈囊状积聚。多点穿刺该畸形静脉团，回抽见暗红色血液流出，固定穿刺针后，注入碘油及硬化剂聚桂醇混合液约6ml（图6-2-9C）。

（5）术后超声：左上臂前内侧肌间见梭形低回声团，大小约44mm×24mm，边界欠清，形态不规则，内回声不均，CDFI团块内血流信号较前减少，症状明显缓解（图6-2-9D）。

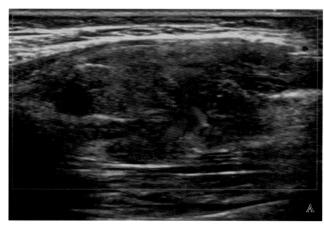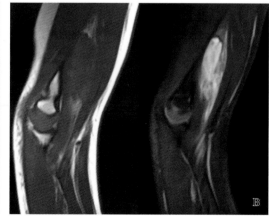

图6-2-9

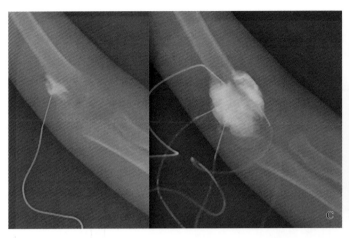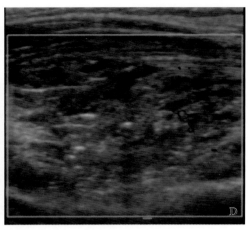

图6-2-9　左上臂畸形聚桂醇硬化治疗（续）

注：A.术前超声诊断；B.术前MRI诊断；C.左上臂静脉畸形聚桂醇硬化栓塞术（双针法穿刺硬化治疗）；D.术后超声CDFI团块内血流信号较前减少硬化治疗效果显著。

2. 病例分享（图6-2-10）

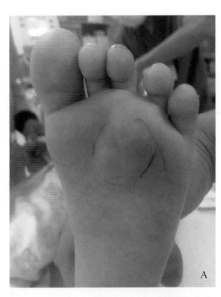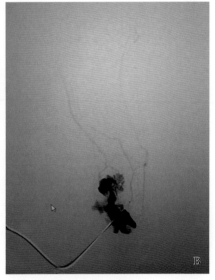

图6-2-10　右足底静脉畸形行聚桂醇泡沫硬化栓塞

注：A.足底静脉畸形；B.DSA引导下聚桂醇泡沫硬化治疗。

3. 病例分享

右手静脉畸形（图6-2-11A）；行DSA引导下聚桂醇泡沫硬化治疗，使用6ml泡沫剂双针法穿刺治疗（图6-2-11B、C）。

4. 病例分享

女性，36岁，随生长发育颏下区逐渐肿大伴吞咽和呼吸困难（图6-2-12）。

5. 病例分享（图6-2-13）

6. 病例分享（图6-2-14）

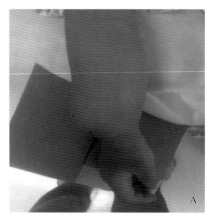
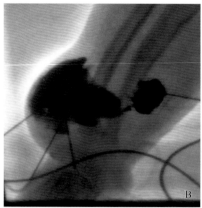
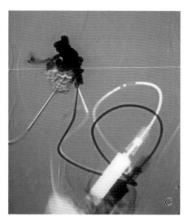

图6-2-11　右手静脉畸形行DSA引导下聚桂醇泡沫硬化栓塞治疗

注：A.右手腕静脉畸形；B、C.使用双针法穿刺泡沫硬化剂治疗。

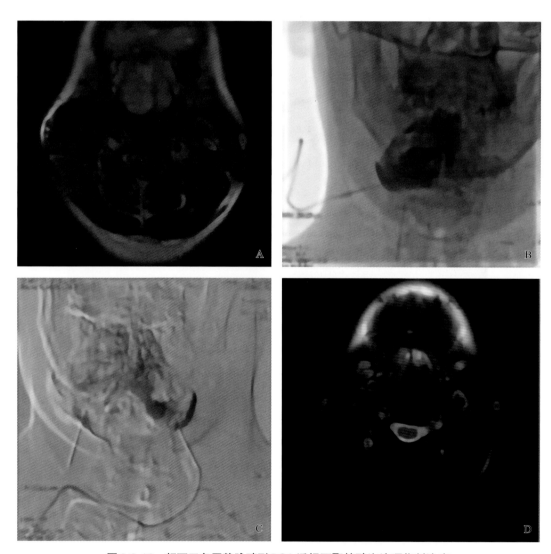

图6-2-12　颏下三角区静脉畸形DSA透视下聚桂醇泡沫硬化剂治疗

注：A.MRI T$_2$WI显示口咽、喉咽、颏下多发不规则高信号；B.DSA引导下注入对比剂显示颏下、口咽、喉咽团块状对比剂浓聚区；C.DSA透视下注入聚桂醇泡沫硬化剂40ml，可见负性阴影泡沫硬化剂推动对比移出病灶范围（负性充盈缺损）；D.1次硬化治疗后半年随访，颏下肿块较前缩小，吞咽和呼吸困难症状消失，复查MRI显示病灶较前明显缩小（＞50%），疗效评价为有效。

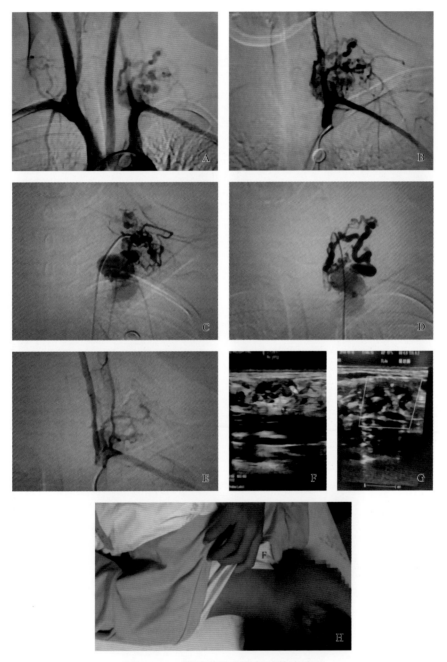

图6-2-13　聚桂醇栓塞颈部动静脉畸形

注：A.升主动脉造影；B～C.AVM源于左锁骨下动脉AVM选择性造影＋滋养血管栓塞；D.选用明胶海绵颗粒＋聚桂醇4ml/组×3/组，分别完成靶血管栓塞；E.栓塞术后10分钟造影，AVM闭塞，盗血，异位分流征消失；F.术前彩超AVM血流信号丰富，呈动脉频谱；G.栓塞治疗后超声探查，畸形血管血流信号消失；H.5小时后颈部血管性包块明显收缩。

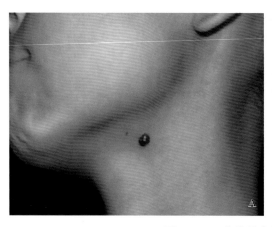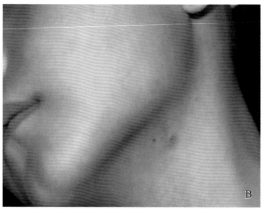

图6-2-14　化脓性肉芽肿聚桂醇硬化治疗
注：A.化脓性肉芽肿硬化治疗前；B.硬化治疗后。

7. 病例分享（图6-2-15）

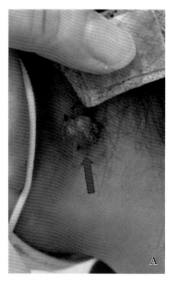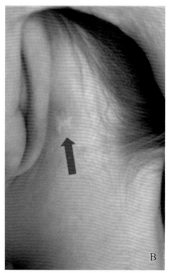

图6-2-15　肉芽肿性血管瘤聚桂醇泡沫硬化治疗前后对比
注：A.肉芽肿性血管瘤伴破溃出血；B.术后治愈（箭头示病灶）。

8. 病例分享

10个月大患儿，出生时发现左手掌肿物，渐增大（图6-2-16）。

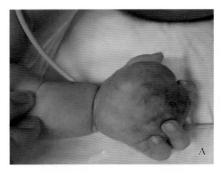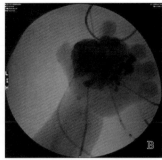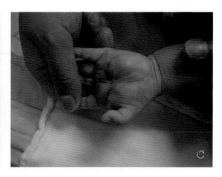

图6-2-16　左手静脉畸形聚桂醇泡沫硬化栓塞治疗

注：A.诊断为左手静脉畸形；B.行泡沫硬化剂＋碘化油栓塞；C.8个月后随访静脉畸形明显缩小，硬化治疗效果显著。

9. 病例分享

患儿，6岁，女性（图6-2-17）。

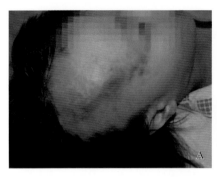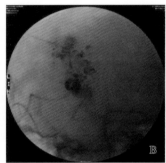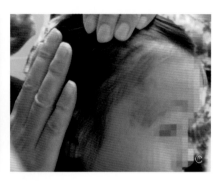

图6-2-17　右颞部静脉畸形聚桂醇泡沫硬化栓塞治疗

注：A.右颞部静脉畸形；B.行聚桂醇泡沫硬化栓塞；C.10个月后随访效果明显。

10. 病例分享

患儿，11岁，男性（图6-2-18）。

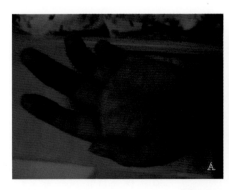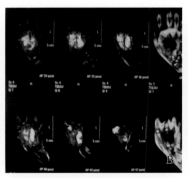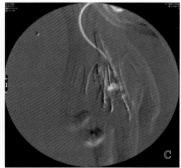

图6-2-18　左手掌静脉畸形聚桂醇泡沫硬化治疗

注：A.左手掌静脉畸形泡沫硬化；B.术前造影；C.行聚桂醇泡沫硬化治疗。

11. 病例分享

微静脉畸形的硬化治疗（图6-2-19）行聚桂醇泡沫硬化——经皮穿刺"双针法"治疗。

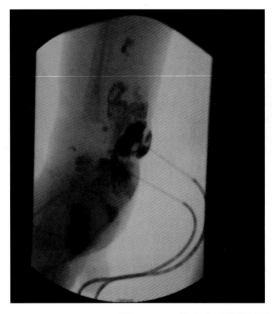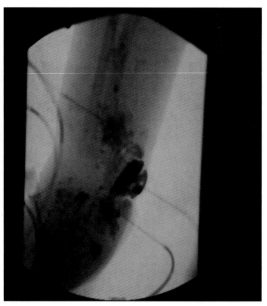

图6-2-19　静脉畸形的聚桂醇双针法经皮穿刺硬化栓塞治疗

六、注意事项

硬化治疗是目前治疗静脉畸形等脉管类疾病的常用治疗方法，聚桂醇作为硬化剂之一在临床已被广泛应用，其安全性已得到认可。临床应用中应注意以下事项。

1. 实现药物的实时可视操作是进一步提高疗效及安全性的关键。例如，VM硬化治疗中，在DSA的引导下可以更清楚地观察病变的大小、范围和引流情况，避免硬化剂外溢，大大减少治疗次数和并发症的发生。DSA引导下经皮硬化治疗在静脉畸形的治疗方面具有独特优势，但射线防护也需要更多的关注，因此越来越多的专家正在尝试超声等无辐射的影像引导经皮硬化治疗技术。

2. 严格做好术前准备及术后护理，如术前需完善心脏超声检查，避免药液经房室间隔缺损进入动脉系统。

七、疗效评价标准

术后1、3、6个月及1年门诊随访。疗效评估主要基于患儿的临床表现、视觉评估及影像学检查。疗效评价标准如下。①治愈：介入治疗后临床症状完全消失，表面颜色正常，视觉评估及影像学检查病灶消失，随访后病变无进展。②基本缓解：视觉评估及影像学检查病灶基本消失（缩小80%以上），无功能障碍，皮肤无或有轻度色素沉着，需再次治疗。③有效：视觉评估及影像学检查瘤体显著缩小且小于原体积的50%，临床症状轻度缓解并且需要再次治疗。④无效：视觉评估及影像学检查瘤灶变化不明显或瘤体继续增大，临床症状加重或未缓解。

八、并发症的预防和处理

观察并记录术后不良反应情况，如发热、皮肤水肿和破溃，消化道反应、出血、周围正常组织器官功能异常等，其严重并发症有永久神经损伤、脑栓塞及死亡等。

1. 变态反应 通常发生于注射后30分钟内，一般表现为皮疹、瘙痒，严重者可发生过敏性休克。处理的关键是及早发现，对于已经发生可疑过敏的患者应积极给予抗过敏药物或糖皮质激素治疗，严重者需要积极抢救。

2. 水肿 治疗后24小时内是病灶部位水肿最严重的时期，如患者无不适反应可不予处理，如伴疼痛可给予镇痛治疗。注射皮质类固醇、抬高注射区域体位、冰敷等都有助于缓解水肿反应。对于病灶邻近气道或颈部的患者，治疗后可能需要保持气管带管状态，或在治疗前进行预防性气管切开。

3. 皮肤或肢体缺血坏死 主要与硬化剂类型及浓度、硬化剂溢出血管外、动脉内注射及硬化剂经动-静脉瘘扩散等因素有关，常规使用DSA或超声进行硬化治疗中的监测可有效减少上述情况发生。部分患者术后可出现张力性水疱，需避免皮肤破损、感染，通过正确的护理是完全可以治愈的。

此外，术后患者还可能出现色素沉着、浅静脉炎、溶血反应、一过性胸闷、干咳、急性下肢深静脉血栓形成，甚至肺栓塞、动脉异位栓塞所致缺血坏死，卵圆孔未闭或房间隔缺损状态下出现的脑动脉栓塞等严重并发症。硬化疗法的严重不良反应是罕见的，短暂、轻微的不良反应较常见。

总之，聚桂醇硬化治疗静脉畸形等脉管类疾病具有微创，不易损伤重要神经、血管、腺体、肌肉等组织结构，外形恢复良好，操作简便，安全有效等特点，已在临床上广泛应用。同时可以根据患者疾病类型、病情严重情况，联合手术、消融、激光、栓塞等进行个性化治疗。

参 考 文 献

［1］胡丽，陈辉，林晓曦. 静脉畸形的泡沫硬化疗法进展［J］. 中华整形外科杂志，2016，32（2）：155-157.

［2］宋丹，郭磊，李静，等. DSA引导下经皮硬化术治疗儿童唇部低流速静脉畸形的疗效和安全性分析［J］. 医学影像学杂志，2019，29（10）：1682-1685.

［3］廖华胜，李嘉朋. 无水乙醇结合聚桂醇泡沫硬化剂治疗口腔颌面部高回流型静脉畸形的临床疗效研究［J］. 临床医学工程，2020，261（11）：13-14

［4］张玥. 超声引导下聚桂醇泡沫硬化治疗静脉畸形的效果观察［J］. 影像研究与医学应用，2019，3（11）：167-168.

［5］TESSARI L，CAVEZZI A，FRULLINI A. Preliminary experience with a new sclerosing foam in the treatment of varicose veins［J］. Dermatol Surg，2001，27（1）：58-60.

［6］SONG D，GUO L，SHENG H，et al. DSA-guided percutaneous sclerotherapy for children with oropharyngeal low-flow venous malformation［J］. Exp Ther Med，2020，19（5）：3405-3410.

［7］SONG D，WU C，GUO L，et al. Efficacy and safety of DSA-guided percutaneous sclerotherapy for venous malformations of penile region in children［J］. J Pediatr Surg，2021，56（3）：601-604.

［8］宋丹，郭磊，李静，等. 聚桂醇腔内灌洗联合低浓度平阳霉素治疗儿童大囊型淋巴管畸形的临床观察［J］. 中华整形外科杂志，2020，36（4）：392-397.

［9］LI J，WU C，SONG D，et al. Polidocanol Sclerotherapy for the Treatment of Pyogenic Granuloma in Children［J］. Dermatol Surg，2021，47（6）：802-804.

［10］郑月宏，梅家才. 静脉性疾病聚桂醇硬化实用技术［M］. 北京：中国协和医科大学出版社，2021.

［11］HASSANEIN A H，MULLIKEN J B，FISHMAN S J，et al. Venous malformation：risk of progression during childhood and adolescence［J］. Ann Plast Surg，2012，68（2）：198-20.

第三章
Klippel-Trenaunay综合征的硬化治疗

申 刚 狄 奇

工作单位：首都儿科研究所附属儿童医院

近年来，随着医疗技术逐渐进步以及对于Klippel-Trenaunay综合征（Klippel-Trenaunay syndrome，KTS）病因与发病机制的探索了解，KTS的治疗理念已逐渐转变，治疗上更可根据不同病情制定个体化治疗方案，提供安全、有效的医疗服务。

相比于治疗，临床上能正确诊断KTS更为重要。与血管瘤相比，KTS无论是疾病的发生、发展、病程及转归都截然不同，故治疗原则及方式的选择也相差甚远。临床医护人员应淘汰旧有的分类，了解并更新分类方法，也应了解为何不宜使用原有的分类方式，这样不仅可避免错误的诊断，更可避免某些过度治疗甚至不当的治疗带来的不良反应及后遗症。

一、概述

KTS是一种先天性合并有软组织或骨骼过度生长的复杂脉管畸形，曾被称为先天性静脉畸形肢体肥大综合征或先天性静脉畸形骨肥大综合征。两个法国医生Klippel和Trenaunay在1900年首次报道本病，描述其典型临床特征为三联征：①微静脉畸形（葡萄酒色斑）。②非典型性侧支静脉曲张。③软组织和骨骼增生肥大。然而限于时代局限性，Klippel和Trenaunay没有能识别出病变中同时存在淋巴管畸形和淋巴水肿。起初人们认为这是一种罕见疾病，实际上本病并不少见，只是当时未引起大家的注意而已。

二、临床表现

KTS的病因目前仍未明确。根据临床征象、客观检查和组织学观察，胎儿期中胚层发育异常已被众多学者接受。

KTS发病无性别、种族差异。患者肢体的临床表现是多变的（图6-3-1），其典型表现为上述三联征。一般在出生时即可发现不同程度毛细血管－静脉－淋巴管畸形，出现明显症状时期较晚，75%的患者在10岁前出现症状，少数到中晚年才出现。绝大多数发生于下肢，上肢下肢同时受累大约为15%，85%为单侧病变。然而，也有不少的患者仅有肢体肥大或肢体过长而没有微静脉畸形和淋巴管畸形。受累侧和正常侧肢体长度差相对恒定。

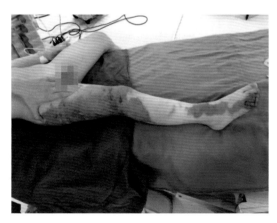

图6-3-1 KTS的临床表现

注：KTS患儿右下肢粗大，皮肤表面可见大量血管结节、囊泡，囊泡常易出血。

三、影像学检查及诊断

在诊断KTS中应该重点评估畸形的类型、范围和严重程度，确定有无明显的动静脉分流。

1. **X线摄片**　可见肢体软组织及骨骼肥大、骨皮质增厚，同时能准确测量肢体长度差。

2. **静脉造影检查**　①深静脉顺行造影：可显示深静脉病变的部位、范围、性质，判别狭窄性和闭塞性病变，少数患者表现为深静脉瓣膜发育不良或无瓣膜症。②深静脉逆行造影：可了解深静脉因瓣膜功能不全所引起的血液逆流程度。③经皮腘静脉插管造影：凡顺行造影显示腘静脉通畅者，即可采用本检查方法，既可明确瓣膜功能不全所引起的血液反流的范围和程度，又能对顺行造影时髂－股静脉显影不清者，进一步判别有无病变存在或病变情况。④经曲张浅静脉造影：可明确外侧畸形静脉注入深静脉的途径和部位。

3. **动脉造影或DSA检查**　主要了解有无动静脉瘘等病变。

4. **多普勒超声检查**　了解浅静脉和深静脉系统是否开放，其他的异常包括发育不良、闭锁；另外，多普勒扫描有助于确定静脉血栓。

5. **MRI与CT检查**　MRI有利于评估区分KTS的患者肌肉、骨、脂肪和血管组织。MRI血管造影术（MRA）不需要接受有放射性和肾脏毒性的对比剂，在增强扫描中能够得到轴状、冠状、矢状位高分辨率的造影图像。淋巴管异常时MRI中有着特征性的表现，其表现为淋巴管和淋巴结的缺失。高流速的瘘也能够被识别。

CT扫描能够提供高分辨率的三维成像，CT静脉成像能够提供良好的血管图像，肢体多点注射和使用止血带或绷带可以使深静脉显影，而且可以在酒精硬化治疗前后，直接将对比剂打入畸形部位以观察治疗情况。

2007年，Oduber等提出同时具有脉管畸形（通常为毛细血管畸形和静脉畸形）和生长紊乱的患者即可诊断为KTS；并提出了如下诊断标准。

诊断标准（1）：先天性血管畸形（2007年Oduber）

1）CMS：毛细血管畸形，葡萄酒色斑。

2）VMS：包括静脉发育不良或发育不全，永存边缘静脉、静脉曲张、肥厚、扭曲，瓣膜畸形。

3）动静脉畸形：只有很小的动静脉畸形或动静脉瘘。

4）LM：任何形式的淋巴管畸形。

5）病灶的位置：CM可以位于身体的任何位置，面部的位置非常罕见；AVM、VM、LM主要分布在四肢及邻近部位；罕见部位（盆腔、子宫、外阴、肝、肾、肺、脊柱）；脑动静脉畸形，VM和LM不位于面部或大脑中。

诊断标准（2）：生长异常（2007年Oduber）

1）骨在长度或周长上的不稳定生长。

2）长度或周长的软组织不规则生长。

包括：A肥大（常见），身体的小部分（孤立的）手指（巨指）或大部分（肢体，占全身的一半）；B.萎缩（罕见的），小的或大的身体部分（图6-3-2）。病灶的位置：存在于与血管畸形（常见）相同的部位或不同部位（罕见）。

KTS的诊断方法（图6-3-3）：首选磁共振，次选超声，CTA，DSA。

（1）动脉系统：超声，CTA，DSA。

（2）静脉系统：MRV，超声，CTV，静脉造影。

（3）淋巴管系统：MR淋巴管造影，放射性核素显像。

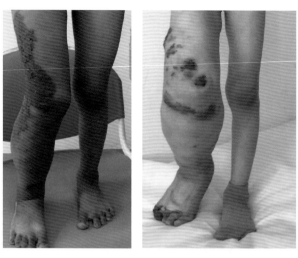

图6-3-2　KTS的临床表现——生长异常（肢体萎缩）

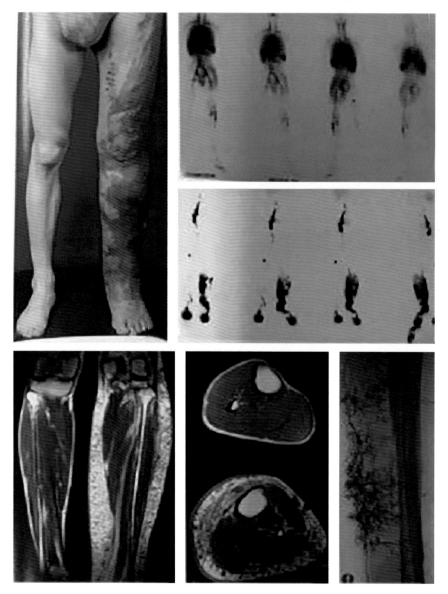

图6-3-3　KTS的影像学表现

（4）软组织：磁共振，MRV。

四、硬化治疗

KTS根据其典型三联征：①微静脉畸形，即葡萄酒色斑。②非典型性侧支静脉曲张。③软组织和骨骼增生肥大，不难做出初步诊断。但是KTS的治疗非常复杂，涉及遗传学评估、诊断试验、治疗计划的制定、并发症预防、患者及其家属的心理支持治疗。目前尚无特效方法，其主要的治疗方法为硬化治疗。激光可用于治疗局限性的葡萄酒色斑。在脉管畸形干预治疗前对表浅静脉进行影像学检查，有助于更好地了解静脉解剖和深部静脉的引流情况。对表浅静脉和畸形静脉，可采用乙醇或泡沫硬化疗法、选择性静脉内热消融术及外科剥脱术、静脉切除术和内镜筋膜下交通静脉结扎术，偶尔也可行深部静脉重建术。术中使用止血带可减少出血，选择性使用下腔静脉过滤器可预防肺动脉栓塞的形成。因KTS累及多个器官，治疗这种复杂的畸形，需要多学科方法的联合。

KTS的硬化治疗主要包括病灶中静脉畸形、淋巴管畸形的硬化治疗。

静脉畸形介入治疗的原则是局部或经导管注入血管硬化剂类药物，其作用机制是使其内皮变性坏死，继而血栓形成，闭塞畸形血管腔。硬化剂主要用无水乙醇、聚桂醇等制作的泡沫硬化剂和平阳霉素碘油乳剂等。

淋巴管畸形介入治疗原则是穿刺针经皮穿刺病灶，缓慢抽出囊内液体，B型超声或DSA引导下经皮穿刺病灶注入适量硬化剂。

采用硬化术治疗KTS的异常浅静脉，可以达到高位静脉闭合、更快地愈合和快速恢复、无明显并发症（如深静脉血栓、神经损伤、皮肤烧伤），因此，聚桂醇硬化治疗KTS边缘静脉是安全有效的（图6-3-4、图6-3-5）。

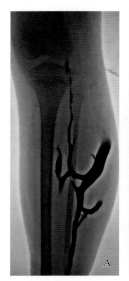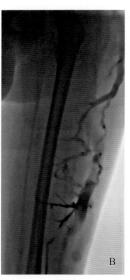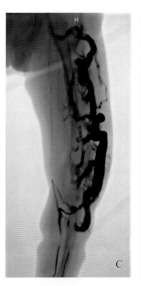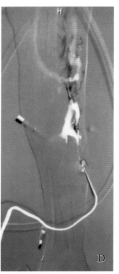

图6-3-4　KTS介入硬化栓塞治疗
注：A～B.术前造影；C～D.经皮穿刺泡沫硬化剂注射。

手术的目的是为了提高功能和控制难治性感染或出血。许多儿童为了达到四肢外观完美而过度手术，然而其结果却加大了畸形。在治疗这些患儿时需要遵循一个重要的原则：不能牺牲功能而使外观完美。

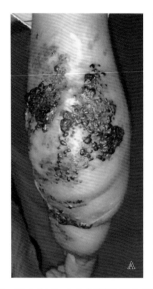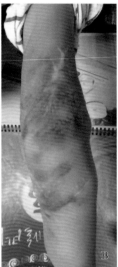

图6-3-5　巨大复杂或合并脂肪增生的淋巴畸形硬化注射治疗前后对比

注：A.术前；B.硬化栓塞治疗后。

参 考 文 献

［1］KASABACH H H，MERRITT K K．Capillary hemangioma with extensive purpurra：report of a case［J］．Am J Dis Child，1940，59（5）：1063-1070．

［2］HALL G W．Kasabach-Merritt syndrome：pathogenesis and management［J］．Br J Haematol，2001，112（4）：851-862．

［3］FREEMAN I，GANESAN K，EMMERSON A J．Kasabach-Merritt syndrome in a term neonate［J］．Arch Dis Child Fetal Neonatal Ed，2011，97（2）：F139-F140．

［4］KIM T，ROH M R，CHO S，et al．Kasabach-merritt syndrome arising from tufted angioma successfully treated with systemic corticosteroid［J］．Ann Dermatol，2010，22（4）：426-430．

［5］SEO S K，SUH J C，NA G Y，et al．Kasabach-Merritt syndrome：identification of platelet trapping in a tufted angioma by immunohistochemistry technique using monoclonal antibody to CD61［J］．Pediatr Dermatol，1999，16（5）：392-394．

［6］MEGURO M，SOEJIMA Y，TAKETOMI A，et al．Living donor liver transplantation in a patient with giant hepatic hemangioma complicated by Kasabach-Merritt Syndrome：Report of a case［J］．Surg Today，2008，38（5）：463-468．

［7］MAGUINESS S，GUENTHER L．Kasabach-merritt syndrome［J］．J Cutan Med Surg，2002，6（4）：335-339．

［8］周少毅，张靖．Kasabach-Merritt综合征治疗研究新进展［J］．中华小儿外科杂志，2012，33（12）：948-950．

［9］ZHOU S Y，LI H B，MAO Y M，et al．Successful treatment of Kasabach-Merritt syndrome with transarterial embolization and corticosteroids［J］．J Pediatr Surg，2013，48（3）：673-676．

［10］TSANG Y，CHAN J K．Kaposi-like infantile hemangioendothelioma．A distinctive vascular neoplasm of the retroperitoneum［J］．Am J Surg Pathol，1991，15（10）：982-989．

［11］周少毅，张靖．经导管动脉硬化栓塞术治疗Kasabach-Merritt综合征［J］．中国介入影像与治疗学，2014，11（7）：415-418．

［12］ENOMOTO Y，YOSHIMURA S，EGASHIRA Y，et al．Transarterial embolization for cervical hemangioma associated with Kasabach-merritt syndrome［J］．Neurol Med Chir（Tokyo），2011，51（5）：375-378．

第七篇
聚桂醇硬化治疗新领域的临床应用

第一章
生殖静脉曲张的介入引导下聚桂醇硬化疗法

刘小平

工作单位：解放军总医院海南分院

生殖静脉系精索静脉及卵巢静脉的统称，二者承担回收来自生殖动脉对内生殖器官的供血，并且向下腔静脉引流。两侧精索或卵巢静脉的解剖构造、回流路径基本相同，生殖静脉反流产生的血流动力学改变，是诱发男性精索静脉曲张、女性盆腔静脉淤血的主要病因。精索静脉曲张好发于16～25岁青少年男性，流行病学统计发病率约10%，男性不育症中约40%患有精索静脉曲张。女性的慢性盆腔疼痛，约30%为盆腔淤血综合征，Taylor于1949年明确了该疾病的概念，提出卵巢静脉的反流与之密切相关，亦称卵巢静脉综合征。

应用介入技术，通过逆行性生殖静脉插管技术，完成生殖静脉硬化栓塞治疗，永久性地阻断生殖静脉反流路径，能够有效地祛除因反流引起的相关临床症状，目前是一种较为成熟、微创的治疗技术。在传统的栓塞治疗中，常用金属弹簧圈为栓塞材料，将其永久性植入患者体内。从医学伦理学角度评价，以泡沫硬化剂作为栓塞材料，随着硬化剂分解、代谢，体内无永久性异物存留，此治疗方法更为人性化。

随着介入技术的不断发展、栓塞材料的不断改善以及创伤小、恢复快的优点，经导管泡沫硬化剂栓塞治疗精索静脉曲张及卵巢静脉曲张已经成为一种越来越被关注与广泛应用的手术方式。加之国产硬化剂聚桂醇的问世与推广，我国临床医师在应用聚桂醇进行精索静脉曲张及卵巢静脉曲张硬化栓塞治疗方面积累了丰富的临床经验，证实了该药的安全性和有效性，促进了该疾病硬化剂注射疗法更进一步的研究与发展。

经导管泡沫硬化剂栓塞治疗精索静脉曲张及卵巢静脉曲张，避免了全身麻醉，在局部麻醉下进行治疗，临床疗效佳、手术成功率高，复发率低且并发症少，患者恢复快，住院周期短，操作简便，安全性高，体内无异物残留，是一种安全有效、经济－社会效益好，值得推广的手术方式。

一、精索静脉曲张

精索静脉曲张（varicocele，VC）是男科常见病之一，是一种血管病变，以精索内蔓状静脉丛不同程度的扩张和迂曲为特点，多见于青壮年。其在普通男性中的患病率为10%～15%，在原发性不育症中为30%～40%，在继发性不育症中为69%～81%，在精液异常男性中约为25.4%。精索静脉曲张通常见于左侧，占77%以上。精索静脉曲张按年龄可分为成年型（年龄＞18岁）和青少年型（10～18岁）。

（一）病因分类

分为原发性、继发性的生殖静脉反流，原发性反流多以静脉壁或静脉瓣膜的先天发育不良所致；继发性反流则在腹腔或腹膜后肿瘤压迫，肾静脉、下腔静脉回流不畅，胡桃夹综合征、下腔静脉狭窄、血栓（癌栓）等疾病基础之上发生。

（二）常见病因

精索静脉曲张是一种血管病变，精索内蔓状静脉丛的异常扩张、伸长和迂曲，睾丸周围的静脉充血及性腺静脉功能不全会导致阴囊内温度升高，导致睾丸缺氧及氧化应激，并且反流会导致肾及肾上腺的代谢产物到达阴囊（图7-1-1）。以上这些原因导致阴囊疼痛、坠胀感、睾丸萎缩及进行性睾丸功能减退，是成年人不育的常见原因。

1. 原发性精索静脉曲张与下列因素有关：①静脉瓣有防止静脉血反流的作用，当精索静脉瓣缺损或功能不良时可导致血液反流。②精索静脉壁及其周围结缔组织薄弱或提睾肌发育不全。③人的直立姿势影响精索静脉回流。

2. 精索静脉曲张以左侧发病多见，双侧及右侧发病少见，一般认为主要与以下因素有关：①左侧精索内静脉行程长，呈直角汇入左侧肾静脉，静脉压力较大。②"胡桃夹"现象，即左侧肾静脉在肠系膜上动脉与腹主动脉之间受压，影响左侧精索内静脉回流甚至导致反流。③左侧肾静脉入口处瓣膜功能不全（左侧约40%，右侧约23%）。

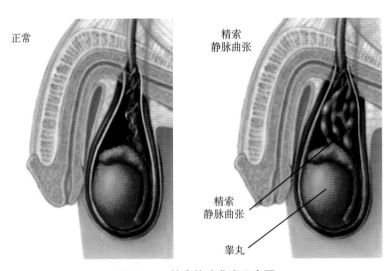

图7-1-1　精索静脉曲张示意图

（三）诊断

1. **临床表现**　患者站立时一侧阴囊下垂，同时伴局部坠胀、坠痛感，步行或站立过久时症状加重，平卧休息后症状减轻或消失。立位检查时可见患侧阴囊明显松弛下垂，视诊和触诊时曲张的精索静脉呈团块状，平卧后曲张的静脉随即缩小或消失。局部体征不明显时可做Valsalva试验，即可呈现曲张的静脉。绝大部分患者静脉回流征阳性。

2. **体格检查**　主要是增加腹压来达到明确诊疗的作用。

（1）查体：是诊断VC和分级的重要手段，按严重程度可将VC分为四级（0、Ⅰ、Ⅱ、Ⅲ级）。一些学者认为Ⅱ、Ⅲ级的精索静脉曲张可能导致70%患者睾丸体积减小，是影响生精功能的危险因素。故查体时应注意睾丸大小和质地，但单纯依靠睾丸体积来判断睾丸的功能是不可靠的。

（2）检查方法：患者取站立位，深吸气后紧闭声门，再用力做呼气动作，必要时可以辅以用手压患者腹部，以增加腹压，达到更好的效果。检查目的是了解患者是否存在迂曲、扩张的静脉团。检查内容包括睾丸大小与质地、附睾、输精管、精索及其血管等。睾丸变小、变软是睾丸功能不全的征象。对于瘦长体型的患者注意是否存在胡桃夹综合征可能，对于平卧肿物不消失或单纯右侧VC，考虑腹膜后肿物可能。

3. 影像学检查

（1）彩色多普勒超声检查：是诊断原发性精索静脉曲张最主要的手段之一。彩色多普勒超声检查既能了解组织器官的解剖结构，包括精索、睾丸及附睾等，又能了解相应部位的血流状况，清楚地显示静脉内有无血液反流，反流部位、程度及与呼吸、Valsalva动作的关系等。对于VC患者，超声检查是一种特异度（94%）和敏感度（97%）均较高的辅助检查手段，且可重复检查，成为精索静脉曲张的首选辅助检查手段。检查主要包括以下几个方面内容（图7-1-2）。

1）测量精索静脉内径：一般认为在Valsalva动作下精索静脉内径＞3mm作为临床型VC的确诊依据，精索静脉内径直径＞2mm可诊断亚临床型VC。但美国泌尿外科学会/美国生殖医学会指南认为，对于触诊无异常的亚临床型VC患者不必行超声等辅助检查。

2）测量睾丸大小：通常认为超声可以准确地测量睾丸大小，评估睾丸萎缩程度，虽然存在一定的主观性，但依旧比睾丸测量仪精确。睾丸萎缩程度的评估是VC诊疗过程的重要一点。睾丸萎缩指数公式：睾丸萎缩指数（%）＝（健侧睾丸体积－患侧睾丸体积）/健侧睾丸体积×100%，当萎缩指数＞15%，表示患侧睾丸发育不良或萎缩；当萎缩指数＞20%，表示睾丸损伤严重，可能无法自愈，被认为是手术指征。

3）测量精索静脉的最大反流速度：超声可以在患者做Valsalva动作时测量精索静脉的最大反流速度，也可作为评估是否实施手术的一项指标。

需注意的是，若患者为双侧VC，睾丸萎缩指数无法正确评估，不可继续采取睾丸萎缩指数来决定是否进行手术。此外，临床可能出现查体时发现VC，而超声并未发现，可以更换立位或选择下午做超声检查，提高诊断率。

（2）血管造影：导管法下腔静脉、左侧肾静脉造影术中，患者做Valsalva动作，对比剂逆行性充盈精索内静脉使其显影，为反流诊断的"金标准"。选择性精索内静脉造影，对比剂反流至阴囊精索静脉丛提示Ⅲ度反流，Ⅰ～Ⅱ度反流可见对比剂反流至精索内静脉主干的腰段或骨盆上段平面（图7-1-3～图7-1-5）。

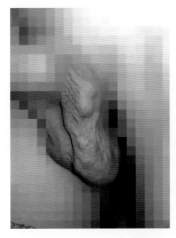
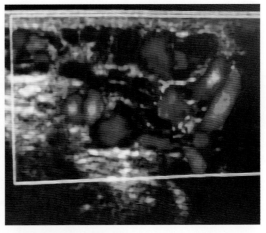

图7-1-2　Ⅲ度精索静脉曲张彩超

注：彩超探查，精索静脉丛迂曲、扩张。

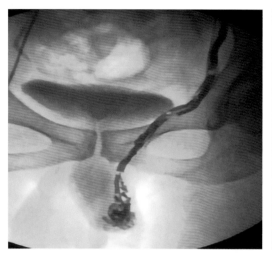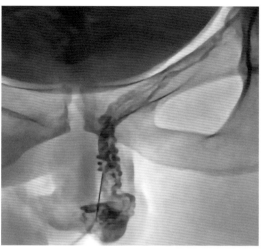

图7-1-3 精索静脉曲张逆行＋顺行性血管造影

注：选择显示精索静脉曲张，精索静脉丛扭曲、扩张。

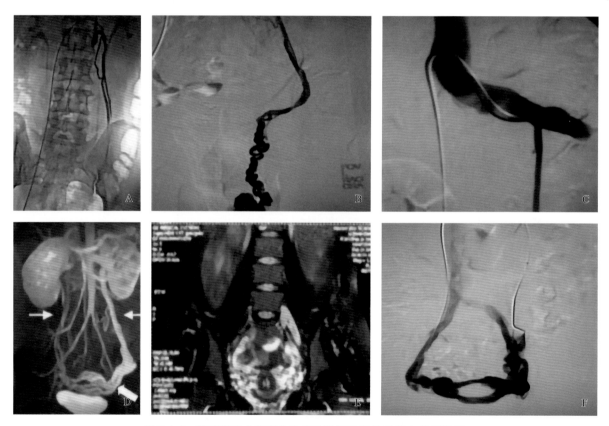

图7-1-4 精索静脉曲张硬化治疗前进行选择性精索内静脉造影

注：在DSA透视引导下术前造影明确判断精索静脉曲张的原因、程度、交通支。

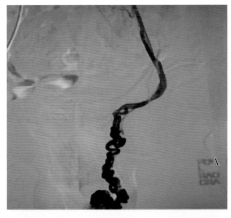
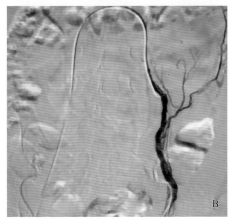
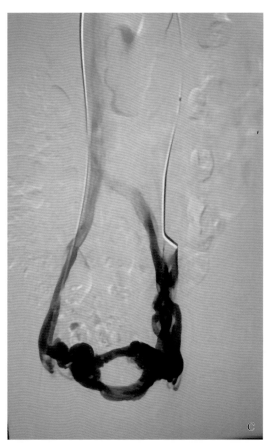

图7-1-5 选择性靶血管术前造影

注：A.推注对比剂评估泡沫硬化剂的使用剂量；B.评估推注泡沫硬化剂的速度；C.观察交通支评估泡沫硬化剂的安全性。

4. 精索静脉曲张的分度

（1）按体格检查分度：①临床型Ⅰ度，阴囊触诊时无异常，但患者屏气增加腹压（Valsalva试验）时可扪及曲张的精索静脉。②临床型Ⅱ度，阴囊触诊可扪及曲张的精索静脉。③临床型Ⅲ度，视诊可以看见阴囊内曲张静脉团块，阴囊触诊时可扪及明显增大、曲张的静脉团。

（2）彩色多普勒超声（CDFI）分度：按照临床及超声可将精索静脉曲张分为临床型与亚临床型，其中临床型分为3度。

1）亚临床型精索静脉曲张：临床触诊阴性而超声平静呼吸检查精索静脉最大内径1.8～2.1mm，但无反流，在Valsalva动作时有反流，静脉反流持续时间1～2秒。

2）临床型精索静脉曲张Ⅰ度：临床触诊阳性且超声平静呼吸检查精索静脉最大内径2.2～2.7mm，在Valsalva动作时有反流，静脉反流持续时间2～4秒。

3）临床型精索静脉曲张Ⅱ度：临床触诊阳性且超声平静呼吸检查精索静脉最大内径2.8～3.1mm，在Valsalva动作时有反流，静脉反流持续时间4～6秒。

4）临床型精索静脉曲张Ⅲ度：临床触诊阳性且超声平静呼吸检查精索静脉最大内径≥3.1mm，在Valsalva动作时有反流，静脉反流持续时间≥6秒。

对于程度较轻或可疑精索静脉曲张患者，宜采用立位超声检查以提高超声检出率，中度和重度患者可采用平卧位超声扫查，对于观察静脉反流及其程度有帮助。

（3）精索内静脉造影下的分度：根据精索内静脉造影的结果可分为3度。①轻度：对比剂在精索内静脉内反流长度达5cm。②中度：对比剂反流至腰椎4～5水平。③重度：对比剂反流至阴囊内。

（四）治疗

精索静脉曲张一经确诊应尽早手术治疗，由于精索静脉曲张进行性加重，可以导致睾丸体积与精液质量的进行性下降，因而使患者的生育能力受损，造成继发性不育。而早期手术治疗可以打破局部血液淤积、一氧化氮过度增加和超微结构改变的恶性循环，使绝大多数患者的睾丸生长获得改善，睾丸和精子的功能得以恢复。

精索静脉曲张的外科治疗方法包括手术治疗和介入技术（顺行或逆行）。手术治疗包括传统经腹股沟途径、经腹膜后途径、经腹股沟下途径精索静脉结扎术，显微技术腹股沟途径或腹股沟下途径精索静脉结扎术，腹腔镜精索静脉结扎术等。

1. 精索内静脉高位结扎术 是目前治疗原发性精索静脉曲张最常用的手术方法，其理论基础是精索静脉曲张存在血液反流，高位结扎后可有效地阻止这种反流现象。

高位结扎术有经腹股沟内环处和腹膜后两种途径（图7-1-6、图7-1-7）。前者的优点是位置低、创伤小、易操作，但由于此处静脉常为多支，容易漏扎和误伤动脉，造成复发及睾丸萎缩。经腹膜后途径时精索内静脉大多汇合成单支，结扎可靠，不易复发，但其创伤大、显露困难，可能存在静脉血回流障碍。因而，可采用显微外科技术行高位结扎术加转流术，由于该技术存在操作复杂、失败率高等缺点，尤其是疗效与单纯性结扎相比并无显著性差异而渐被放弃。

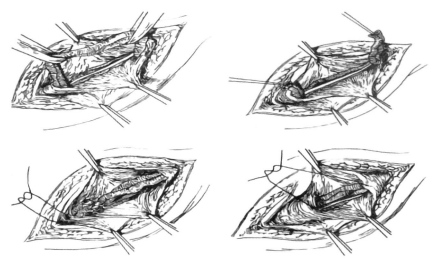

图7-1-6　经腹股沟途径结扎精索内静脉

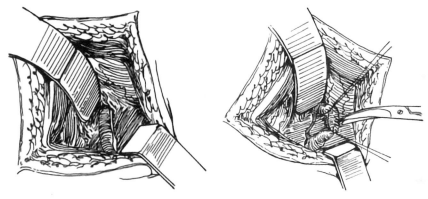

图7-1-7　经腹膜后途径高位结扎精索内静脉

2. **腹腔镜技术高位结扎精索内静脉**　是近十年来开展的一种微创手段。该方法对人体干扰少，术野清晰，术后恢复快、痛苦小，可同时处理双侧病变及其他器官疾病，但费用昂贵。

3. **介入引导下栓塞法**　随着介入放射学的发展，精索内静脉栓塞或注入硬化剂治疗原发性精索静脉曲张已成为临床常用的方法。通过导管选择性或超选择性向精索内静脉注入栓塞物，如明胶海绵、金属线圈、弹簧钢丝等或硬化剂如聚桂醇、5%鱼肝油酸钠、无水乙醇等，以达到闭塞静脉的目的（图7-1-8）。

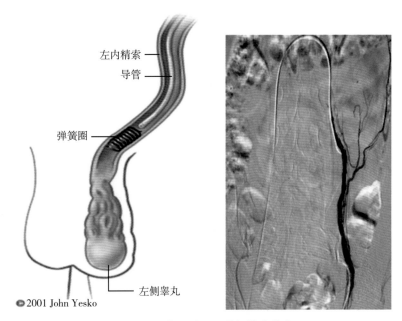

图7-1-8　介入引导下逆行栓塞技术

二、卵巢静脉曲张

卵巢静脉曲张（ovarianvarices，OV）是导致女性慢性盆腔疼痛的常见原因之一（图7-1-9），本症首先由Richet于1850年描述，直到20世纪60年代才被确认为是与盆腔疼痛有关的疾病。在所有引起慢性盆腔疼痛的疾病中，OV是最易被忽视的病变。

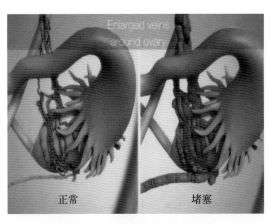

图7-1-9　卵巢静脉曲张示意图

（一）病理与病因

1. 解剖学因素

（1）卵巢静脉反流好发于左侧，因左侧卵巢静脉以直角汇入左侧肾静脉后随之入下腔静脉，左侧肾静脉受到主动脉及肠系膜上动脉压迫，即胡桃夹综合征（图7-1-10）。因此，左侧卵巢静脉常因回流不畅致静脉曲张。

（2）盆腔的静脉数量多、缺乏筋膜构成的外鞘、静脉管壁薄、弹性差，极易扩张、反流，从而使血流淤积。

（3）妊娠期卵巢静脉显著扩张，以缓解子宫血管的压力。妊娠期卵巢毛细血管容量可以扩张数十倍，并持续到分娩后数月，卵巢静脉重度扩张对静脉瓣功能构成不可逆损害。妊娠期循环血容量比非妊娠期增加约1450ml，卵巢静脉压力较非妊娠期增加3倍，故好发于经产妇。

（4）增高盆腔静脉压力的各种因素，如慢性咳嗽、肥胖、持续负重、后位子宫、习惯性便秘等，均能引起子宫阴道丛充血而导致静脉曲张。

（5）卵巢静脉瓣缺如也是卵巢静脉曲张的原因之一。

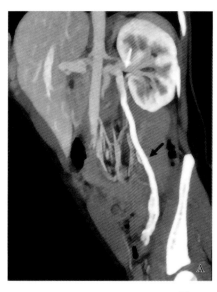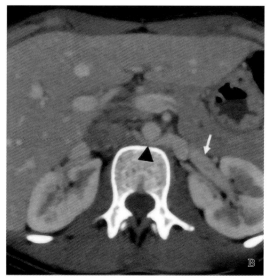

图7-1-10 胡桃夹综合征

2. 内分泌因素 盆腔积液中有一定水平的雌、孕激素，雌激素是血管扩张剂，孕激素拮抗雌激素，导致盆腔血管平滑肌收缩。雌激素水平下降，一氧化氮释放增加，导致血管平滑肌舒张，从而导致静脉曲张。盆腔静脉曲张经历了血管内膜和中层的纤维化、平滑肌增生和毛细血管内皮的增生。妊娠期妊娠黄体和胎盘产生的大量雌、孕激素，使盆腔静脉极度扩张充血，故盆腔静脉曲张常见于多次妊娠的女性。

3. 体位因素 长期站立又缺少活动使盆腔静脉压力持续增高，易形成盆腔淤血综合征（PCS）。此类PCS患者，久站、久坐后盆腔静脉淤血症状加重，休息后症状减轻。另外，习惯性仰卧位睡眠者，盆腔内静脉血长时间处于下腔静脉，不利于静脉回流，从而加重病情。

4. 肿瘤因素 盆腔或肠道肿瘤引起PCS的机制：在增大的肿瘤压迫下，静脉受压，使静脉内血液回流总量增加、回流阻力增大、静脉容积扩大，进一步增高了盆腔静脉压力，导致PCS。常见引起PCS的盆腔肿瘤包括子宫肌瘤、滋养细胞肿瘤、卵巢肿瘤、肠系膜和肠道肿瘤、腹膜后肿瘤等。

（二）临床表现

临床特点为"三痛两多一少"，即盆腔坠痛、低位腰痛、性交痛，月经多、白带多，妇科检查阳性体征少。临床观察，卵巢静脉反流程度与疼痛程度呈正相关。

1. 下腹部（盆腔区）疼痛、腰骶区疼痛是主要表现，站立过长时症状更明显；90%患者在月经期前疼痛症状加剧，有别于盆腔其他疾病所导致的疼痛。

2. 其他伴随症状　包括月经紊乱（25%～30%）、性交时疼痛加重（占45%～55%）、尿路压迫症状（占15%～20%）和自主神经功能紊乱（占40%～50%）。

（三）诊断

卵巢静脉曲张的诊断依据主要为三个方面：①卵巢静脉直径大于5mm。②卵巢静脉存在反流。③临床症状（立位、劳累后盆腔、骶尾部坠胀感、胀痛感，性交不快感、深部性交痛，月经异常等）。最终确诊仍需进行选择性静脉造影。

（1）彩色多普勒超声：盆腔B超检查或者经阴道超声探查，可发现盆腔静脉扩张，有助于诊断。声像特点：①迂曲的盆腔静脉直径＞6mm。②血流速度减慢（约3cm/s）或反流。③卵巢呈多囊性改变。

经阴道超声检查简单易行，可清晰显示增粗的蛇行彩色束或红蓝相间的彩色团块，有助于对淤血程度、部位、波及范围进行分级，同时根据断面声像图和多普勒改变还能与髂总静脉受压综合征和髂静脉血栓形成等盆腔血管疾病相鉴别。目前，经阴道彩色多普勒血流显像已成为临床上最直接可靠的辅助诊断方法，越来越多的妇科医师也对其有了进一步的认识，已成为临床诊断该疾病的首选方法。研究显示，比较经阴道、经会阴及经腹超声3种超声的诊断价值，经阴道超声在这3种检查方式中检出率和准确率最高，经阴道及经会阴超声检查明显优于经腹超声检查，常规经腹超声检查卵巢时，联合使用经阴道或经会阴超声检查有助于提高诊断准确率。但经阴道超声局限于对盆腔静脉扩张及淤血的诊断，而经腹超声能够清晰显示左侧卵巢静脉及左侧髂内静脉的反流，对该疾病的病因诊断优于经阴道超声，必要时可采用经腹超声和经阴道超声联合应用，可有效避免误诊和漏诊的发生，极大地提高PCS的诊断准确率。

近年来，随着介入治疗技术的快速发展，对彩色多普勒超声检查提出了更高的要求。经阴道三维超声检查可全面扫查盆腔血管，显像立体、直观，具有安全、无创伤、经济、方便等特点，弥补了二维超声显像的不足，提高了疾病的诊断准确率。经阴道三维超声检查简单易行，在临床上得到广泛应用，可较准确地进行诊断，有条件者可联合超声造影，提高临床诊断符合率。

（2）盆腔CT、MRI检查：无创性观察盆腔静脉迂曲扩张程度、范围。

（3）血管造影：表现为卵巢静脉丛淤血、扩张，卵巢静脉最大直径超过10mm，盆腔静脉丛的对比剂廓清时间＞20秒。

（4）下腔静脉造影：有利于评价右侧生殖静脉反流。选择性左侧肾静脉造影或者选择性卵巢静脉造影，对比剂的逆行反流，对卵巢静脉丛的扩张，廓清障碍等解剖、动力学改变显像更为准确而客观（图7-1-11、图7-1-12）。

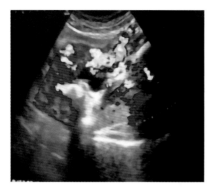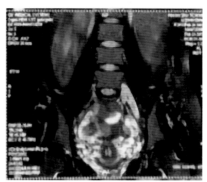

图7-1-11　盆腔淤血综合征

注：彩超、MRV显示盆腔扩张，左卵巢静脉扩张显著。

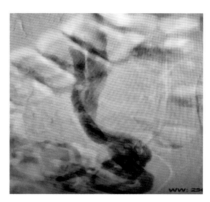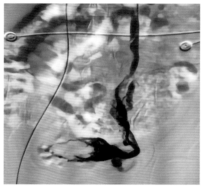

图7-1-12　选择性卵巢静脉造影

注：见左侧卵巢静脉反流＋盆腔静脉丛扩张。

三、介入引导硬化剂栓塞治疗的应用基础

经皮硬化剂注射治疗精索静脉曲张及卵巢静脉曲张，能够使静脉管壁发生炎症反应，静脉萎陷，肉芽组织而后纤维化，在萎陷的静脉腔内生长，最终形成纤维条索使静脉腔永久性闭塞，达到使曲张静脉萎陷的治疗目的。

应用介入技术，完成逆行性生殖静脉插管＋栓塞治疗，同显微镜下生殖静脉高位结扎有着相同的优势，能够规避生殖动脉和淋巴管损伤，减少术后并发症。Laccamo（1977年）及Michsel（1994年）等曾先后报道精索、卵巢静脉栓塞术，目前该项技术临床应用较为普及，疗效肯定。该技术为微创性，栓塞彻底，不需要全身麻醉，患者的耐受程度高，手术时间短，恢复快，术后6小时即可下地活动、术后1天即可出院。患者能够尽早恢复正常的工作、学习与生活。并且与传统的手术及腹腔镜手术相比有着更低的并发症发生率。

（一）泡沫硬化剂栓塞治疗生殖静脉曲张的作用机制

1. 血管内皮细胞的化学消融。硬化剂对内皮细胞膜蛋白分子层的溶解、破坏，启动内皮细胞脱水、变性、凝固性坏死。

2. 内膜下、中膜层胶原纤维的消融破坏。血管内皮细胞坏死、剥脱，胶原纤维裸露，化学损毁后管腔胶原纤维皱缩、纤维化，导致血管腔萎陷、闭塞，实现永久性封闭静脉反流通道的目的。

3. 泡沫硬化剂可以视为长效的液体栓塞剂。闭塞粗大静脉干的技术要素包括：①保持硬化剂的

有效浓度。②尽可能延长在靶血管内的停留时间。

（二）泡沫硬化剂的临床优势

1. 泡沫硬化剂的空泡特性能够使硬化剂与静脉血管壁有着更大的接触表面积，浓度保持稳定，作用速度快，能够对血管壁产生更好的化学反应。

2. 泡沫硬化剂的液体性质允许其扩散通过精索内静脉，进入并行静脉及一些细小的分支静脉，因而能更好地发挥硬化栓塞的作用。

3. 泡沫易在血管内滞留，能够作为一个整体进入血管内且保持一定时间，对血液有驱逐作用，因此其"可控性"相对更强。

4. 泡沫剂型具有致密性、黏附性，产生"驱赶血流"效应，靶血管内释放，能够以等容积与血管腔内血液置换，产生抗稀释作用。

5. 泡沫剂型可扩大容积，可以减少硬化剂的用量，降低不良反应。

（三）适应证和禁忌证

1. 适应证

（1）精索静脉曲张目前普遍接受的治疗指征：①依据超声多普勒检测结果示精索内静脉反流，并根据体格检查对患者进行分级。②睾丸不对称，患侧睾丸体积比对侧小2ml或20%以上。③双侧VC。④症状明显的VC。⑤睾丸疼痛或不适、睾丸或腹股沟肿胀，预防性治疗以及患者自身有治疗意愿。

（2）卵巢静脉曲张的适应证：育龄女性，有慢性盆腔疼痛病史，反复盆腔炎发作经妇科治疗无效，并经影像学检查证实盆腔静脉淤血综合征。

2. 禁忌证

（1）有严重出凝血倾向者（血小板计数$< 50 \times 10^9$/L，凝血酶原时间> 25秒，凝血酶原活动度$< 40\%$）。

（2）患有未被控制的全身性炎症。

（3）妊娠期、哺乳期。

（4）对乙醇、聚桂醇等硬化剂过敏者。

（5）既往行腹部手术或其他手术禁忌证者。

（6）甲状腺功能亢进。

（7）月经期或未能排除其他盆腔疾病所致疼痛者。

四、生殖静脉曲张聚桂醇硬化剂栓塞疗法规范化操作流程

术前应对患者的病史、既往治疗史进行详细问询、记录，并通过系统临床评估、实验室检查、影像学检查明确临床诊断，并排除其他病因后，针对患者的具体情况制订个体化的治疗方案（图7-1-13）。

严格遵守操作流程和注射方法，确保治疗安全、有效。根据肌瘤的部位选择具体的穿刺路径及注药方法。

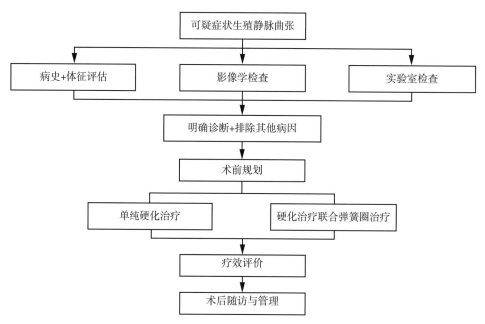

图7-1-13　生殖静脉曲张诊疗流程

（一）术前准备

1. 患者准备

（1）知情同意：术前告知患者硬化剂栓塞治疗的优势与不足，治疗过程中及术后可能出现的风险、不良反应、预期疗效、并发症及药物不良反应，并签署知情同意书。

（2）完善治疗前常规检查：血、尿、便常规，生化检查、凝血功能，术前常规心电图检查。

（3）术前临床评估：包括病史采集、体格检查及影像学检查。其中病史采集时应注意询问患者是否有静脉曲张手术史或硬化治疗史，建议对所有患者进行临床、病因、解剖、病理生理分级，对于评估消除静脉曲张后所期望的功能改善有相应帮助。

2. 泡沫硬化剂的制备（图7-1-14）

（1）聚桂醇与气体配制比例为1∶4。

（2）建议采用Tessari法制作聚桂醇泡沫硬化剂。使用两个一次性5ml塑料注射器，一个注射器内盛有1ml液体硬化剂溶液，另一个注射器内盛有4ml空气，两个注射器的端口通过三通阀连接，快速来回推送两个注射器的内容物10～20次，通过由此形成湍流产生泡沫。建议在完成10次推注后

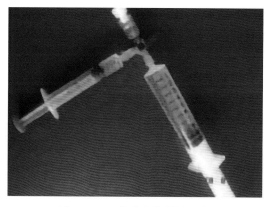

图7-1-14　泡沫硬化剂的制备

可以将通道口适度关小，以增加气液混合的匀度。

一般采用空气作为制作泡沫硬化剂的气体成分，有条件的中心也推荐使用二氧化碳，可以减少空气栓塞的发生率。

3. **介入引导下硬化剂栓塞治疗的聚桂醇使用剂量** 使用聚桂醇栓塞治疗，每次治疗泡沫硬化剂的用量：精索静脉曲张15～30ml，卵巢静脉曲张20～40ml，建议聚桂醇泡沫硬化剂最大剂量＜40ml。

（二）主要设备与器械

1. 需要在血管造影X线机（DSA）下完成检查、治疗。
2. 血管鞘、导管。5F血管鞘1副，5F猪尾导管、多功能导管、Cobra导管各1根，3F微导管1根。
3. 导丝。0.032～0.035导丝，120cm、180cm各1根。
4. 三通阀2个。

（三）栓塞术前造影检查

采用Seldinger技术行右侧股静脉穿刺，经导管鞘交换插入5F猪尾、多功能导管，血管机下完成以下静脉造影观察。

1. **下腔静脉造影** 插入5F猪尾导管，嘱患者做Valsalva动作完成造影，检查目的是观察右侧生殖静脉是否有反流征象、下腔静脉的通畅度与回流情况。

2. **左侧肾静脉造影** 交换5F多功能导管或Cobra导管，经导丝的引导插入左侧肾静脉，患者做Valsalva动作下造影，通常能够清楚显示反流的生殖静脉干开口及左侧肾静脉回流是否正常。

3. **生殖静脉干造影** 将导丝、导管交换插入反流的精索内静脉（卵巢静脉），将导管先端停留在靠近肾静脉的近心端，推注对比剂可见沿静脉干反流，直至充盈阴囊静脉丛（卵巢静脉丛），则提示Ⅲ度反流，造影有助于了解精索内静脉干扩张程度、是否存在解剖变异的双干及多干反流通路。左侧曲张的精索（卵巢）静脉丛的回流通道，常经交通支进入右侧生殖静脉丛，由右侧的精索内静脉（卵巢静脉）引流至下腔静脉，右侧静脉丛代偿性扩张较为常见。

（四）泡沫硬化剂的栓塞治疗

1. 将导管逆行插入至生殖静脉干骨盆上段（骶髂关节平面），卵巢静脉反流者，可以插管接近骨盆下段层面；随即开始制备栓塞用的泡沫硬化剂。

2. 透视监视下经导管使用注射器以团注方式，将泡沫硬化剂（8ml/次）匀速推入，泡沫硬化剂为负性影像逆行进入精索（卵巢）静脉丛，随着硬化剂的不断充盈，生殖静脉丛快速痉挛、收缩，推注硬化剂的阻力也会随之增加。当泡沫硬化剂负性影像充盈骨盆上段生殖静脉干即可停止。每次治疗泡沫硬化剂的用量，精索静脉曲张为15～30ml，卵巢静脉曲张为20～40ml。通常，卵巢静脉反流的泡沫硬化剂用量大于精索静脉曲张，治疗结束后可以将导管头端保留在生殖静脉骨盆上段10分钟。

3. 栓塞后造影。导管头端后撤，停留在生殖静脉干的腰上段，抽取对比剂5～8ml再次造影，骨盆上段生殖静脉干阻断、闭塞即结束治疗。

典型生殖静脉曲张患者的介入引导下硬化剂栓塞治疗见图7-1-15～图7-1-17。

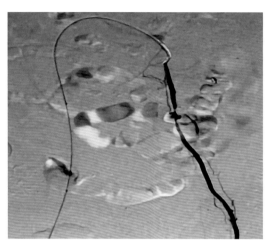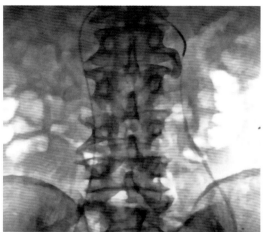

图7-1-15　左侧精索静脉内静脉反流

注：左侧精索静脉内静脉反流，腰椎骨桥，阻碍5F导管插入到骨盆上段。

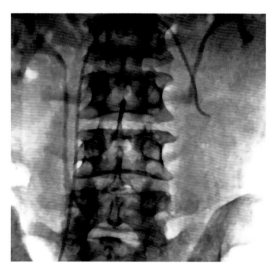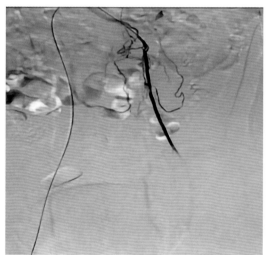

图7-1-16　应用同轴技术插入3F微导管

注：顺利插入精索内静脉骨盆上段，泡沫硬化剂栓塞术后造影反流通路阻断满意，泡沫硬化剂用量为24ml。

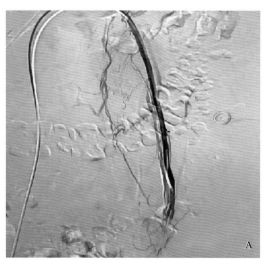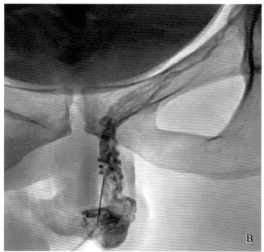

A　　　　　　　　　　　　　　　　　　　　B

图7-1-17

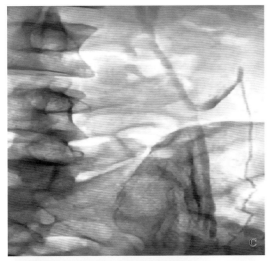
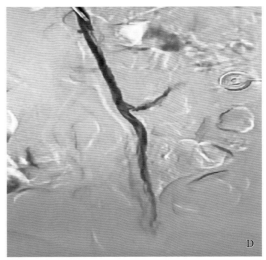
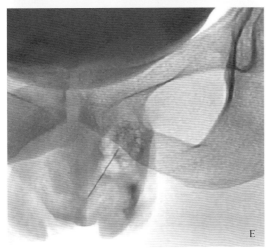

图7-1-17　左侧精索静脉曲张高位结扎术后复发
行泡沫硬化剂栓塞治疗（续）

注：A.左侧精索静脉曲张高位结扎术后复发，导管法精索内静脉造影，未能显示反流征象；B.穿刺精索静脉丛做顺行造影观察；C～E.顺行造影显示精索内静脉开放，向肾静脉引流，插入导管泡沫硬化剂栓塞残留反流通道，同时补充精索静脉丛硬化剂治疗，聚桂醇泡沫硬化剂用量30ml，聚桂醇硬化栓塞效果明显。

（五）注意事项及技术要点

1. 如遇精索静脉有较大侧支回流至下腔静脉或深静脉，导管应该尽量避开这些侧支开口，否则泡沫硬化剂不易完全栓塞精索静脉主干而易造成术后复发，但小侧支反而需要注意栓塞。

2. 注射泡沫硬化剂时速度不宜太快、力量不宜太大，以免泡沫过多进入阴囊内静脉丛而造成术后血栓性静脉炎。

3. 从股静脉路径插入5F多功能导管或Cobra导管，经左侧肾静脉逆行进入生殖静脉干的近心端并不困难。反流血柱所产生的漂浮效应，使导管较为容易选择性进入精索内静脉开口端，在逆行输送到骨盆上段途中，由于静脉瓣、解剖等因素的限制，部分患者较为困难，让患者做腹式呼吸下，平顺地推进导管有助于插管到位。有些因脊柱退行性变，以及生殖静脉干的解剖变异，5F导管下行到位困难者，建议选用3F微导管，应用同轴导管技术插管过程顺利、安全、省时，有利提高工作效率。

4. 肾静脉、卵巢静脉造影，进一步证实盆腔静脉曲张。首先采用改良Seldinger方法顺行穿刺右侧股静脉，置入导管鞘将5F Cobra或5F VER导管超选择插入下腔静脉，再进入左侧肾静脉造影，显示对比剂反流进入卵巢静脉，同时显示卵巢旁曲张静脉；再将导管进一步插入卵巢静脉，加压注射对比剂，显示广泛侧支静脉丛明确诊断。

5. 将导管头端尽量置入卵巢静脉远心端，手推对比剂使卵巢静脉显影，通过导管缓慢注入泡沫硬化剂，同时嘱患者瞬间憋气，通过增加腹压将泡沫硬化剂"控制"在病变段，使其充分与血管壁接触作用，并利用泡沫硬化剂的占位效应"驱血"。且泡沫硬化剂在透视下显负性阴影，即"充盈缺损"，通过"充盈缺损"范围来评估硬化剂充盈范围及用量（一般不超10ml），硬化剂尽量不要流入左侧肾静脉及下腔静脉，以免损伤上述血管导致深静脉血栓形成。再次造影评估硬化范围，对于主干直径较粗的患者为保证疗效，必要时置入弹簧圈进行栓塞（图7-1-18），弹簧圈可加速静脉内血栓形成，弹簧圈直径需比左侧卵巢静脉直径稍大1～2mm，以免弹簧圈移位随血流进入肺动脉，导

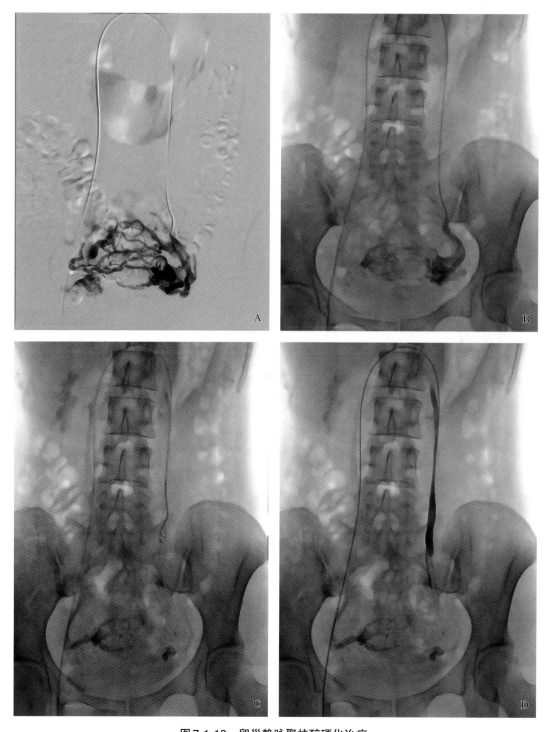

图7-1-18　卵巢静脉聚桂醇硬化治疗

注：A.术前造影；B.注入聚桂醇泡沫硬化剂；C.置入弹簧圈加强栓塞；D.再次造影示卵巢静脉闭塞。

致肺动脉栓塞。必要时，硬化栓塞左侧静脉丛主干及卵巢静脉后，以同样方法栓塞右侧静脉丛主干及右侧卵巢静脉。如合并有左侧髂静脉压迫综合征和胡桃夹综合征，可行球囊扩张成型术和支架植入术。

（六）病例分享

患者，33岁。左侧卵巢静脉反流，导管置于骨盆下段，聚桂醇泡沫硬化剂用量32ml，见盆腔曲张静脉丛呈负性充盈＋长时间停留，后撤导管于骨盆上段硬化剂栓塞，术后造影栓塞效果满意。与传统栓塞材料对比，聚桂醇硬化剂栓塞术体内无异物停留、安全性更高（图7-1-19～图7-1-21）。

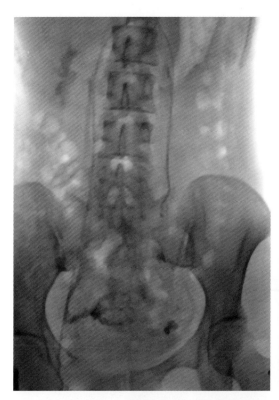 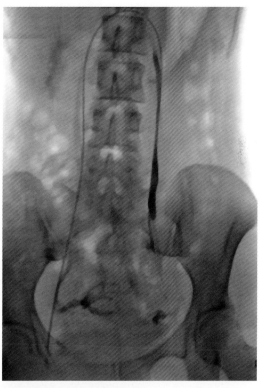

图7-1-19　卵巢静脉曲张经皮穿刺泡沫硬化剂栓塞治疗

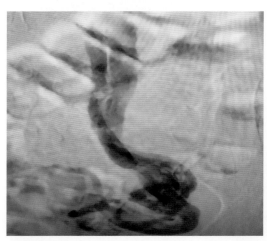 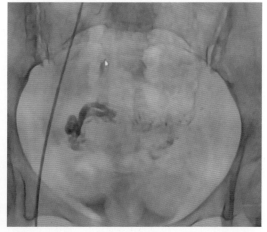

图7-1-20

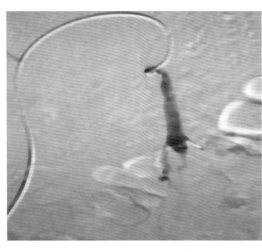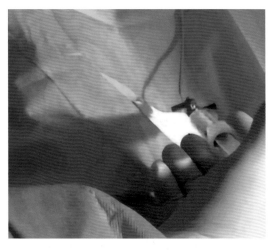

图7-1-20 左侧卵巢静脉反流（续）

注：在腰段平面分成双干，导管置于骨盆下段行曲张的卵巢静脉丛栓塞，后撤导管完成双干卵巢静脉栓塞，术后造影栓塞效果满意。使用泡沫硬化剂30ml。

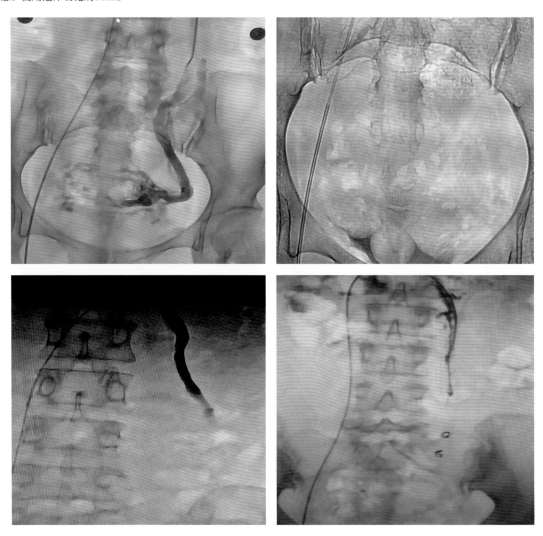

图7-1-21 左侧卵巢静脉反流

注：导管置于骨盆下段，注入泡沫硬化剂，见盆腔曲张静脉丛呈负性充盈＋长时间停留，后撤导管于骨盆上段硬化剂栓塞，术后造影栓塞效果满意。使用泡沫硬化剂用量32ml。与传统栓塞材料对比，硬化剂栓塞术体内无异物停留。

五、术后并发症处理及随访

（一）术后观察及并发症的处理

1. 术后患者平卧5小时，注意监护生命体征的各项指标，无特殊情况5小时以后可以下床适度活动，嘱患者多饮水有利于硬化剂排泄。

2. 部分患者可能出现一过性胸闷、刺激性咳嗽，多见于术后10～30分钟，适当吸氧、卧床处理即可。

3. 精索静脉曲张用棉垫局部加压包扎2天，曲张静脉的偏心加压有利于扩张静脉团块的收缩，预防血栓性静脉炎的发生。

4. 泡沫硬化剂栓塞后，出现精索静脉丛血栓性静脉炎的概率较少，一旦出现阴囊部水肿、疼痛，曲张静脉团张力增高，可以在超声引导下穿刺抽吸血栓，同时给予迈之灵口服2周，局部症状会迅速改善。

5. 卵巢静脉丛泡沫硬化剂栓塞治疗后，局部反应较轻微，通常不用特殊处置。介入引导下聚桂醇泡沫硬化治疗卵巢静脉曲张并发症较少，除穿刺插管引起的并发症外，可有一过性腹痛和变态反应等，深静脉血栓形成罕见。

（二）术后随访

1. 患者术后1个月禁忌剧烈运动和久站、负重，有利生殖静脉反流通道的纤维化闭合，硬化剂栓塞后，曲张静脉纤维化闭合需要5～6周。

2. 分别在治疗后1个月、3个月随访，术前症状改善，阴囊曲张静脉团块萎缩、变硬、消失为治疗有效指标。

3. 超声探查曲张的生殖静脉丛硬化（探头压迫无变形），彩超腔内无血流信号。

4. 精索静脉曲张术后可以做精液检查，精液检查指标改善为治疗有效指标。

六、小结

介入引导下泡沫硬化剂栓塞治疗生殖静脉曲张具有创伤小和可重复治疗的优点；可以在保留脏器的同时很好地控制症状；避免了全身麻醉，在局部麻醉下进行治疗；临床疗效佳、手术成功率高，复发率低且并发症少；患者恢复快，住院周期短，满意度高；可明显改善疾病的相关症状。

其本质优势在于泡沫硬化剂聚桂醇能够选择性地栓塞交通及侧支静脉且不损伤伴行的动脉及淋巴管，因此该手术方式栓塞更加彻底且安全有效，是一种值得推广的手术方式。

同时也要看到，介入引导下泡沫硬化剂栓塞治疗开展的年限尚不长，开展的中心数量有限，缺乏长期疗效观察的数据，有待后续更加系统地开展深入的研究，更新相关共识。

参 考 文 献

［1］刘小平，杜昕，郭伟，等. 经皮穿刺导管引导下泡沫硬化剂疗法治疗卵巢静脉曲张［J］. 中华医学杂志，2011，91（24）：3.

［2］孟令惠，刘怀军. 盆腔淤血综合征及其影像学表现［J］. 国外医学临床放射学分册，2005，28（6）：424-426.

［3］王青春，胡雁. JBI证据预分级及证据推荐级别系统（2014版）［J］. 中国医学杂志，2015，30（11）：964-967.

［4］张江锋，覃忠，王有福，等. 经皮导管逆行泡沫硬化剂治疗精索静脉曲张的疗效观察［J］. 广西医学，2019，41（3）：3.

［5］吴阶平. 吴阶平泌尿外科学［M］. 济南：山东科学技术出版社，2004：1952-1953.

［6］方华，杜晶. 精索静脉曲张［M］. 上海：复旦大学出版社，2010：97-100.

［7］初洪钢，郭瑞强，孙彬，等. 高频超声在诊断精索静脉曲张中的应用［J］. 中华超声影像学杂志，2005，14（4）：215-217.

［8］黄循，张智勇，黄孝庭. 三种术式治疗精索静脉曲张的对比分析及119例腹膜后高位结扎术治疗观察报告［J］. 临床泌尿外科杂志，1995，10（4）：227-228.

［9］孟令惠，李树青，王桂英. 盆腔静脉淤血综合征的MRI表现［J］. 实用放射学杂志，2013，29（10）：1624-1626.

［10］童杰，沙玉成，邬玮. 腹腔镜下行子宫圆韧带缩短术治疗盆腔淤血综合征69例［J］. 安徽医学，2014，35（7）：957-959.

［11］范俊萍，韩萍，杜丹. 经阴道彩色多普勒超声在盆腔静脉淤血综合征中的应用［J］. 中国实用医刊，2012，39（1）：118-119.

［12］许卫国，李家平，彭秀斌，等. 介入栓塞治疗精索静脉曲张的临床体会［J］. 中国介入影像与治疗学，2008，5：218-220.

［13］郑艳，徐春丽. 聚桂醇400临床应用进展［J］. 医药导报，2012，31（2）：190-192.

［14］梁军，杨延军，赵雪静. 盆腔淤血综合征CT漏诊1例［J］. 实用放射学杂志，2016，32（3）：491-492.

［15］杜昕，张敏宏，刘小平，等. 经股静脉入路泡沫硬化剂治疗卵巢静脉曲张的中远期效果观察：附30例报告［J］. 中华血管外科杂志，2016，1（1）：37-39.

［16］AHLBERG N E，BARTLEY O，CHIDEKEL N. Right and left gonadal veins. An anatomical and statistical study［J］. Acta Radiol，1966，4（6）：593-601.

［17］BERGAN，J. 泡沫硬化疗法教程［M］. Van Le Cheng. 译. 北京：人民军医出版社，2009，（7）249.

［18］COZZOLINO D J，LIPSHULTZ L I. Varicocele as a progressive lesion：po-sitive effect of varicocele repair［J］. Hum Reprod Update，2001，7：55-58.

［19］FASSIADIS N. Treatment for pelvic congestion syndrome causing pelvic and vulvar varices［J］. Int Angiol，2006，25（1）：1-3.

［20］FREEDMAN J，GANESHAN A，CROWE P. Pelvic congestion syndrome：The role of interventional radiology in the treatment of chronic pelvic pain［J］. Postgrad Med J，2010，86（1022）：704-710.

［21］GANESHAN A，UPPONI S，LYE-QUEN H，et al. Chronic pelvic pain due to pelvic congestion syndrome：The role of diagnostic and interven-tionalradiology［J］. Cardiovasc Intervent Radiol，2007，30（6）：1105-1111.

［22］JING Y X，WANG R H，LIU Z X，et al. Analysis of internal spermatic vein embolization through catheter versus laparoscopic high ligation in treatment of left varicocele［J］. Comparative Study，2020，28（5）：583-590.

［23］PASTUSZAK A W，WANG R. Varicocele and testicular function［J］. Asian J Androl，2015，17（4）：659-667.

［24］PHILLIPS D，DEIPOLYI A R，HESKETH R L，et al. Pelviccongestionsyndrome：etiologyofpain，diagnosisand-clinicalmanagement［J］. J Vasc Interv Radiol，2014，25（5）：725-733.

［25］SU L M，GOLDSTEIN M，SCHLEGEL P N. The effect of varicocelectomy on serum testosterone levels in infertile men with varicoceles［J］. J Urol，1995，154：1752-1755.

［26］SANTORO G，REMEO C，IMPELLIZZERI P，et al. Nitric oxide synthase patterns in normal and varicocele testis in adoles. cents［J］. Br J Urol，2001，88：967-973.

［27］TAYLOR H C JR. Vascular congestion and hyperemia，their effect on function and structure in the female reproductive organs；etiology and therapy［J］. Am J Obstet Gynecol，1949，57（4）：654-668.

［28］ZINI A. Varicocele：evaluation and treatment［J］. J Sex Reprod Med，2002，2：119-124.

第二章
胰岛素瘤超声内镜引导下聚桂醇硬化治疗技术详解

覃山羽

工作单位：广西医科大学第一附属医院

胰岛素瘤是一种起源于胰腺的神经内分泌胰岛细胞或多能干细胞肿瘤，是最常见的功能性神经内分泌肿瘤，占全部神经内分泌肿瘤的1/3～1/2，年发病率为（1～4）/百万。胰岛素瘤通常是良性的，恶性较少，仅5%～10%的胰岛素瘤和多发性内分泌肿瘤1型（multiple endocrine neoplasia type 1，MEN1）相关，有恶性倾向。此外，胰岛素瘤在胰腺的头、体、尾部发病率几乎相同，且瘤体多小于2cm。胰岛素瘤可独立于葡萄糖水平刺激产生胰岛素，引起一系列临床综合征，临床表现为低血糖症和交感神经过度兴奋症状。本病可发生于任何年龄，男女发病率无明显区别。由于胰岛素瘤体积小、症状多且不典型，临床上易漏诊、误诊。

一、病因与发病机制

胰岛素瘤的发病机制尚未明确，有研究表明其发病可能与遗传缺陷及一些获得性因素有关，研究发现胰岛素瘤常常出现拷贝数异常，伴随转录因子*YY1*基因的热点突变，而其他胰腺神经内分泌肿瘤（pancreatic neuroendocrine tumor，pNET）无此突变。此外，胰岛素瘤与其他pNET具有相同的突变点（如MEN1DAXX.ATRX、PENT和TSC2等）。

二、病理

胰岛素瘤多为散发性和孤立性肿瘤，其病理学诊断主要依据肉眼、镜下及免疫组织化学特点。胰岛素瘤通常位于胰腺，瘤体较小，通常＜2cm，平均分布在头、体和尾部；胰腺外胰岛素瘤极为罕见（＜2%），主要位于十二指肠壁。胰岛素瘤可以呈现不同的组织学形态：腺泡状、实性和小梁状。根据病理学特征，按照第5版WHO消化系统肿瘤分类，可将胰岛素瘤分为G1～G3。G1：Ki-67指数＜3%，核分裂计数（/10HPF）＜2；G2：Ki-67指数3%～20%，核分裂计数（/10HPF）2～20；G3：Ki-67指数＞20%，核分裂计数（/10HPF）＞20。胰岛素瘤的良恶性鉴别不依赖于病理学特征，当出现转移或周围器官浸润时，为恶性胰岛素瘤（＜10%）（图7-2-1）。

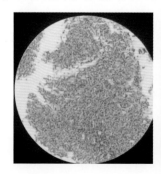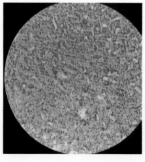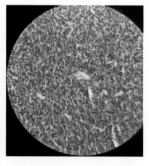

图7-2-1　胰岛素瘤的镜下观察

三、临床表现

胰岛素瘤又称胰岛B细胞瘤，以分泌大量胰岛素，进而引起发作性低血糖综合征为特征，包括一系列自主神经症状和中枢神经症状。自主神经症状包括肾上腺素能症状（如心悸、震颤等）和胆碱能症状（如出汗、饥饿、感觉异常等）；中枢神经症状主要表现为意识模糊、焦虑、反应迟钝、视物模糊、癫痫发作、短暂意识丧失及低血糖昏迷等。胰岛素瘤较为典型的临床表现为"Whipple三联征"，即发作性低血糖症状（如昏迷及精神神经症状等），发作时血糖＜2.8mmol/L，口服或静脉补充葡萄糖后症状可立即消失。当血糖水平开始生理性下降时，症状通常会出现在禁食或运动过程中，但在某些情况下，这些症状可能与食物摄入或餐后无关。症状的严重程度与肿瘤的恶性程度或大小无关。症状发作可以是间歇性的，但随着肿瘤的进展，它们可以变得更加频繁和持久。

四、诊断

1. 定性诊断 疑诊胰岛素瘤的患者，若血糖≤3.0mmol/L（或≤550mg/L）时，胰岛素水平＞3.0μU/ml、C肽浓度≥0.6μg/L、胰岛素原水平≥5pmol/L，即可诊断为内源性高胰岛素血症；必要时还可进行72小时饥饿试验进一步明确诊断，但有研究发现72小时饥饿试验阴性并不能排除胰岛素瘤，需要多次检测。此外，需要与其他引起低血糖症的疾病鉴别，如腺垂体功能不全、肾上腺皮质功能不全、自身免疫性低血糖症、营养不良等。

2. 定位诊断 在定性诊断的基础上，影像学检查是明确胰岛素瘤定位检查的主要手段。无创检查主要依赖于如经腹超声、CT（平扫＋增强）、MRI、正电子发射计算机体层显像（positron emission tomography and computed tomography，PET-CT）、超声内镜（EUS）等，其中EUS作为胰岛素瘤诊断最准确的手段，灵敏度为70%～90%，结合CT检查灵敏度更高。常规检查一般只能发现直径＞2cm的病灶，而EUS可以清晰显示直径＜1cm的胰岛素瘤并能明确病灶及周围结构的解剖关系。EUS对肿瘤定位的灵敏度取决于肿瘤所在部位，对于胰头和胰体部位的胰岛素瘤，EUS检查灵敏度较高，而胰尾部肿瘤检出率不高。此外，可以通过EUS引导下细针穿刺活检（EUS-FNA）行病理学活检或细胞学检查，进一步明确诊断并对胰岛素瘤进行分类。虽然EUS对肿瘤定位的灵敏度高，但受限于操作者水平及需要全身麻醉，尚不推荐作为首要检查手段，当CT、MRI检查阴性，可考虑行EUS。近10年来，新的功能性放射性核素显像方法（如^{18}F-DOPA-PET/CT、^{68}Ga-DOTA-NOC-PET/CT以及最新出现的GLP-1受体PET/CT）开始投入使用，这些功能性成像的灵敏度甚至能超过90%。

五、治疗

以往外科切除肿瘤是标准的治疗方式，但该方法具有创伤大、并发症多、治疗费用高等缺点，且不适用于合并严重并发症或不能耐受手术的患者，EUS引导下消融治疗为胰岛素瘤的治疗提供了新的思路。Jurgensen等在2006年首次报道了EUS引导下细针注射（EUS guided fine-needle injection，EUS-FNI）无水乙醇治疗胰岛素瘤的成功案例，此后，国际上陆续有使用无水乙醇行EUS-FNI治疗胰岛素瘤的病例报道。但既往文献报道的使用无水乙醇的EUS-FNI术存在较多并发症，且国内获取无水乙醇存在问题，而聚桂醇在肾囊肿、肝囊肿和胃静脉曲张等疾病的治疗中被证明是一种安全有效的硬化剂，可考虑用于胰岛素瘤注射治疗。

根据现有的经验及文献资料，EUS-FNI治疗要点如下：在实时EUS引导下，避开血管、胰腺或胆管进针。胰头病变采用经十二指肠穿刺的路径，胰体及尾部胰岛素瘤采用经胃穿刺的路径。根据所得组织、细胞的HE染色及免疫组织化学（immuno histochemistry，IHC）染色的情况作出明确诊断。在明确诊断为良性胰岛素瘤，常规再次予EUS确定病灶后，选择25G的COOK针行实时EUS引导下聚桂醇注射治疗术。将胰岛素瘤置于视野中央，对于直径＜1cm的病灶，穿刺针尖应置于病灶中央；＞1cm的病灶，穿刺针尖应置于近病灶远端边缘侧。确保针道在肿瘤内部后，使用1ml注射器取适量10ml：100mg聚桂醇，注入肿瘤内（速度0.1～0.2ml/s），直至云雾状高回声在肿瘤内扩展至病灶边缘或考虑可能会有注射剂外渗时停止注射。缓慢退针，退针时可追加注射少量聚桂醇。对于需重复注射治疗的患者，可在再次治疗前行谐波造影超声内镜（contrast harmonic EUS，CH-EUS）检查明确尚未毁损的病灶范围，指导再次注射治疗的进针位置、角度及注射剂量，或在实时EUS引导下行聚桂醇注射治疗。对于多发的胰岛素瘤患者，外送MEN-1相关基因检测，明确是否为MEN-1相关的胰岛素瘤患者。对不能手术或转移的患者，还可行射频消融术和药物治疗。

　　胰岛素瘤在EUS上以低回声影为主，部分病灶可为等、高回声，内部回声均匀，周边可有晕环样改变，CH-EUS中病灶为高增强回声的富血供表现；治疗后病灶在EUS上呈低回声，CH-EUS呈低增强回声的乏血供或无血供改变，治疗前后EUS、CH-EUS变化见图7-2-2。

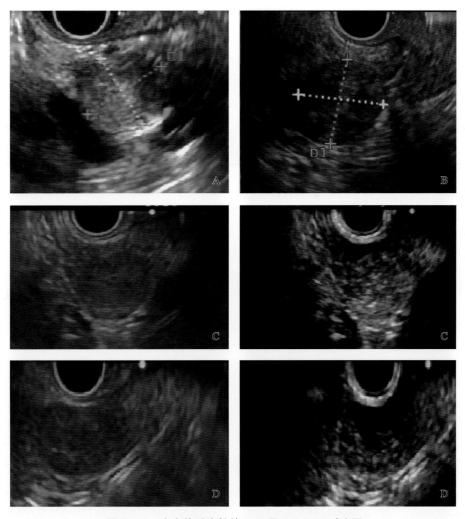

图7-2-2　治疗前后病灶的EUS及CH-EUS对比图

　　注：A.治疗前EUS示胰岛素瘤呈高回声；B.治疗后EUS示胰岛素瘤呈低回声；C.治疗前CH-EUS示病灶呈高增强回声的富血供；D.治疗后CH-EUS示病灶呈低增强回声的乏血供。

六、术后处理

术后予禁食、抑酸、补液6小时，术后2小时及24小时查血常规、血清淀粉酶；术后密切观察患者腹部症状和体征，监测血糖、胰岛素、C肽、嗜铬粒蛋白A（chromogranin A，CgA）等变化情况，病情稳定后予以出院。

七、技术小结

1. **术前诊断**　术前均经EUS-FNA获取病理组织，并通过免疫组化检查特异性标志物（如Syn、CgA、Ki-67）及核分裂计数确诊为良性胰岛素瘤。

2. **相对无菌操作**　尽管胃肠道为有菌环境，仍保证穿刺针、操作台、注射器相对无菌，减少外界细菌经穿刺针道进入胰腺内，减少术后感染的风险。

3. **穿刺针选择**　选择直径较小的25G穿刺针，一方面可减少对胃壁、十二指肠壁的损伤，另一方面有利于控制注射聚桂醇速度，避免渗漏，从而减少出血、穿孔、术后胰腺炎的风险。

4. **聚桂醇注射量**　首次注射剂量不超过病灶的体积，靠近血管及胰管的病灶应适当减少注射剂量，以避免聚桂醇外渗引起相应并发症。

5. **治疗次数的选择**　根据病灶及造影的结果个体化治疗。

6. **防治反跳性高血糖**　防止术中低血糖和术后患者胰岛素分泌功能处于瘫痪，建议术中、术后每15分钟密切监测血糖，必要时补液输注葡萄糖或者使用胰岛素，减少血糖波动对中枢神经系统的损害。

参 考 文 献

[1] 吴文铭，陈洁，白春梅，等. 中国胰腺神经内分泌肿瘤诊疗指南（2020）[J]. 协和医学杂志，2021，12（4）：460-480.

[2] DURCZYNSKI A，HOGENDORF P，SZYMANSKI D，et al. Insulinoma-rare，but important clinical problem. Analysis of a series of 530 patients who underwent surgical treatment for the pancreatic tumor [J]. Pol Przegl Chir，2015，86（11）：505-510.

[3] GUETTIER J M，GORDEN P. Insulin secretion and insulin-producing tumors [J]. Expert Rev Endocrinol Metab，2010，5（2）：217-227.

[4] MEHRABI A，FISCHER L，HAFEZI M，et al. A systematic review of localization，surgical treatment options，and outcome of insulinoma [J]. Pancreas，2014，43（5）：675-86.

[5] HONG X，QIAO S，LI F，et al. Whole-genome sequencing reveals distinct genetic bases for insulinomas and non-functional pancreatic neuroendocrine tumours：leading to a new classification system [J]. Gut，2020，69（5）：877-887.

[6] JIAO Y，SHI C，EDIL B H，et al. DAXX/ATRX，MEN1，and mTOR pathway genes are frequently altered in pancreatic neuroendocrine tumors [J]. Science，2011，331（6021）：1199-1203.

[7] SCARPA A，CHANG D K，NONES K，et al. Whole-genome landscape of pancreatic neuroendocrine tumours [J]. Nature，2017，543（7643）：65-71.

[8] OKABAYASHI T，SHIMA Y，SUMIYOSHI T，et al. Diagnosis and management of insulinoma [J]. World J Gastroenterol，2013，19（6）：829-837.

[9] LAM K Y，LO C Y. Pancreatic endocrine tumour：a 22-year clinico-pathological experience with morphological，immunohistochemical observation and a review of the literature [J]. Eur J Surg Oncol，1997，23（1）：36-42.

［10］ITO T，IGARASHI H，JENSEN R T. Pancreatic neuroendocrine tumors：clinical features，diagnosis and medical treatment：advances［J］. Best Pract Res Clin Gastroenterol，2012，26（6）：737-753.

［11］CRYER P E，AXELROD L，GROSSMAN A B，et al. Evaluation and management of adult hypoglycemic disorders：an Endocrine Society Clinical Practice Guideline［J］. J Clin Endocrinol Metab，2009，94（3）：709-728.

［12］KORNER M，CHRIST E，WILD D，et al. Glucagon-like peptide-1 receptor overexpression in cancer and its impact on clinical applications［J］. Front Endocrinol（Lausanne），2012，3：158.

［13］NOCKEL P，BABIC B，MILLO C，et al. Localization of Insulinoma Using 68Ga-DOTATATE PET/CT Scan［J］. J Clin Endocrinol Metab，2017，102（1）：195-199.

［14］JURGENSEN C，SCHUPPAN D，NESER F，et al. EUS-guided alcohol ablation of an insulinoma［J］. Gastrointest Endosc，2006，63（7）：1059-1062.

［15］DELL'ATTI L. Comparison between the use of 99%ethanol and 3%polidocanol in percutaneous echoguided sclerotherapy treatment of simple renal cysts［J］. Urol Ann，2015，7（3）：310-314.

［16］XUE J，GENG X. Curative effect of lauromacrogol and absolute ethyl alcohol injection guided by ultrasound on simplex hepatic cyst［J］. Pak J Pharm Sci，2015，28（Suppl 2）：697-700.

［17］ITOU C，KOIZUMI J，HASHIMOTO T，et al. Balloon-Occluded Retrograde Transvenous Obliteration for the Treatment of Gastric Varices：Polidocanol Foam Versus Liquid Ethanolamine Oleate［J］. AJR Am J Roentgenol，2015，205（3）：659-666.

第三章
超声引导下肝血管瘤硬化治疗

孟 彬

工作单位：浙江省荣军医院

一、疾病概述

肝血管瘤（hepatic hemangioma，HH）是肝内的大量动静脉血管畸形构成的团状结构（图7-3-1），是最常见的肝原发性良性肿瘤，发病率为0.4%～20%，大多数患者没有明显临床症状，通常是在体检中偶然发现。肝血管瘤的病因目前并不明确，一般认为是先天性发育异常导致的，也有学者认为与患者的激素水平、肝内毛细血管感染等因素有关。

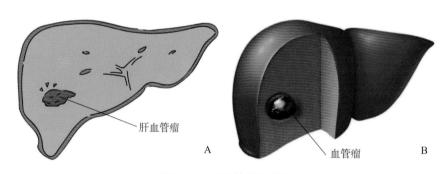

图7-3-1　肝血管瘤示意图

肝血管瘤的诊断并不困难，根据患者的病史、临床症状、体征，结合超声、CT、MRI及实验室检查可以明确诊断。

大多肝血管瘤患者无临床症状，当肿瘤较大牵拉肝包膜或压迫周围器官组织时，可产生一系列压迫不适症状。若瘤内急性血栓形成时，患者会有明显腹痛，可伴有发热及肝功能异常。肝血管瘤自发破裂是最严重的并发症，发生率虽然较低（1%～4%），但其病死率却高达60%～75%。

（一）肝血管瘤的分类

1. 按病理可分为4型
（1）海绵状血管瘤最为常见。
（2）硬化性血管瘤。
（3）血管内皮细胞瘤。
（4）毛细血管瘤。

2. 按照症状分类
（1）隐匿型（无症状，目前多由健康体检发现）。

（2）肿块型。

（3）内出血型。

（二）临床表现

肝血管瘤多无明显不适症状，当血管瘤增至5cm以上时，可出现下列症状：

1. **腹部包块**　腹部包块有囊性感，无压痛，表面光滑或不光滑，在包块部位听诊时，偶可听到传导性血管杂音。

2. **胃肠道症状**　右上腹隐痛和/或不适、食欲不振、恶心、呕吐、嗳气、食后胀饱等消化不良症状。

3. **压迫症状**　巨大的血管瘤可对周围组织和器官产生推挤和压迫。压迫食管下端，可出现吞咽困难；压迫肝外胆道，可出现阻塞性黄疸和胆囊积液；压迫门静脉系统，可出现脾大和腹水；压迫肺脏可出现呼吸困难和肺不张；压迫胃和十二指肠，可出现消化道症状。

4. **肝血管瘤破裂出血**　肝血管瘤破裂出血可出现上腹部剧痛，以及出血和休克症状。多为生长于肋弓以下较大的肝血管瘤因外力导致破裂出血。

5. **Kasabach-Merritt综合征**　血小板减少、大量凝血因子消耗引起的凝血异常。其发病机制为巨大血管瘤内血液滞留，大量消耗红细胞、血小板、凝血因子Ⅱ、Ⅴ、Ⅵ和纤维蛋白原，引起凝血机制异常，可进一步发展成弥散性血管内凝血（DIC）。

（三）诊断依据

由于血管瘤内组织结构的不同，超声表现有不同的征象。

1. 高回声型。此型最常见，肿块可从几毫米到几厘米不等，肿块边界清晰，内伴针尖样暗区，少数可伴有钙化，彩色多普勒见周边或内有点状血流，偶见小血管进入。

2. 低回声型。此型少见，易和肝癌等混淆，肿块呈低回声，边缘伴有菲薄的高回声圈，肿块内可见多线状高回声。

3. 等回声型。较少见，易漏诊。

4. 混合型。肿块常稍大，轮廓不规则，边缘欠清晰，部分边缘见包膜样高回声，肿块内可见低回声或无回声暗区，称"血湖"，也可见网状改变或钙化灶。

5. 血管瘤破裂后，肿瘤回声较低，局部边界不清，肝脏周围见片状低或无回声。

6. 超声造影表现。典型表现为动脉期病灶增强早于或等于肝实质，周边结节状高增强，门静脉期和延迟期对比剂向心性填充，高或等增强，消退晚于肝实质。

（四）鉴别诊断

1. 低回声型血管瘤要与肝癌区别，要从肿块边缘回声、临床病史、AFP检查等综合分析。

2. 多发性血管瘤要与转移性肝癌鉴别，注意有无恶性肿瘤及肿块边缘回声既往史，结合超声造影等检查对鉴别有较大帮助。

3. 肝血管瘤的声像图表现（图7-3-2～图7-3-4）。

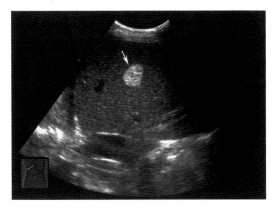

图7-3-2　肝血管瘤超声（1）

注：肝血管瘤呈类圆形高回声，边清。

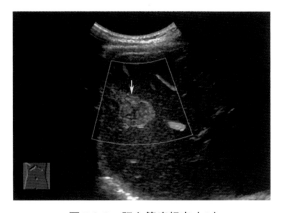

图7-3-3　肝血管瘤超声（2）

注：A.肝血管瘤呈"葫芦形"，内见"针尖样"低回声；B.彩色多普勒见血流丰富，以边缘为主。

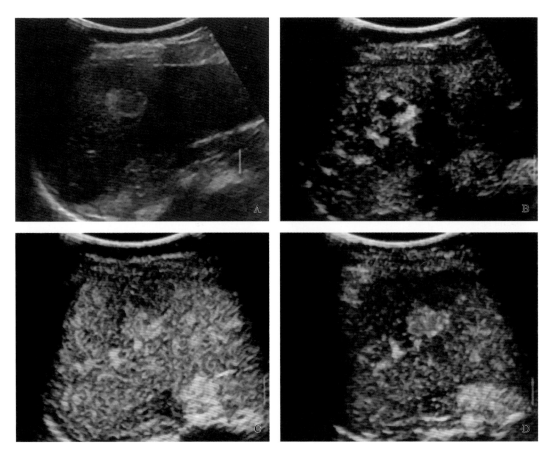

图7-3-4　肝血管瘤超声造影

注：A.灰阶图像；B.注射对比剂后20秒，病灶周边呈高增强；C.注射对比剂后56秒，病灶呈均匀增强；D.注射对比剂后129秒，病灶仍呈高增强。

肝血管瘤多数生长缓慢，若无明显临床症状，可随访观察；如果肝血管瘤体积较大（≥5cm），生长趋势明显或产生明显临床症状时，常需要积极治疗。目前临床常用的肝血管瘤治疗方法有手术切除、射频消融或微波消融、肝动脉栓塞治疗等。近年来，超声引导下肝血管瘤内硬化剂注射疗法，作为一种新兴的治疗手段，具有操作简单、精准、安全、创伤小、并发症少等优点，越来越受到临床医师和患者的青睐。

目前，临床上常用的瘤内注射用硬化剂有鱼肝油酸钠、无水乙醇、平阳霉素、聚桂醇等，其中聚桂醇已广泛应用于各种静脉畸形、静脉曲张及囊肿性疾病的硬化治疗。

（五）肝血管瘤聚桂醇注射治疗作用机制

1. 聚桂醇是一种清洁型硬化剂，化学名称为聚氧乙烯月桂醇醚（药物规格：10ml：100mg，浓度为1%）。2008年10月，聚桂醇作为国家专利新药开始临床应用，是目前国内获批的专业硬化剂（国药准字H20080445号），具有硬化和止血的双重功效，对血管、组织刺激轻微，无醉酒样反应，国内外应用中罕有不良反应报道。

2. 聚桂醇其硬化作用机制是血管旁、血管腔内局部注射后，直接损伤血管内皮细胞脂质双分子层，导致细胞裂解，可致血管内皮细胞快速损伤，病灶纤维蛋白、血小板、红细胞沉积形成血栓，血管内膜及淋巴内皮细胞出现无菌性炎性病变，进而组织纤维细胞增生，注射后约3周致密纤维组织形成，静脉管腔闭塞，瘤体缩小甚至消失。纤维化条索代替病理性血管，永久闭塞病理性血管，静脉管腔闭塞，瘤体缩小甚至消失。

3. 肝血管瘤内的血流缓慢，血窦间的分隔非常薄，聚桂醇做栓塞剂可在异常血管团内充分弥散，可产生长效的栓塞作用，因此在临床上已广泛应用，注射聚桂醇可以立即使血液凝固，使肿瘤组织脱水固定，细胞蛋白质凝固变性，从而导致肿瘤坏死，发生纤维化而慢慢缩小吸收，从而达到治疗目的。聚桂醇对机体的免疫功能影响小，对造血功能无损害。

（六）硬化治疗的目的

1. 使瘤体缩小、闭合，减轻、消除或显著改善血管瘤引起的临床症状，防止相关并发症发生，保护脏器功能。

2. 以微创方式治疗肝血管瘤，恢复脏器形态、结构、功能及周边组织的空间结构，改善临床症状，避免相关并发症的发生。

二、适应证

1. 肝血管瘤最大直径≥5cm。
2. 生长趋势明显或产生明显临床症状的肝血管瘤。
3. 射频消融/微波消融治疗或肝动脉栓塞治疗后残留的肝血管瘤。

三、绝对禁忌证

1. 硬化剂过敏。
2. 严重凝血功能异常。
3. 肝肾功能不全。
4. 先心病（房缺、室缺）。

5．深静脉血栓形成患者。

6．意识障碍或精神障碍。

7．全身情况不能耐受手术。

8．妊娠期、哺乳期女性。

四、相对禁忌证

1．月经期女性。

2．1周内用过头孢类药物。

五、术前评估

术前需要根据患者的临床病史、症状体征、实验室检查、影像学检查（超声、CT、MRI）详细评估，确诊为肝血管瘤，排除硬化治疗的相关禁忌证。

六、规范化操作流程

（一）术前检查与准备

1．详细了解患者的病史，完善血常规、尿常规、便常规、血液生化检查、出凝血功能、肿瘤标志物、术前血清传染病四项、超声、CT、MRI、心电图等各项检查，详细记录肝血管瘤的数目、大小、位置，规划穿刺路径。

2．由患者本人或授权人签署相关知情同意书。

3．治疗前禁食水6小时。

4．药品及器械准备。聚桂醇、利多卡因、三通阀、5ml及10ml注射器、20G或21G PTC穿刺针、介入穿刺包等。

（二）规范化操作

1．患者平卧位或者侧卧位，超声扫查，确定穿刺点。穿刺入路尽可能经过一段长度1cm以上的正常肝实质，要避开肝内血管、胆管等重要结构。对于位于肝包膜下的肝血管瘤，要避免经肝包膜直接穿刺瘤体。

2．常规皮肤消毒、铺无菌巾。超声探头表面涂适量耦合剂，套无菌探头套。

3．皮肤穿刺点及皮下注射2%利多卡因局麻至肝包膜处，超声引导下20G或21G PTC穿刺针刺入瘤内，拔出针芯，回抽出新鲜血液后，缓慢注射聚桂醇泡沫混悬液，如果瘤体较大，可以先深后浅、先远后近多点注射，直至聚桂醇泡沫弥漫覆盖整个瘤体（图7-3-5、图7-3-6）。治疗过程中监测患者的血压、脉搏、心率、血氧饱和度等生命指征。

4．治疗结束后，穿刺点局部压迫10～15分钟，留观30分钟，腹部超声检查，观察有无肝周积液、腹腔出血等。

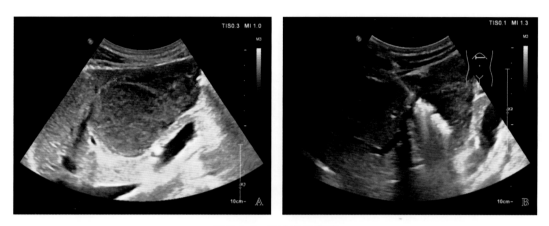

图 7-3-5　肝左叶血管瘤

注：A.癌体 7.4cm×5.1cm；B.超声引导下向瘤内注射聚桂醇泡沫混悬液。

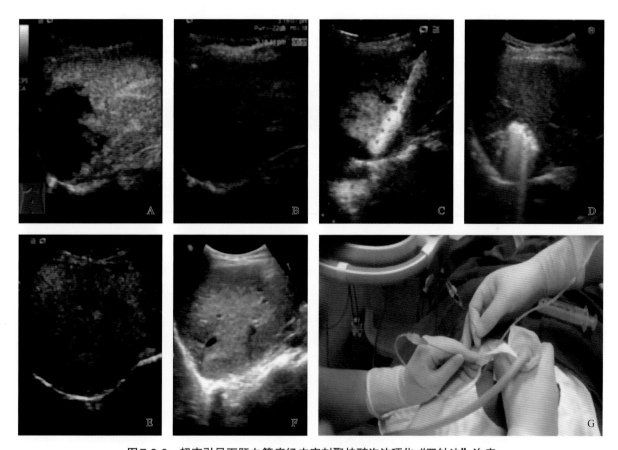

图 7-3-6　超声引导下肝血管瘤经皮穿刺聚桂醇泡沫硬化"双针法"治疗

注：A.B.术前超声造影；C.D.G.经皮穿刺"双针法"治疗；E.F.术后 1 周造影瘤体变小，血流信号减低，硬化治疗效果明显。

（三）病例分享

患者，男，52 岁。肝脏左外叶血管瘤，大小约 53mm×48mm×50mm，与 1 年前相比，各径线均进行性增大约 13mm，行聚桂醇泡沫硬化治疗 1 个月后复查效果明显（图 7-3-7）。

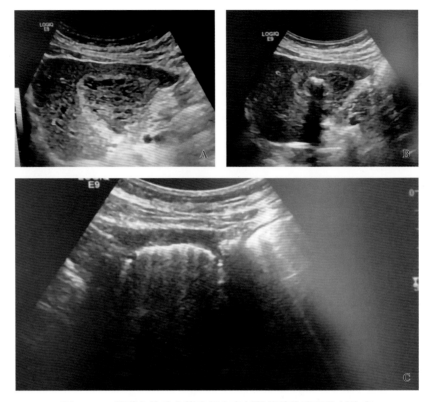

图7-3-7　肝脏左外叶血管瘤经皮穿刺聚桂醇泡沫硬化剂治疗

注：A.肝脏左外叶53mm×48mm×50mm血管瘤；B.泡沫硬化剂治疗后术后1周复查声像图；C.泡沫硬化剂治疗后术后1个月复查声像图。

（四）注意事项

1．1%浓度的聚桂醇单次用量不超过20ml。

2．聚桂醇制作成泡沫混悬液注射在肝血管瘤内，不容易被血流带走，增加药物与血管瘤的接触面积，增强硬化作用，减少药物用量；而且泡沫状的硬化剂在超声下显示为强回声，更易于超声观察药物覆盖范围。聚桂醇原液：空气的比例推荐为1∶3。

3．如果肝血管瘤体积较大，可分次硬化治疗，两次间隔4周。

4．肝血管瘤通常需要多次硬化治疗才能保证较好的疗效。

七、术后不良反应及并发症处理

肝血管瘤硬化治疗的并发症及不良反应较少，主要有一过性肝功能损伤及疼痛、恶性、呕吐、发热、味觉异常等，而胆管损伤、胆汁性肝脓肿及腹腔出血等严重并发症罕见。术后要求患者卧床休息，监测生命体征，严密观察患者不良反应及术后并发症情况，及时对症处理。如出现肝区不适、恶心、发热等轻微术后症状，可予以腹部超声或CT检查、卧床休息、吸氧等对症支持处理，出现腹腔出血、胆管损伤等严重并发症时可予以外科手术治疗。

八、疗效判定标准

术后1个月、3个月、6个月、9个月、1年随访，行常规超声、超声造影、CT、MRI等检查评价肿瘤内部血供以及体积缩小情况。肿瘤体积计算公式：$v=3/4\pi r^3$，$r=$（长＋宽＋高）/6。

　　评价标准如下。痊愈：肝血管瘤完全消失或仅残余瘢痕结节；疗效显著：肝血管体积缩小50%以上，且瘤内无血供；有效：肝血管体积缩小不足50%，且瘤内无血供；无效：肝血管瘤体积无缩小，或瘤体最大径缩小后再度增大，达到或超过治疗前水平。

参 考 文 献

［1］中华医学会外科学分会血管外科学组．硬化剂治疗下肢静脉曲张（中国）专家指导意见（2016）［J］．中华血管外科杂志，2016，1（003）：149-153.

［2］徐磊，蒋天安．超声引导下聚桂醇不同注射方式在治疗肝血管瘤中有效性分析［J］．中国超声医学杂志，2016，32（6）：525-527.

［3］鲍海威，赵齐羽，陈芬，等．聚桂醇瘤内注射硬化治疗肝血管瘤的临床疗效［J］．中国介入影像与治疗学，2015，12（1）：39-42.

［4］肖林峰，温志坚，刘斌，等．超声引导下聚桂醇原液硬化治疗联合射频消融在肝血管瘤中的应用［J］．国际医药卫生导报，2019，25（10）：1573-1576.

［5］宋于生，田云飞，赖卫国，等．经皮注射聚桂醇泡沫硬化剂在乏血供肝血管瘤的应用［J］．实用医学杂志，2016，32（24）：4094-4097.

［6］夏咸成，魏宁，祖茂衡，等．经皮肝穿刺硬化术与外科切除术治疗巨大肝血管瘤疗效及成本效益对比分析［J］．医学影像学杂志，2021，31（05）：814-817，841.

［7］BERZIGOTTI A，FRIGATO M，MANFREDINI E，et al. Liver hemangioma and vascular liver diseases in patients with systemic lupus erythematosus［J］．World Journal of Gastroenterology，2011，17（40）：4503-4508.

［8］王家，马龙．肝脏病学［M］3版．北京：人民卫生出版社，2013.

［9］刘学明，蒋天安．实用腹部超声诊断图解［M］．北京：人民卫生出版社，2019.

第四章
超声引导下小肝癌聚桂醇消融术

何光彬

工作单位：空军军医大学西京医院

我国肝癌发病率呈现逐年增长趋势，发病人数约占全球46%。由于肝癌早期症状隐匿，发现时仅约25%的患者能接受手术治疗。因此，肝癌的非手术治疗方式发展迅速，如超声引导下微波、射频、氩氦刀等消融方法，已经被临床广泛接受。但因自身技术的局限性，如风险部位肝癌消融对邻近器官和组织的损伤，以及微小肝癌治疗经济性等原因，探索损伤更小、费用更低、预后及可重复性更好的治疗方法逐渐引起临床关注（图7-4-1）。

一、聚桂醇注射液化学消融

聚桂醇的消融原理是使肿瘤细胞蛋白质析出，细胞膜破裂，产生无菌性炎症并刺激周边组织形成纤维组织保护层，抑制肿瘤血供的同时有效阻止肿瘤的播散，从而灭活肿瘤组织，对于小肝癌治疗具有一定优势。

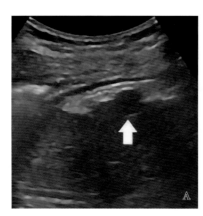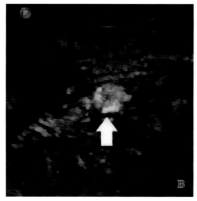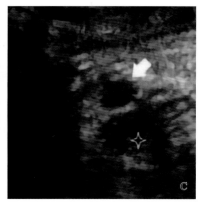

图7-4-1　肝右叶表面小肝癌聚桂醇注射前后造影对比

注：A.超声显示肝包膜处低回声包块，边界尚清晰，突出肝表面（↑）；B.CEUS动脉早期病灶呈团块状增强（↑）；C.行聚桂醇硬化治疗后，CEUS显示病灶呈无增强（↑），与患者早期RFA治疗灶回声相似（✧）。

二、病因与病理

依据国家卫生健康委员会《原发性肝癌的诊疗规范（2019版）》，小肝癌是指单发肿瘤≤3cm或两个肿瘤最大径之和≤3cm的肝肿瘤。

（一）病因

肝癌的病因众多，在我国肝炎是高危致病因素。研究表明，乙型肝炎病毒（hepatitis B virus，

HBV)、丙型肝炎病毒(hepatitis C virus,HCV)与肝癌的发生密切相关。HBV主要通过诱导原癌基因活化从而引发肝癌。各类肝炎迁延不愈演变为肝硬化,一般肝硬化约7年可进展为肝癌。另外,真菌感染及毒素也是发病原因,如黄曲霉素等可诱发肝癌。

(二)病理

肝细胞肝癌根据癌细胞的排列方式不同可分为梁索型、硬化型及假腺管型等。以梁索型多见。癌细胞呈多边形,胞核圆形,梁索之间衬以血窦。当肿瘤较小时,分化程度一般较好,病灶内部细胞排列较为均匀,往往难与高度异常增生结节相鉴别。

胆管细胞癌的组织学类型分为腺癌、乳头状腺癌、鳞腺癌等,以高分化腺癌多见。肿瘤大多呈浸润性生长,形态欠规则,血供较少,中心容易发生缺血、坏死,含有较多的纤维组织,易压迫胆管,引起周围或邻近胆管扩张。

三、临床表现

小肝癌缺乏典型的临床表现,少数患者会出现轻微的食欲缺乏、乏力,患者多在体检时发现肝占位。生长于胆管内的肿瘤很小便会引起胆管梗阻,可能出现右上腹不适及疼痛、黄疸等临床表现。随着肝硬化的进展,出现肝功能减退及门静脉高压,继续进展为肝硬化失代偿期。严重并发症有消化道出血、脾功能亢进、感染、肝性脑病等。

四、临床诊断

(一)影像学检查

1. 超声

(1)二维超声:肝硬化表现,肝光点增粗增强,肝表面不光滑,明显者肝表面呈锯齿样,胆囊壁厚、门脉内径增宽及脾体积增大等,失代偿期出现腹水;肝癌多呈均匀或不均匀低回声,周边可见晕征,合并脂肪变性时呈强回声。临床上肝硬化实质损害较重时呈现结节样增生变化,小肝癌有时难以与肝硬化增生结节鉴别,需结合超声造影鉴别。

(2)超声造影:诊断小肝癌的灵敏度和准确性更高。在动脉期多表现为快速强化,门脉期和延迟期造影减弱或消退,呈现"快进快出"造影表现,而增生结节则表现为与周围正常肝组织同等增强。

2. CT 早期多表现为等或稍低密度,与肝硬化增生结节鉴别较为困难。增强CT中可见肝癌血供丰富,多数在动脉期表现为高增强,门脉期和延迟期强化快速消失。因体层扫查局限,小肝癌易漏诊。

3. MRI

(1)MRI:多为T_1WI低或等信号,T_2WI高信号或稍高信号。

(2)增强MRI:对血供高度灵敏,大部分病灶在T_2WI中表现为动脉期迅速明显强化,门静脉强化信号迅速下降的"快进快出"表现,与肝的供血特点一致。

除上述几种方法外,DSA、PET/CT等也可用于诊断小肝癌。目前临床上多采用几种影像学检查相结合的手段来提高检出率。

（二）分子标志物检查

1. **甲胎蛋白（α-fetal protein，AFP）** 是目前诊断肝癌最常用的肿瘤标志物，但对于诊断小肝癌的阳性率只有25%。联合检测AFP和异常凝血酶原（des-gamma carboxy prothrombin，DCP）可以明显提高诊断的灵敏度。

2. **CA19-9** 血清CA19-9＞100U/ml时，对于诊断胆管细胞癌的灵敏度高达89%，特异度达86%。可以用于评估肿瘤的疗效和预后。

3. **其他** γ-谷氨酰转移酶（gamma-glutamyltransferase，γ-GT）同工酶Ⅱ对于诊断小肝癌的阳性率为78.1%。DKK1（dickkopf 1）、MDK两种新型肿瘤标志物对于小肝癌的诊断也有较高的临床价值。

（三）病理学检查

肝组织活检仍然是诊断肝癌的"金标准"。有研究显示，早期肝癌生长至3cm时，是其生物学特性由良性向恶性转变的重要时期，也是临床根治性治疗的重要病理学基础。

五、超声引导下聚桂醇注射液化学消融

（一）术前准备

1. **材料准备** 凸阵探头、高频线阵探头及与其相匹配的穿刺引导架。心电监护仪、麻醉药品（1%利多卡因5ml）等。22G PTC针、空针数个，一次性垫单、洞巾、无菌手套等。聚桂醇10ml/支。

2. **患者准备**

（1）治疗前应告知患者及其家属硬化剂注射治疗的方法及其可能存在的风险，在获得患者及其家属知情同意后开展治疗。

（2）治疗前检查患者的血常规、血凝全套、肝功能、术前感染四项、心电图。血小板计数≥30×10⁹/L，凝血酶原时间不超过正常参考值3秒。

（3）空腹8～12小时。

（4）治疗前进行呼吸训练，练习屏气。

（二）操作流程

1. 以平卧位为主，右手上举拉开肋间隙。肿瘤位于膈顶部被肺遮挡时可采用左侧卧位。确定路线及穿刺进针点并标示（图7-4-2 A）。

2. 碘伏常规消毒穿刺点皮肤，铺巾（图7-4-2 B、C）。

3. 术前常规肋间隙扫查，明确肿瘤大小和位置。了解周围管道分布，避免进针通路损伤血管（图7-4-2 D）。

4. 1%利多卡因5ml进行局部浸润麻醉。

5. 超声引导下将穿刺针快速刺入肿瘤中心，明确注药针孔的位置。

6. 根据肿瘤的部位和大小缓慢向瘤内注射聚桂醇硬化剂，同时观察患者反应。

7. 行超声造影了解肿瘤是否达到完全坏死，如病灶周边有残留可进行补充治疗。

8. 用止血贴包扎，嘱咐患者用手轻压穿刺点局部。

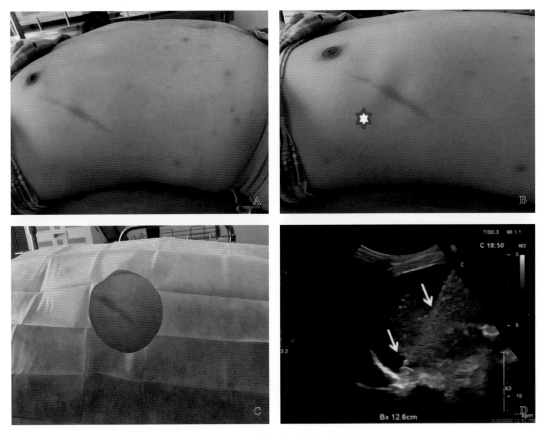

图7-4-2　肝癌超声引导操作流程

注：A.超声扫查明确进针路线，摆好体位并定位于体表；B.扩大体表消毒范围；C.穿刺前铺巾准备；D.超声引导下22G穿刺针进入病灶中心（↑）。

（三）术后评估

1. 治疗后即刻行超声造影评估。消融的疗效评价可分为如下几种。

（1）完全消融：病灶动脉期未见强化，周围可见环状增强的水肿带；病灶门脉期和延迟期均未见强化（图7-4-3）。

（2）不完全消融：消融病灶动脉期局部可见强化，提示肿瘤有残留。对于治疗后肿瘤有残留者，可以评估后再次进行治疗。

2. 术后1个月、3个月、6个月复查，随后每3个月复查1次。复查内容包括超声、血常规、肿瘤标志物、肝功能、凝血功能等，建议初次复查行超声造影或增强CT。

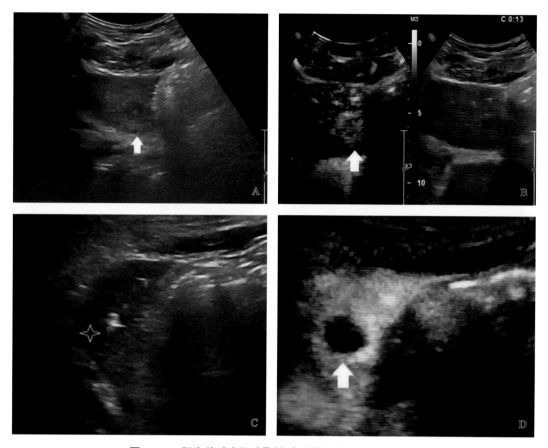

图7-4-3　肝左外叶小肝癌聚桂醇注射治疗前后造影比较

注：A.二维超声可见肝左叶稍低回声病灶，边界欠清；B.超声引导下选择合适的穿刺路径进针；C.22G PTC针瘤内注射聚桂醇，内部回声增高；D.CEUS显示动脉期消融灶无增强，周围水肿带（↑）。

六、术后并发症及处理

1. **出血**　进针路径应避开超声可显示的血管。治疗后对穿刺点加压并留观3～6小时，留观期间超声观察肝周、肝肾间隙以及下腹腔有无积液，短时间内积液量是否增多。对于出血量较大的患者应立即输液，同时采取积极的止血措施，必要时外科手术处理。

2. **腰痛及注射部位不适**　轻微疼痛患者一般不需要特殊处理，通常3～7天可缓解。如患者不适感加重，在排除出血、胆瘘等情况下可服用一般镇痛药。

3. **血栓形成**　聚桂醇可直接损伤血管内皮，促进血栓形成。在超声监测下于肿瘤内部缓慢注入聚桂醇，注射后超声观察周围血管情况。

4. **休克**　大剂量注射可出现呼吸困难、黑矇甚至一过性休克等症状，单次注射剂量应控制在10ml之内。

5. **感染**　操作过程中要严格遵循无菌原则。当感染发生时，给予抗生素治疗。

6. **胆瘘**　术中超声引导实时准确显示针尖位置，选择合适的进针路径，避免反复进针。

7. **发热**　多数为一过性发热，不用特殊处理。

七、技术小结

1. 在实时超声引导下进行治疗，保证治疗的安全性、有效性。

2. 避开大血管、胆管、韧带等结构，选择最短路径进针。

3. 缓慢匀速地注射，保证硬化剂与病灶充分接触，提高肿瘤单位体积内的药物浓度，增强聚桂醇效用。

4. 肝细胞肝癌的治疗效果比胆管细胞癌更显著。肝细胞肝癌内部结构疏松，硬化剂在肿瘤内扩散容易、分布较均匀。多数肿瘤有包膜，不易向瘤外弥散。胆管细胞癌呈浸润性生长且内部结构较肝细胞肝癌致密，一方面聚桂醇容易向外周弥散，损伤正常的肝组织。同时，肿瘤内部硬化剂分布不均匀，浓度较低，难以保证充分消融。

5. 对于有包膜的小肝癌，建议避免反复多次穿刺，以防止硬化剂向周边正常肝组织渗漏。

6. 受部分容积效应和患者呼吸运动的影响，对于进针路线较长的病灶，建议应嘱咐患者做好呼吸配合，同时由经验较丰富的医师操作，以便在超声引导下实时调整进针角度。

7. 靠近胆囊的肿瘤，在注射硬化剂时有发生胆心综合征的可能性，治疗中应密切监测心率和心律的变化。

8. 较小病灶使用较细的22G PTC针，避免硬化剂从侧孔渗出。较大者可以用侧孔针，弥散更好。

参 考 文 献

[1] 应倩，汪媛. 肝癌流行现况和趋势分析 [J]. 中国肿瘤，2020，29（3）：185-191.

[2] 郭津含，王乐荣，杨春桃，等. 超声造影联合声触诊组织量化技术对肝脏微小恶性病变的诊断价值 [J]. 广西医科大学学报，2017（10）：1472-1475.

[3] BRUIX J，BOIX L，SALA M，et al. Focus on hepatocellular carcinoma [J]. Cancer Cell，2004，5（3）：215-219.

[4] BRUIX J，LIOVET J M. Prognostic prediction and treatment strategy in hepatocellular carcinoma [J]. Hepatology，2002，35（3）：519-524.

[5] BIALECKI E S，BISCEGLIE A M D. Diagnosis of hepatocellular carcinoma [J]. World Journal of Gastroenterology，2009，15（11）：709-719.

[6] FORNER A，VILANA R，BIANCHI L，et al. Lack of arterial hypervascularity at contrast-enhanced ultrasound should not define the priority for diagnostic work-up of nodules 2cm [J]. J Hepatol，2015，62（1）：150-155.

[7] SQUADRONI M，TONDULLI L，GATTA G，et al. Cholangiocarcinoma [J]. Crit Rev Oncol Hematol，2017，116（23）：11-31.

[8] SHEN Q，FAN J，YANG X R，et al. Serum DKK1 as a protein biomarker for the diagnosis of hepatocellular carcinoma：alarge-scale，multicentre study [J]. Lancet Oncol，2012，13（8）：817-826.

[9] ZHU W W，GUO J J，GUO L，et al. Evaluation of Midkine as a Diagnostic Serum Biomarker in Hepatocellular Carcinoma [J]. Clin Cancer Res，2013，19（14）：3944-3954.

第五章
介入引导下肝棘球蚴病聚桂醇硬化治疗

华国勇

工作单位：青海省人民医院

一、疾病概述

棘球蚴病（hydatid disease）曾称包虫病，是由棘球属绦虫的幼虫引起的慢性的人畜共患寄生性传染病。本病在世界各地均有分布，主要流行于以畜牧业为主的国家和地区，严重影响人体健康和社会经济发展，是全球性的公共卫生问题。我国最常见的是细粒棘球绦虫的幼虫引起的细粒棘球蚴病（echinococcosis granulosa，EG）和多房棘球绦虫的幼虫引起的多房棘球蚴病（echinococcosis multilocularis）。这两种类型的棘球蚴病从发病机制、病理生理、流行病学及治疗方面既有共同之处，又有明显差异，本文只对细粒棘球蚴病的聚桂醇硬化治疗研究方面做一介绍。

二、病因病理

细粒棘球蚴在狗的小肠中成熟，并在有蹄类动物（羊、牛、猪）的内脏中生长繁殖，人类是其生命周期中的偶然中间宿主，主要是通过摄入虫卵污染物而感染。人误食虫卵后经消化液作用，在十二指肠孵化成六钩蚴，六钩蚴循门静脉入肝，大多数在肝内形成棘球蚴囊肿，少数会经肝静脉和右心到达全身其他脏器，诱发非特异性免疫反应。随着棘球蚴囊的进一步进展，引起组织压迫、破坏等表现出相应的临床症状和体征，当棘球蚴囊肿囊液逐渐增多，囊肿增大至数十厘米甚至更大，有时在外力作用下可发生破裂，引起严重后果，给临床治疗带来极大困难。

三、临床表现

早期大多没有明显症状，根据囊肿位于肝的位置、大小和毗邻的器官受压迫的程度以及刺激程度不同，有较大差距。可出现右上腹包块、贫血、肝区疼痛、消化不良等症状；如果胆道系统、门静脉受到肝棘球蚴囊肿压迫，可发生黄疸、腹水及脾大等表现；当膈肌受到压迫可出现呼吸困难及胸痛；若囊肿继续增大并在外界因素作用下发生囊肿破裂及继发性感染等并发症，可出现胸闷、皮肤红斑、腹痛、荨麻疹等症状，少数可发生过敏性休克。伴有全身营养障碍和贫血的患者，最常见的为儿童。单发的巨大囊肿患者，多以右上腹包块前来医院就诊，是因棘球蚴囊生长得比较快。

四、临床诊断

1. **临床表现**　囊肿增大时出现上腹部疼痛，呈持续性和胀痛样，体征为上腹部可扪及囊性肿块或增大的肝。

2. **影像学检查**　包括腹部X线片、超声、CT、MRI等，其中X线对诊断的价值较小，超声检查是临床上最为常用的细粒棘球蚴病诊断方法，简便易行，能显示棘球蚴囊肿的位置、数量与大小。2001年，世界卫生组织棘球蚴病专家工作组（WHO Informal Working Group on Echinococcosis，WHO/IWGE）拟定了关于棘球蚴囊肿分型的共识意见，并增加了棘球蚴囊肿的活动性评估，该分型认为1型与2型的CE处于活动期，3型处于过渡期，而4型与5型处于非活动期（表7-5-1）。

表7-5-1　WHO/IWGE 的 CE 分型

分型	特征	活动性
CE1	单房囊型占位，内容物回声均匀，超声下可见双线征	活动
CE2	囊肿内多个分隔，子囊填充于单房母囊内	活动
CE3a	囊液积聚伴囊壁分裂（水上浮莲征）	过渡期
CE3b	子囊内充满实心内容物	过渡期
CE4	囊内充满不均匀的变性内容物，无子囊	不活动
CE5	厚的囊壁钙化	不活动

3. 免疫实验　酶联免疫吸附试验（enzyme-linked immunosorbent assay，ELISA）最早用于棘球蚴病的诊断，其原理是利用抗原抗体特异性结合反应进行定性或定量检测，具有操作简单、灵敏度及特异度高的特点，临床应用极为广泛。

4. 流行病学　有牧区居住生活史。

五、治疗

CE1～3型细粒棘球蚴病判定为有活性的病灶，需要临床干预和治疗，CE4～5型细粒棘球蚴病基本失去活性，行临床随诊观察或药物对症治疗，必要时临床治疗。既往肝细粒棘球蚴病的治疗以传统的外科手术为主，大多可经手术切除，但术后并发症多、复发率高，如术中播散、棘球蚴残留、残腔积液、感染等。随着超声、腹腔镜及介入治疗等现代影像学技术的发展，肝细粒棘球蚴病的微创治疗已在临床广泛开展并取得较好的治疗效果，尤其是超声引导下的穿刺硬化剂注射治疗，为肝棘球蚴病的诊治开拓了一条新的途径，既往常用的硬化剂主要是99%的无水乙醇，以及20%～25%的高张盐水，但无水乙醇刺激性大，疼痛很难耐受，时有心悸、头晕等不良反应发生；高张盐水通过观察，临床治疗效果欠佳。应用聚桂醇注射液治疗肝细粒棘球蚴病，患者无明显疼痛及过敏等症状出现，较无水乙醇等硬化剂更安全、有效。

（一）适应证

一般情况良好、无明显症状的患者；CE1～3型棘球蚴囊肿；术后原位复发；腹腔多发细粒棘球蚴病，手术无法切除，姑息性治疗。

（二）禁忌证

肝功能不全，Child分级C级者；有严重凝血功能障碍者；过敏体质者；有全身任何部位急性或活动性感染者；重度黄疸、腹水患者。

（三）术前准备

入院完善血、尿常规，肝、肾功能，出凝血时间等，排除手术禁忌证。告知可能存在的风险及应对措施，并签手术知情同意书。术前5～7天每天口服阿苯达唑30～50mg/kg。如有服用抗凝药物病史的患者，停药5～7天后行穿刺硬化治疗，如遇女性月经期应择日再行穿刺。穿刺当天早晨禁食，建立静脉通道，常规静脉注射止血药、地塞米松注射液。

（四）技术操作

应用彩色多普勒超声诊断仪和配套的穿刺探头附加穿刺导向器，探头频率3.5～5.5MHz，探头专用消毒保护套。备好18G穿刺针、硬化剂（聚桂醇）、三通阀、专用延长管。

患者取仰卧位或左侧卧位，静卧10分钟，以便使原头蚴下沉至囊肿底部，以减少穿刺至棘球蚴囊肿原头蚴随针道外漏。常规行二维超声检查，确定棘球蚴囊肿的大小、内部回声、位置、血流等一般情况，超声图像调至肝棘球蚴囊肿最大切面，测量其长、宽以及厚径，计算囊肿体积并记录（图7-5-1A）。

超声择点定位，常规皮肤消毒铺巾后，穿刺点局部浸润麻醉，探头使用专用消毒保护套及穿刺架，按所定穿刺路径，在超声实时引导下，将穿刺针快速刺入棘球蚴囊腔（图7-5-1B）。监测穿刺针到达囊腔中央，拔出针芯，外接三通阀、延长管及注射器，近抽净囊腔中的液体，注入对比剂声诺维（2∶20ml生理盐水）明确棘球蚴囊肿囊腔与胆管不相通。根据囊肿的体积及抽出囊液的量，向囊内注入囊液量1/5～1/2的聚桂醇液体硬化剂或聚桂醇泡沫硬化剂，反复冲洗15分钟后全部抽出（图7-5-1C）。术毕回纳针芯拔出穿刺针，穿刺点腹带加压包扎。

对于直径小于5cm的棘球蚴囊肿，进行内囊硬化剂注射后，再次将穿刺针穿刺入内外囊间隙，边抽吸边缓慢注入高张盐水，将内囊脉冲式原位剥脱，再次注入对比剂确定棘球蚴囊肿外囊不与胆管相通，抽尽后注入聚桂醇，注入量为注入高张盐水量，反复冲洗15分钟后全部抽出（图7-5-1D）。术毕回纳针芯拔出穿刺针，穿刺点腹带加压包扎。

术后留观20分钟，若无明显疼痛及其他不适，复查腹部超声未见明显异常后返回病房。治疗过程中，密切观察患者的生命体征并及时记录。如为多房棘球蚴囊肿，尽可能抽尽每个子囊的液体并注入聚桂醇硬化剂进行冲洗。较小的子囊可穿刺后聚桂醇泡沫剂少量保留。

术后1个月后复查彩超，如囊腔内液体还较多或内部回声不透亮，用同方法再次反复冲洗。亦可在超声引导下穿刺边抽吸边微波消融治疗。

为巩固及强化治疗效果，于治疗后每天口服抗包虫药阿苯达唑（30～50mg/kg）1～3个月。

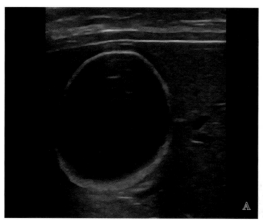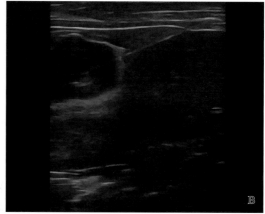

图7-5-1

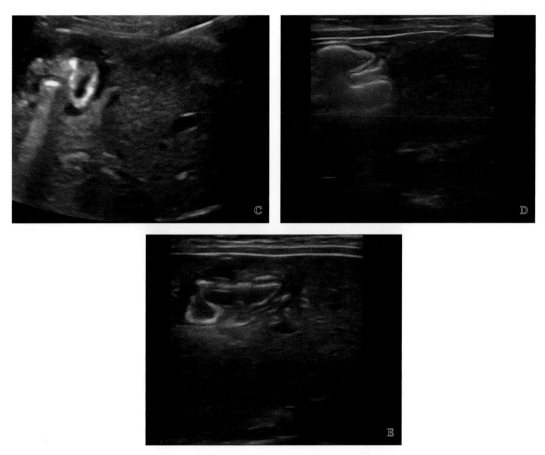

图 7-5-1　肝细粒棘球蚴囊肿聚桂醇硬化治疗（续）

注：A.肝细粒棘球蚴囊肿超声二维表现；B.18G PTC针穿刺刺入肝棘球蚴囊肿内；C.肝棘球蚴囊肿内囊行聚桂醇硬化治疗；D.肝棘球蚴囊肿内外囊间隙穿刺；E.内外囊间隙硬化治疗后内囊原位剥脱超声表现。

六、术后处理

术后密切观察患者生命体征及有无腹部不适等情况，常规治疗后1个月、3个月、6个月、12个月定期复查彩超，观察包虫囊肿周边及内部回声变化情况（图7-5-2），以囊肿缩小、内部实变，周边及内部钙化情况判定疗效。以超声复查测得体积值及术后6个月大小变化为准进行疗效评定，囊肿体积缩小1/3 ～ 1/2者为疗效普通，囊肿体积缩小1/2以上者为疗效明显，疗效普通及疗效明显者为有效治疗；囊肿体积无明显变化或较前增大者为无效治疗。

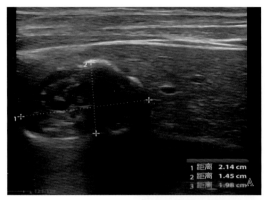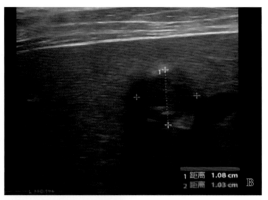

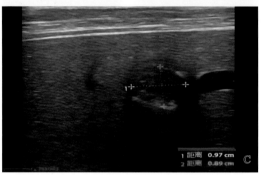

图7-5-2　肝细粒棘球蚴囊肿术后超声复查

注：A.术后1个月超声表现见棘球蚴囊肿缩小伴实变；B.术后6个月超声表现棘球蚴囊肿明显缩小伴周边钙化；C.术后12个月复查超声棘球蚴囊肿缩小并周边及内部钙化。

七、技术小结

1.穿刺点应选择离体表最短距离，路径要通过部分正常肝实质，应避开其他毗邻脏器、较大血管及胆管等。

2.穿刺时嘱患者屏气，快速进针，不可在肝表面停留，以防划破肝，穿刺成功后，超声实时显示针尖，保证针尖始终位于囊腔内；在拔针或针尖改变方位时，患者亦应屏气，其余时间可保持平静呼吸。

3.术前常规应用抗过敏药物，当穿刺针进入囊腔后，应迅速减压，避免囊液外溢引起过敏。

4.对于较大囊腔，穿刺针内径不宜过大，必要时穿刺置管引流，隔天用生理盐水冲洗，并预防性使用抗生素，以加强疗效，促进囊腔尽快回缩，当24小时引流量少于10ml时给予拔管。

5.超声造影显示棘球蚴囊肿的囊腔与胆道交通，为避免引起胆管黏膜损伤，禁用聚桂醇冲洗。

6.对多房型细粒棘球蚴囊肿尽量逐个穿刺抽液及硬化治疗；如子囊偏小可暂不予处理，可将母囊常规硬化剂注射治疗后，适量保留聚桂醇泡沫硬化剂持续发挥作用，必要时可于1周后重复穿刺硬化剂注射治疗。

超声引导下经皮肝穿刺抽液加聚桂醇硬化治疗肝棘球蚴囊肿疗效明显，且穿刺及硬化治疗过程中无明显不良反应发生，患者耐受性好，无痛苦，是一种安全、有效、可靠的方法，技术操作简单、易于推广，具有重要的临床应用价值。

参 考 文 献

［1］刘川川，樊海宁，马兰，等.棘球绦虫和其他寄生性绦虫乙酰胆碱酯酶和烟碱型乙酰胆碱受体作为潜在药物靶

点的研究进展 [J]. 中国人兽共患病学报, 2019, 35 (12): 1122-1129.

[2] CICEK B, PARLAK E, DISIBEYAZ S, et, al. Endoscopic therapy of hepatic hydatid cyst disease in preoperative and postoperative settings [J]. Dig Dis Sci, 2007, 52 (4): 931-935.

[3] GIRI BR, ROY B. Resveratrol-and a-viniferin-induced alterations of acetylcholinesterase and nitric oxide synthase in Raillietina echinobothrida [J]. Parasitol Res, 2015, 114 (10): 3775-3781.

[4] ROBERTSON AP, MARTIN RJ. Ion-channels on parasite muscle: pharmacology and physiology [J]. Invert Neurosci, 2007, 7 (4): 209-217.

[5] KOZIOLU, KROHNE G, BREHM K. Anatomy and development of the larval nervous systemin Echinococcus multilocularis [J]. Front Zool, 2013, 10 (1): 24.

[6] MAZAHERI N, DALIMI A, PIRESTANI M, et al. Construction and Identification of a recombinant plasmid encoding Echinococcus granulosus oncosphere antigen (EG95) [J]. Iran J Parasitol, 2017, 12 (4): 490-497.

[7] MIHMANLIM, IDIZUO, KAYA C, et al. Current status of diagnosis and treatment of hepatic echinococcosis [J]. World J Hepatol, 2016, 29 (8): 1169-1181.

[8] VASANTHA S, KUMAR BV, ROOPASHREE SD, et al. Neuroanatomy of Cysticercus cellulose (Cestoda) as revealed by acetylcho-linesterase and nonspecific esterase histochemistry [J]. Parasitol Res. 1992, 78 (7): 581-586.

第六章
生殖静脉曲张的聚桂醇硬化治疗

余新林

工作单位：甘肃省人民医院

一、概述

精索静脉曲张（varicocele，VC）是常见的男性泌尿生殖系统的血管性疾病，指精索内蔓状静脉丛的异常扩张、伸长和迂曲，可导致疼痛不适及进行性睾丸功能减退，是男性不育的常见原因之一。因其相关的阴囊疼痛不适、不育与睾丸萎缩等而广受关注。多见于青壮年，在10岁左右的男孩中发病率约为6%，在13岁及以上的男性中可达10%～15%，在男性不育症中占19%～41%。通常见于左侧，占77%～92%；亦可双侧发病，占7%～22%；少见单发于右侧，约占1%。在原发性男性不育中占到30%～40%，在继发性不育中为69%～81%。睾丸和附睾的静脉在精索内形成蔓状静脉丛，上行至腹股沟管内汇合成数支精索内静脉及精索外静脉。约有60%的人精索内静脉在内环处合成一支，少数人仍为两支或三支。在腹膜后间隙上行，右侧成斜角进入下腔静脉，左侧成直角进入左肾静脉。精索静脉曲张可导致患者生精功能障碍，从而导致成年男性生育功能下降。经及时、恰当的治疗后，70%～80%的精索静脉曲张患者生殖细胞增殖抑制状态能够得到逆转，患侧睾丸可再次生长，往往能够达到健侧睾丸的大小。成人精索静脉曲张的治疗根据有无临床症状、静脉曲张程度及有无并发症等区别对待。对于轻度无症状者可不予以处理，症状轻微且无并发不育症者可采用托起阴囊、局部冷敷以及减少性刺激等非手术方法处理。对症状明显或已引起睾丸萎缩、精液质量下降及造成不育者则应积极手术治疗。

盆腔淤血综合征（PCS）（又称卵巢静脉曲张综合征）是指引起盆腔静脉血流不畅、盆腔静脉充盈、淤血所致的下腹慢性钝痛、压迫感和沉重感等一系列不适的综合征。其临床特点为"三痛两多一少"，即下腹盆腔坠痛、低位腰背痛、深部性交痛，月经量多、白带增多，妇科检查阳性体征少。是引起妇科盆腔疼痛的重要原因之一，也是女性不孕症的原因之一，因其症状涉及广泛，而患者自觉症状与客观检查常不相符合，在体征上常与慢性盆腔炎相混淆，故此类患者常被误诊为慢性盆腔炎、慢性附件炎，甚至腰椎间盘突出症等，从而不能得到及时有效治疗以致久治不愈。也有部分患者因主要表现为性交痛而羞于启齿，不愿就医或就医时不愿提及，故临床上容易误诊及漏诊。

从解剖学上看盆腔静脉数量多，呈丛样分布，各静脉丛间均有相互的交通支连接，且管壁薄弱，大都无静脉瓣结构，血流相对缓慢，缺少相应动脉搏动辅助回流。而盆腔组织结构疏松，缺乏支持作用，易受腹腔压力增高等因素的影响，盆腔的主要病理改变为子宫均匀性增大，子宫内膜及浆膜下静脉淤血、水肿，宫颈亦可水肿增大，卵巢水肿，有时可呈囊状。子宫静脉和两侧卵巢静脉可显著迂曲扩张。

近些年来，生殖静脉曲张的发病率在全世界范围内逐年上升。特别是精索静脉曲张发病率在青春期男性中不断上升，已成为一个严重的社会问题，其治疗已引起广泛的重视。自1955年以来，结扎手术一直是生殖静脉曲张的主要治疗方法。1977年，Laccamo报道逆行性精索内静脉栓塞术治疗VC；1993年，Edwards首先报道卵巢静脉栓塞术治疗PCS。由于栓塞治疗效果确切，总治愈率

40%～100%，复发率低于8%，且创伤小、发症少，而且激素水平没有明显改变，月经周期和生育不受影响，近年来介入治疗VC和PCS得到广泛应用。随着介入放射学的发展和新型泡沫硬化剂聚氧乙烯月桂醇醚（聚桂醇注射液）在临床上的广泛应用，经皮选择性精索内静脉和卵巢静脉栓塞或注入泡沫硬化剂治疗原发性生殖静脉反流性曲张已成为常用的方法之一。泡沫硬化治疗是指曲张静脉内注入聚桂醇注射液与无菌二氧化碳/空气混合制成泡沫硬化剂，使静脉管壁发生炎症反应，静脉萎陷，肉芽组织继之纤维化在萎陷的静脉腔内生长，最终形成纤维索条使静脉腔永久性闭塞，达到曲张静脉萎陷的治疗目的。

二、诊断

通过典型临床表现、体检、彩色多普勒超声、CT及MRI等检查诊断较易明确。

（一）临床表现

1. 精索静脉曲张患者的临床症状

（1）患侧阴囊坠胀、疼痛，步行或站立过久时症状加重，较严重的可影响工作和生活。

（2）立位检查时可见患侧阴囊明显松弛下垂，呈团块状曲张的精索静脉，平卧后随即缩小或消失，医生可通过Valsalva试验判断精索静脉曲张的严重程度。

2. 卵巢静脉曲张患者的临床症状

（1）"三痛"，下腹坠痛、低位腰痛、性交痛；"二多"，月经量多、阴道分泌物多；"一少"，妇科检查阳性体征少。

（2）患者自觉症状重，主诉多，而妇科检查阳性体征极少；体征与症状的不相符导致临床的误诊误治，容易误诊为盆腔炎。

（二）辅助检查

1. 彩色多普勒超声检查　是诊断原发性精索静脉曲张和卵巢静脉曲张的最主要的手段之一，是目前对生殖静脉反流性曲张进行检测和诊断应用最广泛的方法，具有无创性及可重复性检查。

2. 经皮选择性造影术　目前唯一公认的诊断生殖静脉（精索静脉曲张和卵巢静脉）曲张的金标准；造影术不仅可以了解静脉曲张的存在程度及有无解剖变异，还可以决定是否适宜外科手术或介入栓塞治疗，研究术后精索静脉曲张继续存在的原因及决定手术的时机等。

3. 生殖静脉曲张的影像学诊断

（1）反流评价：对比剂反流至盆底、阴囊静脉丛为Ⅲ度反流，Ⅰ～Ⅱ度反流可见对比剂反流至生殖静脉主干的腰段或骨盆上段平面。

（2）反流声像特点：①迂曲的盆腔静脉直径＞5mm。②血流速度减慢（约3cm/s）或反流。③血管造影，表现为卵巢、精索静脉丛扩张、淤滞、淤脉直径超过10mm，静脉丛的排空时间延长，大于20秒。

三、介入治疗

（一）适应证与禁忌证

1. 适应证　①症状明显，有治疗愿望的。②睾丸出现萎缩。③精液质量下降。④造成不育。

⑤育龄期妇女，有慢性盆腔疼痛病史，反复盆腔炎发作经妇科治疗无效，并经影像学检查证实盆腔静脉淤血综合征。

2. 禁忌证 ①对比剂过敏者。②心、肝、肾等重要器官严重功能障碍。③严重凝血机制异常。④月经期或未能排除其他盆腔疾病所致疼痛者。⑤妊娠或可疑妊娠者。

（二）介入治疗前准备

1. 生殖系统与盆腔疾病的相关辅助检查，进一步明确诊断。

2. 血、尿、便常规，传染病四项，肝肾功能和凝血全套，心电图。

3. 充分做好与患者的交流和沟通，签署介入手术治疗同意书。

4. 材料准备。导管、导丝、三通阀、10ml无菌塑料注射器、聚桂醇等硬化剂。常用导管为4～5F的Cobra导管，也可选择RH或RS导管等，微导管。导丝为0.035inch或0.038inch亲水涂层导丝。普通栓塞圈、微栓塞圈。

（三）操作过程与方法

1. 严格遵守外科手术无菌原则。

2. 仰卧位；双侧腹股沟区常规消毒铺巾，Seldinger技术穿刺右侧股静脉，置入血管鞘。

3. 经血管鞘，将导管超选至左肾静脉，注入对比剂了解左侧精索静脉或卵巢静脉的开口情况。

4. 插管至左侧精索静脉或卵巢静脉成功后，高压对比剂每秒3ml，总量9ml造影，了解精索静脉或卵巢静脉全程情况。

5. 栓塞、硬化前造影

（1）造影方法：将导管或微导管超选至精索静脉或卵巢静脉的骨盆上段（骶髂关节的范围）后，嘱患者行Valsalva呼吸，同时用10ml注射器手推对比剂，行DSA造影。

（2）造影目的：①更好地了解曲张静脉的扩张、迂曲程度、交通支、对比剂的反流及曲张静脉远端对比剂的滞留或流速，进一步评估注射硬化剂的安全性。②根据对比剂的用量，评估每组泡沫硬化剂的基本用量。③根据造影时手推对比剂的压力，评估硬化治疗时推注泡沫硬化剂的压力。

6. 栓塞/泡沫硬化治疗的注意事项

（1）必须在电视透视监控下推注泡沫硬化剂，同时嘱患者做Valsalva呼吸，为了更好地观察泡沫硬化剂的流向和驱血效应，先推注5ml对比剂，即可推注泡沫硬化剂。

（2）推注泡沫硬化剂的压力：应匀速推注，压力应与造影时手推对比剂的压力基本相同（建议推注泡沫硬化剂和手推造影是同一个医生，使用同样型号的注射器），避免硬化剂反流，控制好栓塞程度，合理地选择和分配栓塞剂，避免异位栓塞。

（3）导管尽量进入曲张静脉远端，常规是导管头端位于骨盆上段（骶髂关节的范围），当曲张静脉远端血流流速过快，必须在主干用弹簧圈进行栓塞限流。当曲张的卵巢静脉远端与髂静脉有交通且流速较快时必须先行栓塞，慎用泡沫硬化剂。

（4）避免粗暴的动作，以免损伤肾静脉或造成精索静脉/卵巢静脉曲张痉挛，导致无法栓塞硬化。

（5）泡沫硬化剂的配制：将两个10ml注射器的端口与三通阀连接成90°，快速来回推送两个注射器的内含物20次（1%聚桂醇原液：空气或CO_2气体＝1：3）。

（6）泡沫硬化剂用量：常用剂量为1～2组，每组6～8ml。

（7）泡沫硬化剂推注结束后，导管于骨盆上段停留10分钟，撤离导管向生殖静脉近心端注入对比剂观察，反流通路封堵满意，即可拔管结束治疗，必要时酌情补充硬化剂，保证有效栓塞。

（8）如曲张静脉邻近肾静脉开口不止一个，要分别硬化栓塞；右侧曲张静脉造影和硬化栓塞方法同左侧静脉。

（9）拔除血管鞘，局部压迫10分钟，加压包扎，10～12小时后下床活动。

（四）介入术后处理与随访

经皮选择性栓塞、硬化治疗精索静脉、卵巢静脉曲张为微创手术，患者痛苦小，无须特殊处理。

1. 复查精液质量改善情况。

2. 术后1周、1个月、3个月、6个月复查彩超了解睾丸体积变化，精索静脉、卵巢静脉直径及血流反流情况。

3. 临床症状改善程度。

（五）并发症防治

1. **异位栓塞** 选择恰当栓塞剂，精确栓塞。
2. **曲张静脉破裂穿孔** 发生穿孔时，及时给予介入栓塞处理即可。
3. **再次复发** 可再次给予栓塞治疗。

参 考 文 献

［1］刘蒙，刘小平，郭伟，等. 导管引导下泡沫硬化剂疗法治疗精索静脉曲张［J］. 介入放射学杂志，2011,20（4）：300-302.

［2］潘伟，董艳芬. 导管引导下泡沫硬化剂疗法治疗精索静脉曲张的围手术期护理［J］. 中华现代护理杂志，2011，17（7）：848-849.

［3］李亮，朱恬仪，刘向东，等. 硬化剂介入治疗精索静脉曲张外科术后复发的临床效果［J］. 中国误诊学杂志，2019，14（7）：289-293.

［4］张志超，付桥，张景宇. 导管引导下泡沫硬化剂治疗精索静脉曲张的疗效分析［J］. 临床泌尿外科杂志，2013，28（3）：220-221，240.

［5］李健生，何英祥，李健文，等. 精索静脉高位结扎联合注射聚桂醇硬化剂治疗精索静脉曲张源性男性不育症的临床研究［J］. 临床医学工程，2018，25（3）：339-340.

［6］刘娟芳，韩新巍. 盆腔淤血综合征诊治研究进展［J］. 河南医学研究，2019，28（3）：575-577.

［7］杜昕，张敏宏，刘小平，等. 经股静脉入路泡沫硬化剂治疗卵巢静脉曲张的中远期效果观察：附30例报告［J］. 中华血管外科杂志，2016，1（1）：37-39.

［8］郑艳，徐春丽. 聚桂醇400临床应用进展［J］. 医药导报，2012，31（2）：190-192.

［9］许卫国，李家平，彭秀斌，等. 介入栓塞治疗精索静脉曲张的临床体会［J］. 中国介入影像与治疗学，2008，5：218-220.

［10］梁军，杨延军，赵雪静. 盆腔淤血综合征CT漏诊1例［J］. 实用放射学杂志，2016，32（3）：491-492.

［11］范俊萍，韩萍，杜丹. 经阴道彩色多普勒超声在盆腔静脉淤血综合征中的应用［J］. 中国实用医刊，2012，39（1）：118-119.

［12］童杰，沙玉成，邬玮. 腹腔镜下行子宫圆韧带缩短术治疗盆腔淤血综合征69例［J］. 安徽医学，2014,35（7）：957-959.

［13］孟令惠，李树青，王桂英. 盆腔静脉淤血综合征的MRI表现［J］. 实用放射学杂志，2013，29（10）：1624-1626.

［14］黄循，张智勇，黄孝庭. 三种术式治疗精索静脉曲张的对比分析及119例腹膜后高位结扎术治疗观察报告［J］. 临床泌尿外科杂志，1995，10（4）：227-228.

［15］吴阶平. 吴阶平泌尿外科学［M］. 山东科学技术出版社，2004.

［16］初洪钢，郭瑞强，孙彬，等. 高频超声在诊断精索静脉曲张中的应用. 中华超声影像学杂志，2005，14（4）：215-217.

［17］方华，杜晶. 精索静脉曲张［M］. 上海：复旦大学出版社，2010. 97-100.

［18］王青春，胡雁. JBI证据预分级及证据推荐级别系统（2014版）［J］. 中国医学杂志，2015，30（11）：964-967.

［19］张江锋，覃忠，王有福，等. 经皮导管逆行泡沫硬化剂治疗精索静脉曲张的疗效观察［J］. 广西医学，2019，41（3）：382-384.